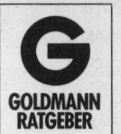

GOLDMANN
RATGEBER

Buch

Alles in der Natur hat seine Rhythmen. Auch der Mensch ist mit Körper und Geist dem zyklischen Wandel der Natur durch Frühling, Sommer, Herbst und Winter unterworfen. Daß wir diesen natürlichen Zyklen in unserer Zeit kaum noch Beachtung schenken, hat zur Entstehung vieler Zivilisationskrankheiten beigetragen, unter denen heute so viele Menschen leiden. Es gilt also, die verschiedenen Bedürfnisse, die der menschliche Körper zu den verschiedenen Jahreszeiten hat, zu erkennen und unser Leben darauf einzustellen.

Elson M. Haas legt mit diesem Buch einen Gesundheits- und Ernährungsratgeber vor, der mit seinen vielen praktischen Hinweisen und Anleitungen, die für jeden leicht nachzuvollziehen sind, ein wertvolles Hilfsmittel zur Gesundheitsvorsorge und Selbsthilfe darstellt. Mit Rezepten der Pflanzenheilkunde, Ratschlägen für eine gesunde Ernährung, Anleitungen zu Bewegungs- und Entspannungsübungen werden hier Methoden einer sanften, ganzheitlichen Heilweise angeboten.

Der Autor kombiniert das uralte System der chinesischen Heilkunde mit altbewährten Methoden der westlichen Naturheilverfahren zu einem die Vorteile beider vereinenden, umfassenden System der Gesundheitsvorsorge und Heilung, das großen Wert auf die Selbstheilungskräfte des Menschen legt.

Autor

Dr. med. Elson M. Haas ist praktischer Arzt und hat mehrere Bücher im Umfeld von Medizin, Ernährung und Gesundheit veröffentlicht.

Dr. Elson M. Haas

Gesund
durch alle vier
Jahreszeiten

Leben mit der Natur. Der umfassende
Ratgeber zu Gesundheit und Ernährung
im Zyklus des Jahres.

GOLDMANN VERLAG

Originaltitel: Staying Healthy With the Seasons
Übertragen aus dem Amerikanischen von Ulli Olvedi

Der Goldmann Verlag
ist ein Unternehmen der Verlagsgruppe Bertelsmann

Made in Germany · 3/88 · 1. Auflage
Genehmigte Taschenbuchausgabe
© 1981 by Elson M. Haas M.D. Published by arrangement with
Celestial Arts (Les Flemmes Publishing)
© der deutschsprachigen Ausgabe 1983 by Scherz Verlag,
Bern – München – Wien
Umschlaggestaltung: Design Team München
Umschlagfoto: G + J Fotoservice, Geissler, Hamburg
Satz: IBV Satz- und Datentechnik GmbH, Berlin
Druck: Presse-Druck Augsburg
Verlagsnummer: 10399
JJ · Herstellung: Martin Strohkendl
ISBN 3-442-10399-1

Inhaltsverzeichnis

Einführung

Wer die Heilkunde erforschen will,
sollte so vorgehen:
Als erstes ziehe er die Jahreszeiten
in Betracht und welche Wirkung
eine jede von ihnen hat.

Hippokrates

Während der Jahre, in denen ich als Assistenzarzt tätig war, und danach, als ich in verschiedenen Allgemeinen Krankenhäusern, Kinderkliniken und Tageskliniken arbeitete, wurde mir immer klarer, daß mir als Schulmediziner für viele Patienten keine Antworten und keine wirkungsvollen Behandlungsmethoden zur Verfügung standen. Immer wieder mußte ich mein Repertoire durchstöbern, um nur irgend etwas Akzeptables ausfindig zu machen, das ich meinen Patienten, die erwartungsvoll der Taten des Doktors harrten, angedeihen lassen konnte. So viele vage Beschwerden, schleichende Schmerzzustände und akute »virale Syndrome« schienen die Kliniken zu füllen; doch eine komplette Krankengeschichte und umfassende körperliche Untersuchungen, Röntgen- und Labortests brachten zumeist lediglich Befunde »innerhalb der normalen Grenzen«. Oft mußte ich Patienten mit dem Bescheid entlassen: »Nun, es scheint alles in Ordnung zu sein.« Meine Behandlungen schienen haupt-sächlich darin zu bestehen, Ruhe zu verordnen und ermutigend auf den Patienten einzureden. Die üblichen Untersuchungen und die beruhigenden Worte schienen die Ängste vieler Leute zu mildern, die fürchteten, daß irgendein äußeres Übel sie überfallen und umbringen oder, noch schlimmer, sie verstümmeln und funktionsunfähig zurücklassen könnte. Der Patient schien oft nach einer äußeren, gottähnlichen Macht zu suchen, die ihm oder ihr sagen sollte, daß alles in Ordnung sei; für den Augenblick hatte der Arzt diese Rolle auszufüllen.

Viele gesundheitliche Schwierigkeiten schienen mit dem Streß des täglichen Lebens, mit Spannungen innerhalb der familiären Beziehungen und mit Sorgen um Beruf und Geld verflochten zu sein. Alle jene phantastischen Krankheiten, von denen ich während des Medizinstudiums gehört hatte, waren dünn gesät, und ich hatte wenig Gelegenheit, die medikamentösen Behandlungsmethoden einzusetzen, die anzuwenden ich gelernt hatte. Genaugenommen begegnete ich einer ganzen Menge von Problemen, die gerade durch die Behandlung mit Medikamenten verursacht wurden. Irgend etwas lief da ganz falsch. Ich erinnerte mich des hippokratischen Eides, den ich bei der Verleihung meines Doktortitels geleistet hatte: »Meine ärztlichen Verordnungen werde ich zum Nutzen der Kranken geben, soweit ich es vermag und verstehe. Was Verderben und Schaden bringt, will ich von ihnen fernhalten. An niemanden werde ich Gift abgeben, auch wenn man mich darum bittet...«

Mein eigenes Urteilsvermögen sagte mir, daß es Antworten und Verständnismöglichkeiten jenseits der anerkannten Interpretationen von Krankheiten und Heilbehandlung geben müßte. So machte ich mich gegen Ende des Jahres 1973 daran, in einem Umfeld zu arbeiten, in dem ich mich auf die Suche nach einem tieferen und hilfreicheren Verständnis von Krankheit und Gesundheit begeben konnte.

Ich begann mit zwei anderen Ärzten in einer Klinik in Nordkalifornien zu arbeiten, in der die Nutzeffekte verschiedener Körpertherapien, von Kräuterheilmitteln und des Biofeedbacks in Verbindung mit der westlichen Schulmedizin erforscht wurden.

Als ich dort eintraf, waren meine beiden Kollegen gerade mit einer Forschungsarbeit über den Gebrauch von Hochfrequenztönen im Rahmen der Akupunkturbehandlung beschäftigt; gleichzeitig untersuchten sie den Einsatz von Entspannungstechniken und der geistigen Einbildungskraft, der Visualisation, wobei der Patient sich bildhaft vorstellt, wie sein Körper seine eigenen Beschwerden heilt. Das war nicht nur sehr interessant – die Ergebnisse, die ich zu sehen bekam, waren auch außerordentlich beeindruckend, wenn nicht geradezu umwerfend. Sie paßten ganz und gar nicht in meinen schulmedizinischen Bezugsrahmen. Aber entsprechend der wissenschaftlichen Methode soll man, wenn die Er-

gebnisse nicht den Voraussagen entsprechen, seine Hypothesen neu definieren. Also begann ich umzudenken.

Mein Umzug in eine ländliche Umgebung schürte mein Interesse für die Krankheitsvorbeugung, die Steigerung des Wohlbefindens und für die Erforschung der Ursachen von Erkrankungen noch mehr. All dies war bestimmend für meine Entscheidung, den Einfluß der sanften Heilmittel der Natur auf unser Wohlbefinden kennenzulernen und anzuwenden.

Meine Einstellung verschob sich vom »Ach ja, die Grippe geht um«, dem »Der Virus ist schuld« oder »Es war ein Unfall« hin zu der Ahnung, daß in Wirklichkeit vielleicht *wir selbst* jegliche Erfahrung und Krankheit, die sich manifestiert, erschaffen oder heranziehen, damit wir von ihnen lernen und durch sie wachsen können. Krankheit stellt eine Aufforderung zur Veränderung dar. Ich betrachte dieses tiefere Verständnis als sehr wichtig; natürlich leugnet diese Sichtweise nicht die Existenz von Mikroorganismen oder Unfällen, aber sie gibt uns einen anderen Blickwinkel. Wenn man dafür sorgt, daß der Körper gesund ist und daß der Einklang mit der Natur und mit der eigenen inneren Führung gewahrt bleibt, so hilft dies, Infektionen und anderen Unannehmlichkeiten vorzubeugen.

In diesem Buch erläutere ich viele Methoden und gebe gezielte Ratschläge, wie man den Körper von seinen Schwierigkeiten befreien, ihn für wahre *Gesundheit* öffnen und diese aufrechterhalten kann. Diese Vorschläge sind nicht als Behandlungsanweisungen für jedes beliebige Leiden gedacht, doch sie enthalten viele im Alltag hilfreiche Informationen.

Ein großer Teil dieser Informationen ist wohl in den Bereich jener weltanschaulichen Systeme einzuordnen, die ich als »intuitive Wissenschaften« bezeichnen möchte; sie scheinen heutzutage ebenso hilfreich zu sein wie vor Jahrtausenden. Vieles davon ist allerdings nie durch *wissenschaftliche* Methoden – wie etwa durch spezielle Studien mit Kontrollgruppen – bewiesen worden.

Wenn du oder einer deiner Freunde wegen einer bestimmten Krankheit ärztliche Behandlung brauchst, ist es das beste, du wendest dich an deinen Arzt oder Heiler, denn der *zwischenmenschliche Austausch* ist für den Heilprozeß von größter Bedeutung. Die Anregungen, die ich in diesem Buch gebe, entstammen der unmittelbaren Erfahrung sowohl mit modernen als auch mit traditionellen Heilmethoden, die sich als wirkungsvoll erwiesen haben. Der Schlüssel zur Heilung liegt dabei darin, daß du mit deinem innersten Wesen in Berührung kommst und daß du den Prozeß des Erkrankens ebenso wie den Prozeß der Heilung als nützliche Mittel betrachtest, über dich selbst etwas zu lernen.

In meiner Praxis verbinde ich Diagnose, Behandlung und Gesundheitserziehung, oder besser »-umerziehung«, miteinander. Ich erstelle eine vollständige medizinische Analyse auf allen Ebenen – der physischen, emotionalen, mentalen und der spirituellen – und baue dann *mit meinen Klienten*

zusammen ein bestimmtes Programm auf, das ihnen helfen soll, ihre Krankheit loszuwerden, ihren allgemeinen Gesundheitszustand zu verbessern und dem Wiederauftreten von irgendwelchen Störungen vorzubeugen. (Ein hochgestecktes Ziel? Natürlich!)

Ich nenne dieses Programm ein »kreatives Gesundheitsprogramm«. Der leitende Gedanke dabei ist, herauszufinden, wo du stehst und wohin du willst, und dann herauszuarbeiten, wie du von hier nach dort kommst. Dazu gehört zuerst einmal die Aufnahme einer ausführlichen Anamnese sowie eine vollständige körperliche Untersuchung mit allen nötigen Röntgen- und Labortests. In einer zweiten vertiefenden Untersuchungssitzung werden die Körpersysteme auf Belastbarkeit, Ermüdung und Kongestion (lokalen Blutandrang) getestet. Ich nehme dabei meine schulmedizinische Ausbildung und Erfahrung ebensosehr wie meine Kenntnisse der chinesischen Medizin zu Hilfe, um den Zustand des Körpers zu verstehen. Jedes therapeutische Programm ist individuell abgestimmt und beinhaltet im allgemeinen diverse Veränderungen des Lebensstils. So empfehle ich dem Klienten etwa, bestimmte Gewohnheiten aufzugeben, eine passendere Ernährungsweise herauszufinden, und verordne ihm sogar bestimmte Nahrungsmittel und Kräuter, die helfen können, die Körpersysteme zu reinigen, aufzubauen und/oder auszubalancieren. Bestandteil der Behandlung sind oft auch Therapiestunden zur physischen oder geistigen Entspannung und emotionalen Ausgeglichenheit, die zu einer Steigerung des allgemeinen Wohlbefindens beitragen sollen. Ich verwende auch eine spezielle Therapie, bei deren Entwicklung ich mitgearbeitet habe, die *Sonopunktur;* dabei wird mit Klangvibrationen im Ultraschallbereich oder von medizinischen Stimmgabeln innerhalb der Akupunkturbehandlung gearbeitet. Damit läßt sich eine sehr entspannende und ausgleichende Wirkung erzielen. Der Ultraschall wird durch einen kleinen Apparat übertragen, der vermittels einer niedrigen elektrischen Spannung Klangvibrationen von 1 Megahertz durch einen Quarzkristall in den Körper leitet. Die Stimmgabeln haben spezifische Schwingungsfrequenzen, die mehr auf den audiblen und physischen Bereich der menschlichen Spezies abgestimmt sind. Die Schwingung einer jeden Stimmgabel läßt eine spezifische Note entstehen, die auch mit einer bestimmten Farbe verbunden ist.

Augenscheinlich wird in diesem Buch eine Vielzahl von therapeutischen Spielarten besprochen. Das mag zunächst verwirrend sein, doch ist es damit wie mit den meisten Dingen: Je mehr wir damit arbeiten, desto einfacher und klarer werden sie. Es ist alles miteinander verbunden.

Ich halte es für wichtig, alles in unsere Medizin mit hineinzunehmen, was uns helfen kann, Krankheiten zu verstehen und Heilbehandlungen zu bestimmen, wobei das Hauptgewicht jedoch mehr auf der Gesundheitserziehung und Vorbeugung liegen sollte. Der Prozeß muß allerdings bei uns selbst beginnen. Vieles, was du zur Verbesserung deines Gesundheitszustandes tun kannst, bedarf echter Arbeit deinerseits und ebenso täglicher Aufmerksamkeit und Sorgfalt. Heilung ist ein Prozeß, nicht ein Endzweck. Krankheit ist im allgemeinen nicht etwas uns von außen Auferlegtes oder von uns Getrenntes. Viel eher ist es unser eigener Mangel an Selbstkontrolle und an Mäßigung sowie unsere Orientierungslosigkeit, die unsere Gesundheit gefährden, wenn auch die Umgebung und wirtschaftliche Faktoren durchaus eine Rolle dabei spielen mögen.

Befinden wir uns in einem Übergangsstadium oder haben das Gefühl, daß unsere Welt sich auflöst, so sollten wir unsere Aufmerksamkeit auf unsere innere Gestimmtheit richten. Das Verständnis dafür, wer wir sind, was wir fühlen und wie wir handeln, und die daraus resultierende geistige Klarheit werden uns helfen, unsere Gesundheit zu bewahren.

Jeder von uns hat ein inneres Lebensprogramm, einen individuellen Sinn als Teil eines größeren Sinnes; unsere individuellen Bedürfnisse spiegeln dies häufig. Krankheit ist darauf zurückzuführen, daß du die Verbindung mit deinem Programm verloren hast, während die Harmonie von innerer Ausrichtung und dem äußeren Tun dir zu deinem Glück verhilft. Laß deine Bedürfnisse ans Licht treten, und du wirst dir deiner wirklichen Ziele bewußt werden – für den Augenblick wie auch auf weitere Sicht. Dann wirst du fähig sein, neue Pläne für deine Gesundheit und dein Leben zu machen und deinem neuen Selbst zur Geburt zu verhelfen.

Der Gedanke, das vorliegende Buch zu schreiben, kam mir 1975, als ich begann, eine Zeitschrift für die Leute in der Stadt, in der ich arbeitete, herauszugeben. Der Widerhall und der Zuspruch, die diese ersten Schriften auslösten, regten mich dazu an, die Grundkonzeption dieser Schriften zu dem auszuarbeiten, was du jetzt vor dir hast.

Meine grundlegende Prämisse ist die, daß die Kommunikation zwischen Mensch und Natur wechselseitig ist und sich sowohl auf unsere innere Harmonie und unser geistiges Wachstum als auch auf unser körperliches Wohlbefinden auswirkt. Dieses Buch lehnt sich eng an die chinesische Philosophie und ihre Anschauung von Gesundheit und Krankheit an; es erläutert das chinesische Gesetz von den Fünf Elementen – Feuer, Erde, Metall (oder Luft), Wasser und Holz – und was für eine Rolle die jeweiligen Jahreszeiten, die Körperorgane und die Erfahrungen von Aktivität, Emotion, Farbe und Geruch in diesem System spielen.

Die konkrete Anwendung des chinesischen Heilsystems und sein Gebrauch innerhalb unserer täglichen Gesundheitspflege im Licht westlichen medizinischen Wissens haben besondere Bedeutung. So sind zum Beispiel die Phasen jahreszeitlicher Übergänge wichtig als Zeiten der Neuordnung, der Selbstbesinnung und der Neubestimmung der Prioritäten im täglichen Leben. Sie sind aber auch Zeiten größerer Belastung, in denen es deshalb leichter zu Krankheiten oder körperlichen Störungen kommt. Unsere Fähigkeit, uns auf diesen Wandel der Jahreszeiten einzustellen, ist von größter Bedeutung, um eine gute Gesundheit auf-

rechtzuerhalten. Im Frühling erlebst du vielleicht, daß du mit neuen Projekten und neuen Freundschaften befaßt bist und größere Aktivität entfaltest, während die Tage länger werden, wogegen dein Leben im Herbst in der entgegengesetzten Richtung tendiert und sich darin das Abnehmen des Tageslichts und die längeren Nachtstunden spiegeln. Zu dieser Zeit bist du möglicherweise aus dem Sommerurlaub wieder zur Arbeit oder in die Schule zurückgekehrt und empfindest dich selbst als disziplinierter und mehr auf dich selbst gerichtet; du arbeitest dann vielleicht an der Ausführung der Pläne und Projekte, mit denen du im Frühling begonnen hast.

Dieses Buch behandelt auch die Anwendung von Heil- und Schonkost und körperlicher Bewegung und gibt Anweisungen, wie diese jeweils den Jahreszeiten anzupassen sind, um den bestmöglichen Erfolg zu haben. Die Nahrung baut deinen Körper auf und dient ihm als Brennstoff. Je nach dem Klima, in dem du lebst, und nach deinen Aktivitäten variiert dein Optimum an Nahrung in Inhalt und Menge. Richtige Ernährungsweise und angemessene Eßgewohnheiten tragen sehr zu einem langen, gesunden Leben bei. Die Ebenen der körperlichen Bewegung und der Aktivität sollten sich ebenfalls mit den Jahreszeiten und dem Wetter verändern. Tägliche Bewegung ist wichtig, um die Muskeln und Gelenke zu lockern, ebenso wie regelmäßige Übungen an der frischen Luft, um tiefes Durchatmen, den Kreislauf und die Schweißproduktion anzuregen. Du wirst viele Vorschläge finden, wie man sich entspannen und Streß verringern kann.

Auch andere Aspekte der Natur werden behandelt, vor allem die Kräuterkunde – der Gebrauch von Kräutern als Heilmittel. Du kannst viel lernen, wenn du die Zyklen der Natur und den täglichen Lauf von Sonne und Mond beobachtest. *Gesund zu jeder Jahreszeit* enthält viele Hinweise, wie du die daraus gewonnenen Informationen in dein Leben einbeziehen kannst.

Durch das ständige Zunehmen von chronischen Erkrankungen werden wir uns mehr und mehr der Unausgewogenheit in unseren Alltagsgewohnheiten bewußt, die unsere Systeme überlasten und zu vielen Krankheitssymptomen und -zuständen führen. Es sind dies Unausgewogenheiten, die in unserem Lebensstil angelegt sind, wie etwa falsche Ernährung, Umweltverschmutzung, Denaturierung von Lebensmitteln und Mangel an Bewegung, der zu überflüssigen Ablagerungen von Abfallstoffen führt. Dazu kommt chronischer geistiger und emotionaler Streß, der sich auf unsere tägliche Gesundheit auswirkt und der mit der Entstehung von chronischen Erkrankungen wie Diabetes, überhöhtem Blutdruck, Herz- und Gefäßerkrankungen und sogar von Krebs in Verbindung gebracht wurde. Viele dieser Unausgewogenheiten werden in diesem Buch besprochen. Wenn man sie frühzeitig korrigiert, ist es möglich, die erwähnten chronischen Störungen zu verhindern.

Dieses Buch ist ein ›rechtes Wort zur rechten Zeit‹ für alle, die zeitweilig an akuten Schwierigkeiten leiden, und auch für diejenigen, die bereits mit chronischen Erkrankungen zu tun haben. Krankheit ist nicht notwendig, aber die tägliche Einstimmung *ist* es! Viel Spaß damit!

Die Grundlagen

Kannst du deine Seele bilden,
daß sie das Eine umfängt,
ohne sich zu zerstreuen?
Kannst du deine Kraft einheitlich machen
und die Weichheit erreichen,
daß du wie ein Kindlein wirst?
Kannst du dein geheimes Schauen so reinigen,
daß es frei von Flecken wird?
Kannst du die Menschen lieben
und den Staat lenken,
daß du ohne Wissen bleibst?
Kannst du, wenn des Himmels Pforten
sich öffnen und schließen,
wie eine Henne sein?
Kannst du mit deiner inneren Klarheit
und Reinheit alles durchdringen,
ohne des Handelns zu bedürfen?
Erzeugen und ernähren,
erzeugen und nicht besitzen,
wirken und nicht behalten,
mehren und nicht beherrschen:
das ist geheimes LEBEN.

Lao-tse: *Tao te king,* 10. Spruch,
übersetzt von Richard Wilhelm.

Ein bißchen Philosophie

Wir können uns nicht darauf beschränken, eine Krankheit zu behandeln. Wir müssen weiter und tiefer gehen, um den Prozeß und die verursachenden Faktoren zu verstehen, und dann fortschreitend an diesen arbeiten. Häufig ist die scheinbare Erkrankung in Wirklichkeit ein Prozeß, mit dem der Körper sich in einen besseren Zustand zu bringen versucht.

Unsere Auffassung von dem, was Gesundheit sei, ist dabei, sich grundlegend zu verändern. Dieser Wandel hat seinen Grund in einem tiefen Unbefriedigtsein mit der Art und Weise, in der wir mit unseren Krankheiten umgehen, und mit den oberflächlichen Maßnahmen, die üblicherweise ergriffen werden, um sie zu kurieren. Wir werden uns bewußt, daß wir echte Gesundheit erfahren wollen. Wir wollen auf allen Ebenen über die Gepflogenheit der Schnellreparaturen und der Symptombehandlung zur Lösung von Problemen hinauskommen. Es bedarf dazu einer tieferen und sinnvolleren Kommunikation mit unserer Umgebung und in uns selbst.

Ich bin überzeugt, daß uns jede Krankheit dazu auffordert, uns einen Augenblick lang Zeit zu nehmen, die Ebenen unseres Daseins zu überprüfen, uns um Verständnis zu bemühen und uns für notwendige Veränderungen zu öffnen. Wenn eine Krankheit auftaucht, so halte ein, sieh hin und höre zu!

Erleben wir eine gesundheitliche Störung, so ist das eigentlich eine Botschaft, die versucht, zu uns durchzudringen, die wir aber nicht empfangen. Diese Botschaft wird sich so lange bemerkbar machen, bis wir sie endlich wahrnehmen. Wir können offen für sie sein, wir können sie verdrängen, und wir können sie sogar hassen. Jeder Widerstand kann Konflikt oder Kampf zur Folge haben – und da liegt der Grund für die Art und Gewichtigkeit unserer Krankheit. Wir wissen alle, daß die meisten Aspekte unseres Lebens nicht gleichbleibend sind. Unsere Lebenskraft mag gleichbleiben, doch unsere Erfahrungen, Gefühle und Aktivitäten verändern sich ständig. Im Außen vollzieht die Natur ihren Tanz. Sie ist unser Lehrmeister. Sie hat ihre Muster, aber wir können nichts mit Sicherheit erwarten. Die chinesische Weisheit des Altertums sagt: »Wandel ist die einzige Wahrheit im Universum«, oder: »Es gibt nichts Dauerndes außer den Wandel.« Wenn Veränderung alles ist, was wir erwarten, sind wir in der Lage, die Kontrolle zu übernehmen.

Das Wetter ändert sich ständig, und daneben gibt es andere Muster in der Natur, die uns beeinflussen, wie Tag und Nacht, Neumond und Vollmond und die Jahreszeiten – sie alle sind bedeutungsvoll für unser Leben. Auch in uns selbst haben wir Zyklen, die man »biologische Uhren« nennt. Diese Uhren regulieren unseren täglichen Hormonspiegel und Stoffwechsel, die Menstruationszyklen, die Schnelligkeit und den Grad des Kindheitswachstums sowie den Beginn der Pubertät und der Wechseljahre. Andere innere Zyklen spiegeln sich im Wandel unserer emotionalen, geistigen und körperlichen Energien wie auch in dem subtilerer Kräfte, die unsere Kreativität, unser Mitgefühl, unser Schönheitsempfinden, unsere Selbstwahrnehmung und unser spirituelles Gewahrsein beeinflussen.

Es gibt in uns selbst ebensoviel, dessen wir gewahr sein müssen, wie außerhalb. Das ist ein wichtiger Schlüssel zur Gesundheit. Wir müssen uns die Zeit nehmen, regelmäßig unsere inneren Sinne zu überprüfen, um zu spüren, wo wir stehen, und diese neuen Informationen in unser Leben einzubeziehen. Wenn wir aufhören, uns zu entwickeln, oder uns gegen den Wandel sträuben, müssen wir damit rechnen, krank zu werden. Wir sollten unseren Körper in einem entspannten und offenen Zustand halten, damit die Energie im Fluß bleiben kann – von innen nach außen, und von außen nach innen; wie sonst könnten wir das Leben wirklich erleben?

Körperliche Spannung wird durch Widerstand gegen den Fluß der Energie erzeugt, und oft ist Krankheit die Folge solcher angestauter Spannung. Um bevorstehenden Veränderungen zu entgehen, müssen wir diesen Widerstand (diese Spannung) aufrechterhalten. Sehr oft in unserem Leben, wenn wir das Gefühl haben, daß etwas von uns gefordert wird oder daß wir selbst etwas von uns fordern, empfinden wir Furcht, Ärger oder Angst, und daraus kann dann der Widerstand gegen die Veränderung oder unsere Entwicklung entstehen. Können wir die Natur denn aufhalten? Wir können sie durch unser Eingreifen bremsen, wie man einen Fluß staut oder ein Kliff betoniert, an das die Meereswellen branden, aber schließlich erreicht die Natur, was sie will – die Botschaft kommt durch und sie heißt: »Wandel!«

Das Gehirn: Die Hemisphären

Seit einigen Jahren wird der Funktion der beiden Gehirnhälften – der rechten und der linken Hemisphäre – viel Aufmerksamkeit und Forschungseifer gewidmet. Die linke Hemisphäre, die als die »dominante« betrachtet wird, kontrolliert die rechte Körperseite. (Bei einem gewissen Prozentsatz von Linkshändern mag das Gegenteil zutreffen: Bei ihnen ist die rechte Hemisphäre dominant.) Die dominante Hemisphäre ist unser aktives Selbst; es beschäftigt sich mit der Form und der Aktivität unserer äußeren Welt und bezieht sich auf die Zeit. Es enthält unser Wachbewußtsein, unser lineares Denken – unsere rationale Seite, den Ort des Sprachzentrums.

Die rechte Hemisphäre, die »subdominante« genannt, ist bei den meisten Menschen mit dem Unbewußten verbunden. Wenige nur erleben diese Seite im wachen Zustand. Es ist unsere »andere Hälfte«, in der unsere In-

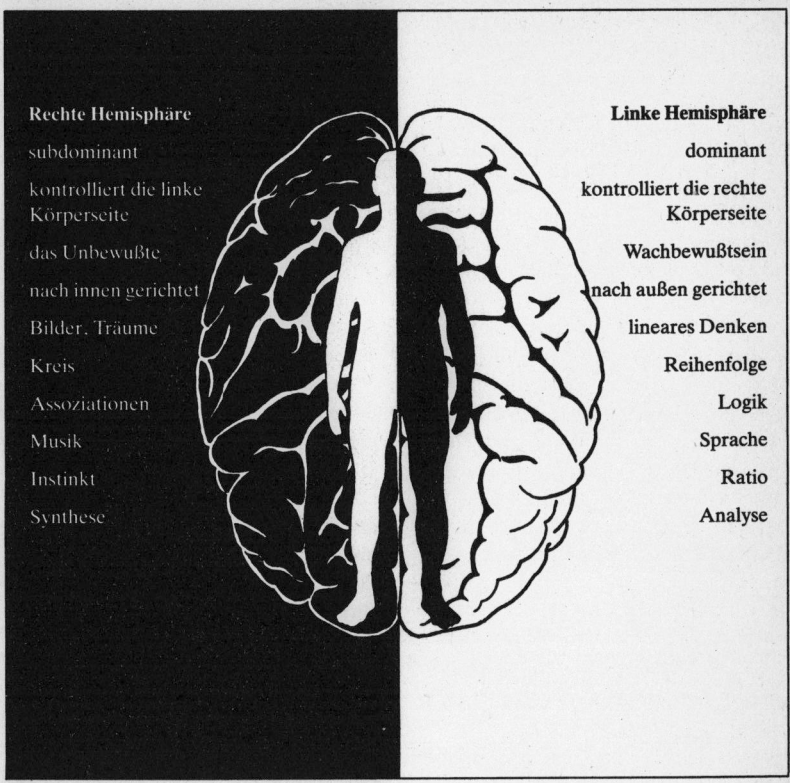

Rechte Hemisphäre	Linke Hemisphäre
subdominant	dominant
kontrolliert die linke Körperseite	kontrolliert die rechte Körperseite
das Unbewußte	Wachbewußtsein
nach innen gerichtet	nach außen gerichtet
Bilder, Träume	lineares Denken
Kreis	Reihenfolge
Assoziationen	Logik
Musik	Sprache
Instinkt	Ratio
Synthese	Analyse

stinkte und die Quelle unserer künstlerischen, kreativen Fähigkeiten angesiedelt sind, und sie ist nicht notwendigerweise rational. Nicht Zeit, nur Raum existiert in diesem Bereich, ähnlich wie im Geist des Kindes; hier liegt der Ursprung unserer Träume und Phantasien. Hier existiert alles in einem.

Gehirnwellen

Die Aktivitäten des Gehirns lassen sich als Gehirnwellenmuster darstellen, welche das Ausmaß der elektrischen Aktivität in verschiedenen Teilen des Gehirns abbilden. Es gibt vier Grundrhythmen: *Beta, Alpha, Theta* und *Delta. Beta*-Wellen reichen von 12 bis 24 Schwingungen pro Sekunde (12–24 Hz) und treten beim aktiven begrifflichen und numerischen Denken auf – wenn du zum Beispiel Pläne machst oder ein Problem löst. Der *Alpha*-Rhythmus, 8 bis 12 Hz, ist der sogenannte Ruhe-Zustand, das Gemurmel im Hintergrund, wenn das Gehirn sich wieder auflädt – du denkst nicht, und nichts Besonderes passiert. Der *Theta*-Zustand reicht von 4–8 Hz und entspricht den Traum- und Imaginationszuständen, wenn man in Bildern denkt, durch den Raum reist, durch vergangene Freuden und zukünftige Aufregungen. Wenn du dich entspannst und in deinem Geist ein Bild entstehen läßt, so tritt dabei dieser Hirnwellen-Rhythmus auf. Der *Delta*-Rhythmus ist der langsamste und entspricht dem Tiefschlaf. Er reicht von 0–4 Hz.

Träumen

Während man träumt, herrschen zwei Rhythmen vor: *Theta,* die bildhafte Vorstellung, und *Beta,* die Verarbeitung der Bilder. *Alpha*-Rhythmen zeigen sich in den ruhigen Teilen des Gehirns, aber während des Schlafes treten alle Rhythmen auf. Der Teil des Schlafs, in dem man zur tiefsten Ruhe kommt und währenddessen man träumt, ist durch *»rapid eye movement«* (REM), das heißt schnelle Augenbewegungen, mit einem *Beta*-Rhythmus gekennzeichnet. Die schnellen Augenbewegungen rühren offensichtlich daher, daß man den eigenen Träumen zusieht. Bei Experimenten, in denen Leute mehrere Tage lang am REM-Schlaf (am Träumen) gehindert werden, kann sich das Verhalten der Versuchspersonen von »sehr irritiert« bis »psychotisch« verändern. Weil diese Traumphasen so entscheidend wichtig für die körperliche, geistige und emotionale Gesundheit sind, solltest du dich bemühen, dich deiner Träume zu erinnern, sie ins Bewußtsein zu bringen, und dir diese Erlebnisse deines unbewußten Selbst möglichst aufschreiben.

Träume können Vorwarnungen hinsichtlich deiner eigenen oder der Zukunft eines anderen beinhalten, sie können aber auch Kommunikation mit

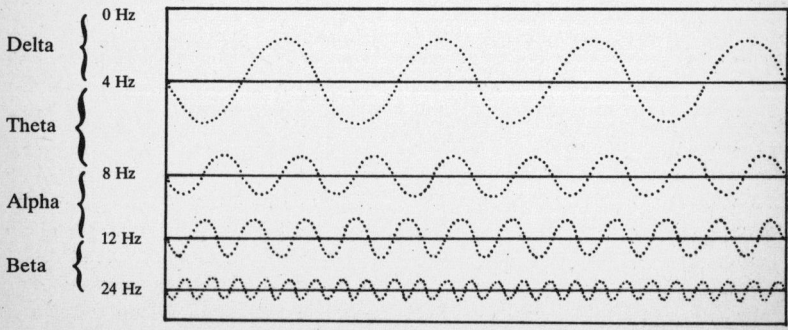

deinem inneren geistigen Sein sein, Ausdruck oder Realisierung tiefer Gefühle, oder einfach Befreiung von überdrehtem Gedankenmaterial und augenscheinlichem Unsinn. Was auch immer sie enthalten mögen – sie sind spannend, und du kannst lernen, deine Träume zu deuten, so daß sie einen echten Sinn in deinem Leben bekommen.

Nachts während des Schlafens oder in entspannten Phasen am Tag, wann immer deine Wahrnehmung irgendwo zwischen dem bewußten rationalen Denken und dem nicht-festgelegten, zeitlosen Unbewußten schwebt, magst du folgende Vorgänge in deinem tieferen Selbst schauen: den ausgleichenden Fluß der Energie von einer Seite zur anderen (beziehungsweise von der rechten Gehirnhälfte zur linken) und von unten nach oben (vom Unbewußten zum Wachbewußtsein). Im Zentrum steht deine Wahrnehmung.

Wenn du deine Träume stets wahrnimmst, so läßt das vermuten, daß sich deine innere und deine äußere Welt in einem gewissen Gleichgewicht befinden. Falls du ein aktives Leben führst, den ganzen Tag lang beschäftigt bist und unter Streß stehst, kaum Zeit zum Entspannen findest und selten träumst, bist du aus dem Gleichgewicht geraten und befindest dich vorwiegend auf der Seite der linearen »realen« Welt. Das macht es schwieriger, deine Batterien täglich neu aufzuladen oder Spannungen zu verringern. In diesem Fall mußt du öfters krank werden, um die nötige Ruhe zu bekommen. Wenn du dich andererseits Tagträumen hingibst, Stimmen hörst

und dich nicht um deine irdischen Bedürfnisse kümmern kannst, bist du auf der Seite der inneren, der Traumwelt, und hast es ebenfalls schwer, dich deiner Träume zu erinnern. Wenn das Leben eines Menschen völlig unter die Kontrolle entweder der materiellen Welt oder der bildhaften Welt geraten ist, wird er oder sie schneller altern, größerer psycho-physischer Belastung ausgesetzt oder gar verwirrt sein – was dann manchmal als neurotisch oder psychotisch etikettiert wird. Da diese Schwierigkeiten nicht wirklich verstanden werden und bei anderen Menschen oft Angst erzeugen, haben viele Leute, die daran leiden, Probleme mit der Gesellschaft.

Man kann Träume nicht auf einer gänzlich rationalen Grundlage betrachten und interpretieren. Oft erscheinen ihre Inhalte merkwürdig oder lassen gar keinen Sinn erkennen, oder sie gehen in Extreme, um eine Situation zu verdeutlichen. Gewalttätigkeiten in Träumen können zum Beispiel die Befreiung von unterdrückten Gefühlen bedeuten; der geträumte Tod eines Freundes oder Verwandten muß nicht mehr bedeuten, als daß du dich in einem Prozeß der Ablösung von einer emotionalen Anhängigkeit an diese Person befindest – und nicht etwa, daß du ihm den irdischen, körperlichen Tod wünschst. Träume können dir helfen, deine Konflikte oder versteckten Gefühle zu erkennen. Du kannst in deinen Träumen auch Freunden oder »spirituellen Führern« begegnen und mit ihnen sprechen und dabei klare Antworten auf Fragen und Probleme erhalten, die dich beschäftigen...

Wir alle können viel gewinnen, wenn wir zu unseren Träumen ebensoviel Beziehung bekommen wie zu unserer Arbeit – die beiden Seiten spiegeln dann einander in fruchtbarer Weise. Das Beobachten und Einbeziehen deiner Träume in dein Leben kann dir Anleitung, Inspiration und plötzliche Einsichten vermitteln. Lege einen Notizblock und einen Bleistift neben dein Bett und notiere ein paar Stichworte, wann immer du aus einem Traum erwachst. Wenn du dann morgens aufstehst, werden diese paar Worte den ganzen Traum wieder herbeiholen, und du kannst ihn dann in seinem ganzen Umfang aufschreiben. Du wirst überrascht sein, wenn du ein paar Monate später auf diese Träume zurückblickst und feststellst, daß einige tatsächlich durch direkte Erfahrungen in deinem Leben bestätigt wurden. Mache dir das Vergnügen, auf dem gespannten Seil des inneren und äußeren Raums zu tanzen.

Die Harmonie von Körper und Geist: Gesundheit oder Krankheit

»Ungenutzte evolutionäre Energie ist der Mutterboden von Schmerz (und/oder Verwandlung).«
Jakob Atabet/Michael Murphy

»Können wir lernen, die Krankheit als unseren Verbündeten anstatt als unseren Gegner zu sehen?
Das wäre sehr wichtig!«
Michael Murphy

Wir erreichen die größte Bewußtheit, wenn sich die beiden Aspekte, rechts und links, Geist und Körper, in ständiger Kommunikation miteinander befinden. Wenn du nach innen lauschst, dir deiner körperlichen Abläufe, deiner Zyklen, deiner wahren Natur bewußt bist, wirst du dich weiterentwickeln und deine Gesundheit erhalten. Wirst du jedoch allzu aktiv, läßt du dich zu sehr vereinnahmen von dem, was du geschaffen hast, und bist du zu abhängig oder zu widerstrebend, um es loszulassen, wird deine innere Natur (die sich um das Wachstum unseres Selbst als Teil der Evolution unserer Spezies kümmert) den Versuch unternehmen, mit deinem Wachbewußtsein zu kommunizieren. Ist dein Bewußtsein jedoch zu beschäftigt oder dein aktiver Geist nicht in der Lage, sich zu entspannen, so daß eine neue, belebende Information nicht durchgelassen werden kann, so findet sie andere Wege, sich mitzuteilen. Das kann dann auf einer mehr oder weniger subtilen Ebene geschehen: zum Beispiel in

Träumen, Eingebungen und Lebenserfahrungen, auf den mentalen und emotionalen Ebenen oder gar im Körperlichen.

Die aktive Seite deines Selbst wird schließlich die Bedürfnisse des physischen Körpers anerkennen und, falls der Körper nicht richtig arbeitet, sich um seine Wiederherstellung kümmern müssen.

Das Verlangen deiner inneren Natur, sich gegen den Widerstand deines Körpers zu verändern, ist der Konflikt, der die Krankheit hervorruft. Was sich auf den gröberen Ebenen manifestiert, ist ein bestimmtes Symptom beziehungsweise Krankheitsbild, das jener Botschaft entspricht, die vermittelt werden soll; diese Botschaft ist in der Krankheit enthalten. Die Botschaft und das Verständnis für ihren Inhalt werden dann freigesetzt, wenn man die Krankheit annimmt. Wenn du jedoch diese Information mit Hilfe von Spannungen oder von Medikamenten, welche die Symptome verschleiern, unterdrückst, wird es um so schwieriger, diese Energie freizusetzen, je tiefer sie in den Körper hineingedrängt wurde. Wenn du dann dem Krankheitsprozeß gegenüber weiterhin eine Kampfhaltung einnimmst, so werden die Botschaften für eine potentielle Weiterentwicklung unterdrückt, und binnen kurzem wirst du mehr und mehr verspannte oder schmerzende Stellen in deinem Körper vorfinden, und es kommt schließlich zu akuten oder chronischen Erkrankungen. Die einzige Möglichkeit, dein Wohlbefinden sicherzustellen, besteht darin, offen zu bleiben und diese Erfahrungen zu in

tegrieren, wie sie kommen. Solch eine eher »ausdrückende« anstatt »unterdrückende« Einstellung zur Krankheit wird dir auf die Dauer zu besserer Gesundheit verhelfen. Krankheit kann ein Vehikel sein, um deine innere Kommunikation zu intensivieren und ihre Entwicklung zu fördern.

Das Funktionieren des Zusammenspiels von Körper und Geist ist nicht allzu verschieden von dem eines Computers; da gibt es bestimmte Daten, eine Empfangsstelle für neue Informationen und eine aktive Schaltstelle, um das Programm auszuführen. Eine neue Information kann erst dann einprogrammiert werden, wenn der Computer wieder zur Ruhe gekommen ist. Dasselbe gilt für das Gehirn. Während der Geist aktiv mit Denken beschäftigt ist, kann er keine neue innere oder äußere Information aufnehmen. Um sie aufnehmen zu können, muß er einen Augenblick anhalten und zuhören.

Du mußt mithelfen, diese Gelegenheit für den Fluß des Austauschs zu schaffen. Wenn du dir selbst nicht im Weg stehst, wird der Körper sich selbst wieder ins Gleichgewicht bringen. Dies ist eines der Geheimnisse, wie man die Gesundheit aufrechterhalten und Krankheiten vorbeugen kann. Du mußt nur hin und wieder innehalten und dich neu orientieren – und dann weitergehen. Entspanne dich täglich und fürchte dich nicht vor dem Wandel – er ist hilfreich. Nur deine Einstellung legt dir Steine in den Weg.

Das innere Selbst ist das instinktive, intuitive Selbst, das die Dinge sieht und spürt, bevor sie geschehen. Mit deinem tiefsten Selbst in Einklang zu sein bedeutet, mit der Natur in Einklang zu sein. Und die Natur scheint ihrerseits das Bewußtsein der Menschen zu reflektieren und entsprechende Botschaften zu senden. »Naturkatastrophen« wie persönliche Krisen helfen, die Wahrnehmung und Besinnung zu wecken. Es scheint, daß vor allem krisenhafte Erschütterungen und das Gefühl der Hohlheit und Leere die Menschen anregen, etwas für ihre Selbstvervollkommnung zu tun.

Tatsächlich ist jeder von uns sein eigener wichtigster Arzt, und die Natur ist unser Führer. Wir tragen jegliches Heilwissen, das wir brauchen, in uns selbst. Zu lernen, wie wir mit unserer inneren Heilkraft in Verbindung kommen und dieses Wissen in unserem täglichen Leben gebrauchen können, ist ohne jeden Zweifel der beste Weg zu umfassenderer Gesundheit und zu größerem Wohlbefinden.

Laßt uns diese Erfahrung, die wir Leben nennen, genießen!

Allopathische Medizin

»Der Arzt der Zukunft wird keine Medikamente mehr verschreiben, sondern das Interesse seiner Patienten für die Pflege der menschlichen Hülle, für die Ernährung und für die Ursachen der Krankheiten und deren Vorbeugung wecken.«
Thomas Edison

Die allopathische oder Schulmedizin ist die übliche Art der medizinischen Praxis in Europa und Amerika. Allopathie bedeutet, »die Krankheit mit ihrem Gegenteil zu behandeln«, das heißt, eine Arznei gegen ein Symptom oder eine Krankheitserscheinung zu verabreichen, die eine dieser Manifestation entgegengesetzte Reaktion hervorruft. Ein Beispiel hierfür ist die Behandlung von Durchfall mit einem Medikament, das die Darmperistaltik verlangsamt, oder von Asthma mit einem Medikament, das die Bronchialtuben erweitert, oder von Stirn- und Nebenhöhlenverstopfung mit einem Mittel, das die Schleimhäute zusammenzieht und austrocknet.

Die abendländische Medizin hat große wissenschaftliche und technologische Fortschritte gemacht, doch hat sie auch ihre Schwächen und Grenzen. Sie verfügt über die Möglichkeit, tief in den Körper einzudringen und seinen anatomischen und physiologischen Zustand mit Hilfe von Röntgen- und Laboruntersuchungen zu diagnostizieren. Sie hat – zur Verwirrung der Laien – ihre eigene Sprache entwickelt, die Namen für Tausende von Krankheitsbildern und Symptomkomplexen hat. Um William Osler, einen berühmten amerikanischen Arzt des frühen zwanzigsten Jahrhunderts zu zitieren: »Man fragt sich, ob der Pathologe mit all seinen detaillierten und blumigen Beschreibungen unserer körperlichen Krankheiten nicht in Wirklichkeit erst alle diese Beschwerden hervorruft.«

Mit ihren technischen Errungenschaften in der Notfallhilfe, ihrer Entwicklung der Antibiotika gegen Infektionskrankheiten und ihren chirurgischen Eingriffen bei traumatischen Verletzungen und fortgeschrittenen Krankheitsstadien war die westliche Medizin bahnbrechend in der Behandlung akuter Fälle. Doch mag sich die Zweischneidigkeit des Schwertes ihrer machtvollen Medikamente, ihrer Anästhesie und Chirurgie in dem gewaltigen Zuwachs an chronischen Erkrankungen in unserer Kultur erweisen. Heutzutage sind die meisten Medikamente synthetische Chemikalien aus dem Labor und haben Nebenwirkungen, die ebensogut Symptome und Krankheiten erzeugen wie heilen können; zu vielen der diagnostischen Tests gehören zudem die Röntgen-Durchleuchtung und das Injizieren von diversen Chemikalien und Farbstoffen in den Körper. Ich vermute, daß manche dieser Untersuchungen und die medikamentösen und chirurgischen Behandlungsmethoden nur eine unterdrückende Wirkung auf die Krankheit haben und die Energie der scheinbar ausgemerzten Symptome tiefer in den Körper hineintreiben, anstatt sie wirklich zum Verschwinden zu bringen. Unterdrückende Behandlungsmethoden können sogar zu nachfolgenden Krisen oder zu chronischen Erkrankungen führen, während die »ausdrückende« Behandlung darauf hinzielt, den Konflikt, der hinter der Krankheit steht, durch die Wiederherstellung einer vollständigen Geist-Körper-Kommunikation zu beseitigen.

Alle zur Zeit verfügbaren medizinischen Methoden haben ihre Berechtigung, und die allopathische Schulmedizin hat darunter gewiß einen großen Stellenwert. Doch wird uns eine stärkere Betonung der Gesundheitserziehung und Vorbeugung, ein Gefühl für Ernährung und ein waches Bewußtsein für Probleme, die sich aus der Umweltbelastung und dem Streß ergeben, zu klareren und gesünderen menschlichen Wesen machen, die über eine größere Widerstandskraft gegen Krankheiten verfügen und weniger Antibiotika und potentiell schädliche Diagnosen und Behandlungen benötigen.

Homöophathie

Im Gegensatz zur allopathischen Medizin vertritt die homöopathische Medizin die Idee, »Ähnliches mit Ähnlichem« zu behandeln. Die »Ähnlichkeitsregel« besagt, daß man den Krankheitszustand eines Menschen mit einer Substanz behandelt, welche bei einem gesunden Menschen ähnliche Symptome erzeugen würde. Auf diese Weise werden die Abwehrkräfte des Körpers gegen die Krankheit aktiviert und diese aus dem Körper beseitigt. Dabei tritt oft eine »Erstverschlimmerung« auf, das heißt, daß die Symptome nach Einnahme des Medikaments anfänglich verstärkt auftreten, oder daß die Beschwerden vergangener Krankheiten vorübergehend wiederkehren, bevor die Besserung beginnt. Dieser Gedanke findet sich in vielen Systemen der Naturheilkunde.

Die Homöopathie ist eine medizinische Wissenschaft, die elementare Substanzen, sowohl Minerale als auch Salze, verwendet, die pulverisiert, zu minimalen Dosen verdünnt und als kleine Pillen auf Laktose- oder Milchzuckerbasis verabreicht werden. Vor allem durch die Stärkung der natürlichen Abwehrkraft des Individuums wird die Befreiung des Körpers von Symptom-Komplexen unterstützt. Die Homöopathie ist dabei bestrebt, nur ein einziges Heilmittel zu verwenden.

Das homöopathische Gesetz des Heilprozesses besagt, daß bei einer wirkungsvollen Behandlung die Symptome des Kranken nach einem bestimmten Muster verschwinden – die Beschwerden bewegen sich von innen (tief) nach außen (oberflächlich), von wichtigeren zu weniger wichtigen Organen, vom Kopf zu den Füßen und von den neuesten zu den ältesten Symptomen hin.

Die Gesetzmäßigkeit des Heilprozesses
Im Heilprozeß bewegen sich die Symptome von:
1. innen nach außen
2. oben nach unten
3. wichtigeren zu unwichtigeren Organen
4. neuesten zu ältesten Symptomen

Im allgemeinen verwendet die Homöopathie winzige Dosierungen, die häufig über einen längeren Zeitraum hin verabreicht werden, als es bei den Medikamenten der allopathischen Medizin üblich ist. Sie berücksichtigt auch die Persönlichkeit und die emotionale und geistige Verfassung des Individuums. Doch liegt ihre Wirksamkeit, wie bei allen Verfahren, in der Geschicklichkeit des Praktizierenden und im Vertrauen und in der Bereitschaft zur Mitarbeit des Patienten.

Vorbeugung

»Ein Gramm Vorbeugung ist ein Pfund Heilung wert.«
Benjamin Franklin

Was ist Vorbeugung? Genaugenommen besteht sie aus dem Gebrauch des gesunden Menschenverstandes und Maßhalten in allen Dingen. Das schließt auch Maßhalten im Maßhalten mit ein, das heißt, daß wir hin und wieder bis an unsere Grenzen gehen müssen. Geht man jedoch zu oft ins Extrem, kann das zu akuter Krankheit oder zu chronischem Ungleichgewicht führen.

Vorbeugen hat zwei Aspekte. Den ersten nenne ich das »Meiden«. Das bedeutet, bestimmte Dinge nicht zu tun, weil wir sie als ungesund empfinden oder weil sie gewisse Probleme verursachen. Dazu gehören im allgemeinen das Rauchen, der gewohnheitsmäßige Genuß von Alkohol und Drogen und von allzu reichlichem Essen. Allerdings kann das Meiden auch eine sehr individuelle Angelegenheit sein. Für manche mag es bedeuten, bestimmte Nahrungsmittel wie raffinierten Zucker oder Salz, fritierte Speisen oder tierische Produkte zu meiden. Für andere heißt es vielleicht, nicht in einer Großstadt zu leben, nicht in Bürogebäuden bei Neonlicht zu arbeiten, oder gar, Autos zu meiden.

Den zweiten Aspekt der Vorbeugung nenne ich »positives Handeln«. Das bedeutet, jetzt sofort oder in regelmäßigen Abständen etwas zu unternehmen, um uns gesund zu erhalten oder das Entstehen bestimmter Beschwerden zu verhindern. Dazu gehören alle möglichen Arten von Bewegung, von körperlichen Anstrengungen mit erhöhter Schweißproduktion, die das Herz-Kreislauf-System und das Atem-System anregen, bis hin zu den eher passiven Dehnungs- und Atemübungen, die den körperlichen, geistigen und emotionalen Streß verringern und die funktionellen Abläufe der inneren Organe in Ordnung bringen.

»Positives Handeln« besteht auch in einer optimistischen Einstellung zum Leben sowie der Praxis aller möglichen Arten von Entspannungstechniken und Meditation, welche die innere Wahrnehmungsfähigkeit steigern und uns ruhigstellen. Eigentlich haben alle Dinge, die dir Freude machen, einen therapeutischen Effekt. Auch so etwas wie Spazierengehen im Wald, mit der Familie plaudern, ein gutes Buch lesen, in die Sauna gehen oder ein heißes Bad nehmen, sich massieren lassen und tief atmen können zum »positiven Handeln« gerechnet werden.

Im Ernährungsbereich gibt es ebenfalls einiges, was ich als »positives Handeln« betrachte. Dazu gehören eine gelegentliche Erholung vom Essen und eine damit verbundene verstärkte Ausscheidung von Giftstoffen, eine inwendige »Säuberung«, bei der man nur Flüssigkeiten zu sich nimmt wie Fruchtsäfte, Gemüsesäfte und Bouillon. Damit verringert man sein Gewicht, gewährt dem Verdauungssystem und den inneren Organen Ruhe, unterstützt die Regeneration und verbessert die Vitalität. Die Erfahrung hat mir gezeigt, daß man auf diese Weise Krankheiten vorbeugen kann,

Sich gesund-arbeiten

Du arbeitest vielleicht nur dann an dir selbst, wenn du krank bist, und üblicherweise wirst du dann zu dem Punkt zurückkehren, an dem du angefangen hast. Du kannst aber auch daran arbeiten, deine Gesundheit zu entwickeln und nicht krank zu werden. Die Willenskraft und Disziplin, die dazu gehören, dich um Ernährung, körperliche Bewegung und Achtsamkeit dir selbst gegenüber zu kümmern, sind nicht leicht aufzubringen, aber nichts bekommt man umsonst. Wenn du auf die Gesundheit hinarbeitest, wird der Gewinn von Tag zu Tag wachsen, und du wirst dich besser fühlen und das Leben lieben lernen.

sich eine jugendliche Erscheinung und Energie bewahrt – und vielleicht zu einer Verlängerung des Lebens beiträgt. Es gibt die verschiedensten Ernährungsweisen, die förderlich sind, und ein Teil deines Vorbeugeprogramms sollte darin bestehen, daß du die für dich persönlich beste Art der Ernährung ausfindig machst.

Ich beziehe die Vorbeugung in der Weise in meine medizinische Praxis mit ein, die den Gepflogenheiten der traditionellen chinesischen Ärzte entspricht. Die Leute kommen am Anfang oder Ende einer jeden Jahreszeit, damit ich ihren Zustand überprüfen und mit ihnen besprechen kann, welche Veränderungen in der kommenden Jahreszeit nötig sein mögen. Dann führe ich eine Akupunktur-Behandlung durch, mit der sie auf die neue Zeit eingestimmt werden. Dieses Konzept der laufenden Angleichung ist die Grundlage dieses Buches. Im alten China wurden die Ärzte nur dafür bezahlt, daß sie die Leute gesund erhielten – wurden die Patienten krank, so mußten sie diese kostenlos behandeln! Das ist auch eine Art von Krankenversicherung!

Zur Vorbeugung gehören Selbsterziehung und Aufmerksamkeit für sich selbst sowie ein Gespür für die eigenen Bedürfnisse. Sind diese Voraussetzungen gegeben, dann kannst du deine Rhythmen verstehen und dein Wissen gebrauchen, um gesund zu bleiben.

Die folgenden drei Systeme: Ernährungslehre, Kräuterheilkunde und traditionelle chinesische Medizin beinhalten jene sanften Methoden, mit deren Hilfe wir den Körper in »wohltemperiertem« Zustand halten können.

Ernährung

Die Nahrung ist der Brennstoff des Körpers, und die Qualität und Quantität der Nahrung, die du ihm zuführst, bestimmt die Energie, mit der deine wunderbare Körpermaschine läuft. Das, was du ißt, gestaltet mit, wer du bist, was du tust und wie du dich fühlst. Verwende den richtigen Brennstoff, um Vitalität, Leistungsfähigkeit und ein langes Leben sicherzustellen.

Über Ernährung wird viel diskutiert, und sie ist von Kultur zu Kultur verschieden. Das Klima, die Art unserer Tätigkeit und unser Stoffwechsel beeinflussen unser Nahrungsbedürfnis.

Lebensmittel haben bestimmte Bestandteile – Kohlehydrate, Fette, Proteine, Vitamine, Mineralstoffe –, die für spezifische Körperfunktionen nötig sind. Sie haben aber auch allgemeine

Aufgaben innerhalb des Körpers; zum Beispiel fördern Früchte und Gemüse eine gute Entleerung. Sie heißen »Körperreiniger« und halten den Körper in einem sauberen und leichten Zustand. Brot und Käse wirken mehr bindend als hitzeerzeugend, führen aber zu Verstopfung und Gewichtszunahme.

Die »Aufbaustoffe« des Körpers sind vor allem die proteinhaltigen Nahrungsmittel, zum Beispiel Fleisch, Milchprodukte, Nüsse, Hülsenfrüchte, Samenkörner, Avokados, Pilze, Tofu und Vollkorn. Diese Nahrungsmittel können auch einen »verstopfenden« Effekt haben, vor allem Fleisch und Milchprodukte. Die am stärksten verstopfenden Nahrungsmittel sind jedoch Brot, Kuchen, Kekse, Süßigkeiten, süße Getränke, Zuckerprodukte, Mehl, Nudeln, Kartoffeln, Mais und alle haltbar gemachten und chemischen Nahrungsmittel. Zuviel Stopf-Kost kann die Körperfunktionen blockieren und zu Stagnation und Krankheit führen. Öle, Butter und Margarine (unerhitzt und in sehr kleinen Mengen) dienen als »Gleitmittel«

Grundregeln der Ernährung
1. Iß nur, wenn du hungrig bist.
2. Nimm dir vor dem Essen Zeit, um zu entspannen und tief zu atmen – bereite dich auf diese Mahlzeit vor.
3. Iß langsam und kaue gut.
4. Iß nur so viel, wie du brauchst.
5. Ruhe dich nach dem Essen ein wenig aus und verschaffe dir dann irgendeine leichte Bewegung wie Spazierengehen, um die Verdauung, Assimilierung und Zirkulation der Nährstoffe zu unterstützen.
6. Iß in den letzten zwei Stunden vor dem Schlafengehen nichts mehr.
7. Nimm eine ausgewogene Kost zu dir.

und sind gut für die Schleimhäute und Gedärme, für Gelenke, Sehnen und Bänder.

Zwar mußt du deine eigene optimale Ernährung selbst herausfinden, aber auf jeden Fall sind reinigende Früchte, Gemüse und Vollgetreide und dazu einige Aufbaustoffe, die deiner Tätigkeit und dem jeweiligen Klima angemessen sind, eine gute Grundlage. Du brauchst nur eine kleine Menge an Gleit- und Bindemitteln, und Lebensmittel mit chemischen Zusätzen solltest du ebenso meiden wie ein Zuviel an Nahrung. Chemikalien in Lebensmitteln und zu reichliches Essen belasten die Leber, das Verdauungssystem und die Nieren, denn Chemikalien sind dem Körper entweder fremd oder bürden ihm zuviel Arbeit auf. Lies die Aufschriften und übernimm selbst die Verantwortung für das, was du deinem Körper zuführst.

Mit einem sauberen Verdauungssystem und gut funktionierendem Stoffwechsel kannst du den Nahrungsmitteln alles entnehmen, was dein Körper täglich braucht. Kommt es jedoch aufgrund minderwertiger Nahrungsmittel und falscher Eßgewohnheiten zu Mangelerscheinungen oder kannst du die Nahrung nicht richtig verdauen oder verwerten, dann brauchst du wahrscheinlich zusätzliche Vitamine oder Mineralstoffe, um den Ernährungsmangel auszugleichen.

Der Mißbrauch von Nahrungsmitteln und anderen Substanzen, die wir als »Nahrungsmittel« bezeichnen, ist einer der Hauptfaktoren bei der Entstehung von vielen akuten und chronischen Leiden. Die übliche »Erkäl-

Lebensmittel-Etiketten

Es ist sehr wichtig für dich (und für diejenigen, für die du sorgst), daß du lernst, die Etiketten der Nahrungsprodukte zu lesen und zu verstehen. Außer den üblichen Zusätzen von Zucker und Salz in vielen abgepackten Lebensmitteln gibt es natürliche und künstliche Gewürze und Konservierungsmittel und viele harmlose und schädliche chemische Zusätze, die bei der Herstellung verwendet werden. Du, der Konsument, kannst dir leicht die nötigen Informationen besorgen. Auf lange Sicht ist es für deine Gesundheit von großer Bedeutung, daß du deinen Körper nicht laufend mit chemischer Un-Nahrung verschmutzt und daß du dir das Vergnügen reichlicher frischer und wohlschmeckender Kost gönnst.

tung« oder »Grippe« sind erst Signale, daß der Körper sich entschlacken und ausruhen muß. Unmäßige Nahrungsaufnahme, unzureichende Nahrungsverwertung und die Einnahme von mehr Toxinen, als die Leber oder die Nieren verkraften können, führen zu Ablagerungen in den Geweben und Organen. Das muß dann von dem mißhandelten Körper in Anfällen von Entschlackung – die wir »Krankheiten« nennen – ausgeglichen werden. Genußmittel wie Nikotin, Alkohol, Zucker und Koffein wie auch die Sprühmittel und Chemikalien, die bei der Herstellung und Zubereitung von Nahrungsmitteln verwendet werden, beeinflussen die individuellen Organfunktionen und schwächen das gesamte System.

Auf längere Sicht können bestimmte Ernährungsweisen zu bestimmten Leiden beitragen. Zum Beispiel besteht wahrscheinlich eine Verbindung zwischen der Aufnahme von tierischen

Nährmittelanalyse

	Alle Zahlen beziehen sich auf 100 g des genannten Nahrungsmittels.	Kalorien	Kohlehydrate g	Protein g	Fette g	Ballaststoffe g
Früchte:	Apfel, roh	53	13	0,17	Sp.	1,0
	Orange, roh	45	11	0,9	0,2	0,5
	Banane, roh	85	22	1,1	0,2	0,5
Gemüse:	Karotte, roh	42	9,7	1,1	0,2	1,0
	Spinat, roh	25	4,3	3,2	0,36	0,5
	Kartoffel, in der Schale	90	20	2,5	0,1	0,6
	Luzernekeiml.	41	–	5,1	0,6	1,7
	Nori	–	44	35	0,7	4,7
	Seetang	–	–	6	1,0	6,7
Nüsse:	Mandeln, roh	606	20	18,5	55	2,7
	Erdnüsse, roh	600	21	27	50	2,7
Bohnen:	Nieren-Bohnen, gekocht	121	22	8,5	0,5	1,6
	Sojabohnen, gekocht	130	11	11	5,7	1,6
Getreide:	Haferflocken, gekocht	55	10	2,0	1,0	0,2
Samen:	Sonnenblumen, getr., geschält	580	21	25	49	39
	Sesam, getr., geschält	582	18	19	53	24
Milch:	Milch	65	4,7	3,5	3,4	–
Fisch:	Heilbutt, gekocht	100	–	21	1,1	–
Geflügel:	Huhn, Brust, gekocht	75	–	17	4	–
Fleisch:	Rind	270	–	18	21	–
Sonstiges:	Eier	142	0,8	11,4	11,3	–
	Zucker, weiß, granuliert	385	99	–	–	–
	Muttermilch	69	6,9	0,9	4,5	–
	Hefe, Bierhefe	283	39	39	1,0	–

Vitamin A (I.E.)	Vitamin C mg	Vitamin E mg	Vitamin B (B1, 2, 5, 6; Nikotinsäure; Folsäure) mg	Vitamin B (B 12 und Vitamin H) mg	Natrium mg	Kalium mg	Phosphor mg	Kalzium mg	Eisen mg
83	10	0,74	0,3	1,0	1,1	100	9,5	6,7	0,5
190	50	0,24	0,8	1,0	1,0	18	20	40	0,4
180	10	0,4	1,7	4,0	1,3	366	26	8	0,6
11000	8	0,45	1,2	3,0	47	341	36	37	0,7
8028	50	2,25	1,7	7,0	70	466	39	90	2,7
Sp.	20	–	1,6	–	3	490	60	90	0,7
–	16	–	2,0	–	–	–	–	28	1,4
11000	10	–	7,0	–	600	–	510	260	12
–	20	–	11,5	–	3000	5270	238	1092	3,7
–	Sp.	15	5,6	18,0	4	784	511	237	4,7
Sp.	–	6,7	14,0	35	5	721	418	74	2,3
5,5	–	–	0,9	–	3,3	349	143	39	2,4
28	–	–	0,9	–	2,2	540	178	73	2,7
–	–	–	0,3	–	0,3	61	57	9	0,6
50	–	–	11	–	40	952	867	124	7,4
30	–	–	6,9	–	60	925	822	1100	10,5
143	0,9	0,12	0,5	2,5	49	144	96	119	0,4
444	Sp.	–	10,0	3,5	54	593	213	13	0,7
60	2,5	–	8,0	0,5	84	362	170	8,6	0,9
35	–	–	6,6	1,2	–	237	157	10	2,7
1040	1,0	2,4	22	108	114	180	48	2,0	
–	–	–	–	–	1	3	–	0,1	–
247	4,9	0,23	0,5	0,5	16,5	53	13,2	33	0,03
Sp.	–	–	60	800	121	1894	1753	210	17,3

Fetten und Cholesterin und den Herz- und Gefäßerkrankungen; raffinierter Zucker und kindliche Fettleibigkeit stehen in Zusammenhang mit dem Erwachsenen-Diabetes. Die Studien über die Beziehung zwischen Ernährung und Krebs weisen darauf hin, daß bestimmte Arten von Krebs mit gewissen Unausgewogenheiten in der Ernährung zusammenhängen, wie etwa Brustkrebs mit einer »Wohlstands-Ernährung« mit viel tierischen Fetten oder wie der Darmkrebs ebenfalls mit fleischreicher Kost, die wenig Ballaststoffe enthält. Allerdings können wir mit Sicherheit sagen, daß die Einstellung gegenüber dem eigenen Leben, der Lebensstil und das Maß an täglichem Streß von Bedeutung dafür sind, was der Körper bewältigen kann, bevor er krank wird.

Die Art der Ernährung verstärkt den Streß oder verringert ihn. Sie kann Krankheiten erzeugen oder helfen, sie zu heilen. Sie spielt sogar eine Rolle in der Veränderung von Größe und Gestalt des Körpers. Es ist sehr wichtig, die Natur und die Eigenschaften der Nahrungsmittel zu kennen und zu lernen, wie man ein gesundes Ernährungsprogramm für sich selbst aufstellt.

Richtige Ernährung ist nicht nur eine Frage der Aufnahme durch den Mund. Alle Sinnesorgane haben ihre eigene Art von Nahrung, die sie nährt und erquickt. Die Augen trinken Licht und Farbe; die Ohren leben vom Klang; die Nase gedeiht durch Gerüche; das Herz nimmt Gefühle auf und die Haut Sonne, und alle deine Zellen und Organe atmen und brauchen gute, frische Luft zum Leben.

Dich gesund zu erhalten, liegt zu einem großen Teil in deinen eigenen Händen – lerne, dich richtig zu ernähren!

Pflanzenheilkunde

Die Kräuterheilkunde, eine alte und universale Kunst des Heilens, beinhaltet das Studium von Pflanzen mit medizinischen Wirkkräften, ihres biologischen Verhaltens und ihrer Verwendungsmöglichkeiten. Zwar haben Kräuter durchaus ihre Wirkung bei akuten oder fortgeschrittenen Krankheiten, doch liegt hier nicht ihre Hauptanwendung. Tatsächlich sind wohl die stärkeren chemischen Medikamente in diesen Situationen am besten zur Behandlung geeignet. Kräuter sind allerdings sehr geeignet als Erste-Hilfe-Mittel bei Schnittwunden, Prellungen, Verstauchungen und so weiter. Ihre Hauptfunktion besteht jedoch darin, eine eher subtile Wirkung auf den ganzen Körper auszuüben – wie etwa Entschlackung, Aufbau und Ausgleich über einen längeren Zeitraum hinweg.

Bestimmte Pflanzen haben bestimmte Kräfte; Kräuter können harntreibend wirken (den Körper von überflüssigem Wasser befreien) oder schweißtreibend, schleimlösend, abwehrstärkend oder gewebelockernd und ebenso als Stärkungs- und Reinigungsmittel. Die meisten Kräuter haben mehrfache Wirkungen.

Ein Beispiel ist der Gebrauch von Kräutern als Stärkungsmittel. Viele

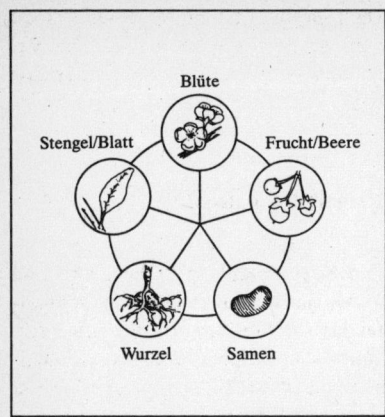

Blüte

Stengel/Blatt

Frucht/Beere

Wurzel

Samen

Kräuter haben eine kräftigende Wirkung auf bestimmte Organe oder Körpersysteme. So ist die Beinwell-Wurzel ein Stärkungsmittel für die Lungen und die Bronchien, die Löwenzahn-Wurzel für die Leber, Himbeerblätter für die Gebärmutter, und Brennesseln kräftigen die Nieren.

Um eine dauerhafte stärkende Wirkung zu erzielen, nimmt man ein Kräutermittel mehrere Wochen oder Monate lang täglich in kleinen bis mittleren Dosen als Tee oder pulverisiert in Kapseln ein. Eine Dosis zur Stärkung wäre etwa ein Eßlöffel des Mittels auf eine Tasse Wasser ein- oder zweimal täglich, wenn man es als Tee zubereitet, oder zweimal täglich zwei Kapseln. Kräuter-Rezepte können verwendet werden, um bestimmte Unausgewogenheiten im Gesamtsystem oder in bestimmten Körperpartien auszugleichen.

Am Lavendelkraut *(Lavendula vera)* zum Beispiel lassen sich die vielfältigen Möglichkeiten der Verwendung von Kräutern verdeutlichen. Als erstes ist die *Schönheit* der Pflanzen und das Farbenspektrum der Blüten Nahrung für die Augen. Der *Duft* der Pflanze hat eine wunderbare Wirkung, vor allem auf unseren Geist und unser Gemüt. Es gibt eine ganze Unterabteilung in der Kräuterheilkunde, die man als Aroma-Therapie bezeichnet. Lavendelblüten und ihr Duft werden gegen Kopfschmerzen und Übelkeit, bei der Vorbereitung des Geburtsvorganges und zum Austreiben der Nachgeburt verwendet, aber auch als Frischeduft für Toiletten und Schubladen. Der dritte hauptsächliche Gebrauch von Kräutern beruht auf ihrer *innerlichen Wirkung*. Tee aus Lavendelblüten oder -blättern dient der Vorbeugung gegen Ohnmacht und lindert Übelkeit, Erbrechen und Magenschmerzen. Eine weitere gebräuchliche Verwendung finden Kräuter als *Gewürze* beim Kochen. Lavendel ist auch ein Gewürzkraut. Andere sind Basilikum, Oregano, Thymian, Rosmarin und Majoran.

Vielseitige äußere und innere Anwendungsmöglichkeiten bietet auch der Wegerich. Es gibt drei Varianten: den Breitwegerich *(Plantago major),* den Spitzwegerich *(Plantago lanceolata)* und den mittleren Wegerich *(Plantago media);* alle drei sind verwendbar. In der amerikanischen Volksheilkunde bezeichnet man ihn als »Indianischer Buchweizen« und als »Wundpflaster der Natur«. Die langen Schößlinge, die aus der Pflanze emporwachsen, tragen Samen und Blüte. Bricht man sie auseinander, so sehen die einzelnen Samenkapseln aus wie kleine Buchwei-

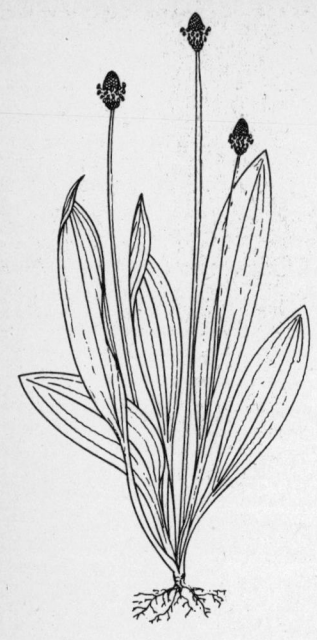

Breitwegerich
(Plantago major)

zerreibt oder zerkaut sie leicht, legt sie dann auf die Wunde, bedeckt das Ganze mit einigen ganzen Blättern und windet einen der langen Halme darum, um den Verband zu befestigen.

Alte Kräuterbücher berichten auch von einer Verwendung des Wegerichs bei Ekzemen, Beulen und Karbunkeln, vaginalem Ausfluß und allen Arten von Frauenleiden, bei Durchfall und bei Blasen- und Nierenbeschwerden. Es heißt, daß sein täglicher Gebrauch die Fruchtbarkeit steigert. Die gekauten Wurzeln können auch gegen Zahnschmerzen helfen. Wie man sieht, ist es gut, dieses Kräutchen zu kennen.

Anfänger neigen dazu, bestimmte Kräuter, die offensichtlich eine gute Wirkung haben, im Übermaß anzuwenden. Davor ist zu warnen, denn auch Überdosen von Kräutermitteln können bestimmte Organe belasten.

Man kann die Kräuterheilkunde also als ein subtiles Heilsystem betrachten – vor allem in den Händen eines Kundigen, der seine Feinheiten kennt. Dieses Wissen kann man erwerben, indem man sich Zeit nimmt und die eigenen Reaktionen auf diese medizinischen Pflanzen beobachtet. Kräuter lassen sich auch gut in Verbindung mit anderen Heilsystemen einsetzen.

zenkerne. Die Indianer sammelten die Samenkapseln, brachen sie auf, zerstampften sie mit Wasser und bereiteten aus der mehligen Paste wohlschmeckende, in der Sonne getrocknete Fladen. Die therapeutischen Kräfte des Wegerichs sind je nach Verwendung harntreibend, antiseptisch, adstringierend, blutstillend, und außerdem ist er ein gutes Wundheilmittel. Besonders heilkräftig wirkt er bei äußeren Entzündungen, Geschwüren, Brandwunden sowie Stichen von Insekten und Stachelpflanzen. Man nimmt einige frische grüne Blätter,

Chinesische Medizin

»Wenn wir von einem Tag sprechen, wird der Vormittag vom Frühling beherrscht, der Nachmittag vom Sommer, der Abend vom Herbst und die Nacht vom Winter. Die Frühlingsenergie verhilft zur Geburt; der Sommer bewirkt Reifung, der Herbst ist die Zeit zum Einsammeln, und der Winter ist eine Zeit zum Speichern.«

Nei Ching, (Des Gelben Kaisers Buch der inneren Medizin)

»Feuer war das Schutzelement von Shen Nung (2820–2642 v. Chr.), weshalb er auch der Rote Kaiser genannt wurde. Sein Nachfolger, von dem es heißt, er habe von 2697 bis 2595 v. Chr. regiert, nannte das Erdelement als sein Schutzelement. Deshalb wurde er, entsprechend der Farbe der Erde, Huang-ti, der Gelbe Kaiser, genannt.«

H. Wallnofer und A. v. Rottauscher: *Chinese Folk Medicine and Acupuncture*

»Mißbrauche nicht dein erworbenes Wissen als Mittel zur Macht. Diese Dinge müssen ebenso wie Nahrung verdaut und ausgewertet werden, um sich in Leben oder Kraft zu verwandeln. Gelehrtheit ist nicht Weisheit; Wissen ist nicht notwendigerweise lebensfördernde Energie. Der Schüler, der sich durch ein Schul- oder Universitätssemester hindurchgebüffelt und sich lediglich zu einem Sammelkasten für die Gedanken und Vorstellungen seines Lehrers gemacht hat, ist nicht gebildet; er hat nicht viel gewonnen. Er ist ein Speicher, kein Brunnen. Der eine behält, der andere gibt her. Solange sein Wissen nicht in Weisheit, in Fähigkeit verwandelt ist, wird es stagnieren wie stehendes Wasser.«

J. E. Dinger: *Leaves of Gold*

Das traditionelle medizinische System Chinas, das Tausende von Jahren alt ist, existiert dank seiner Schönheit und Einfachheit immer noch. Es verbindet den Menschen mit der Natur, und die harmonische Kommunikation zwischen beiden sorgt für eine beidseitige Gesundheit. Der uralte Gedanke vom Einfluß der jahreszeitlichen Veränderungen auf das menschliche Werden und Wohlergehen war im alten China tief verwurzelt und wurde dort besonders ausformuliert.

Die Lebenskraft, das *Ch'i,* ist in den beiden polaren Urkräften *Yang* und *Yin* gegenwärtig. Es sind dies die Polaritäten, die einander entgegengesetzte Stadien im dauernden Wandlungsprozeß repräsentieren. *Yang* ist reine Energie, die mit dem Himmel assoziiert wird; *Yin* ist Stoff und repräsentiert die Erde. *Yang,* das »männliche«, aktive, lichte Prinzip, ist jene Kraft, die sich in alles hinein ausdehnen will; *Yin,* das »weibliche«, empfangende, dunkle Prinzip, ist die Kraft, die sich ins Nichts zusammenziehen will. Die Wechselbeziehung dieser beiden Kräfte ist das, was die Natur des Universums bestimmt. Ihre Beziehung manifestiert sich in den fünf grundlegenden Elementen, aus denen alle Dinge entstehen.

Die *Theorie der Fünf Elemente* ist einer der grundlegenden Bezugspunkte im System der chinesischen Kosmologie. Sie setzt jegliche Energie und Substanz mit einem der Elemente – Feuer, Erde, Metall (oder Luft), Wasser, Holz – in Beziehung. Jedes Element ist mit einer der Himmelsrichtungen und einer der Jahreszeiten verbunden, wo-

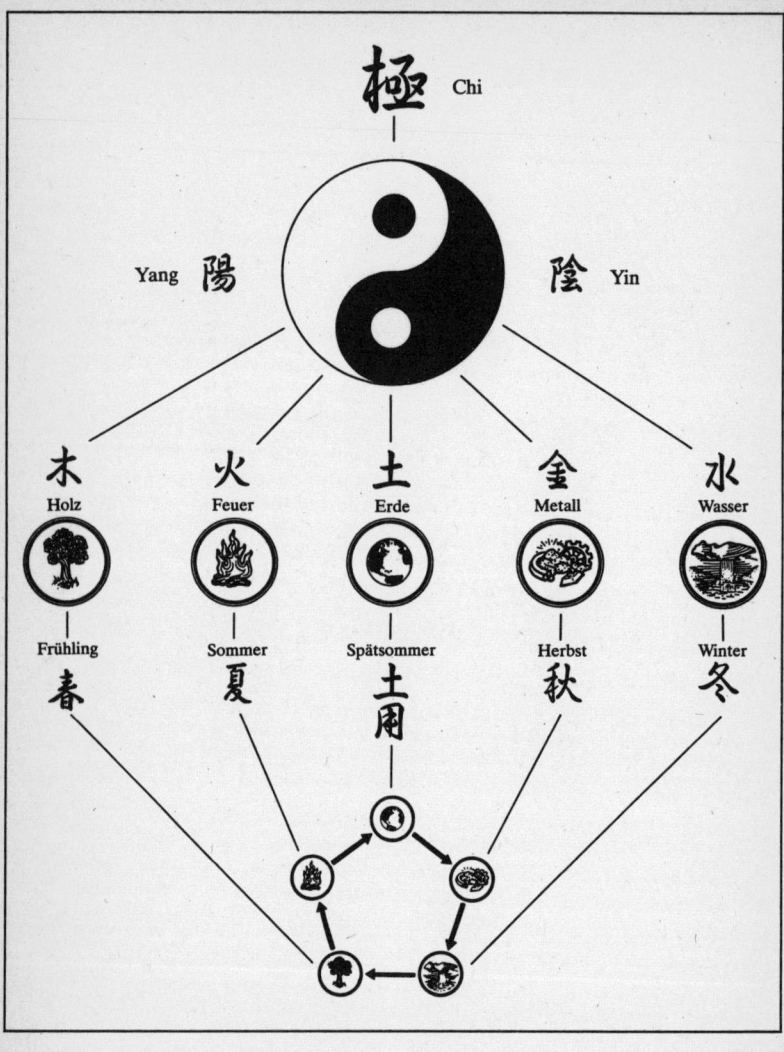

極 Chi

Yang 陽 陰 Yin

木	火	土	金	水
Holz	Feuer	Erde	Metall	Wasser

Frühling	Sommer	Spätsommer	Herbst	Winter
春	夏	土用	秋	冬

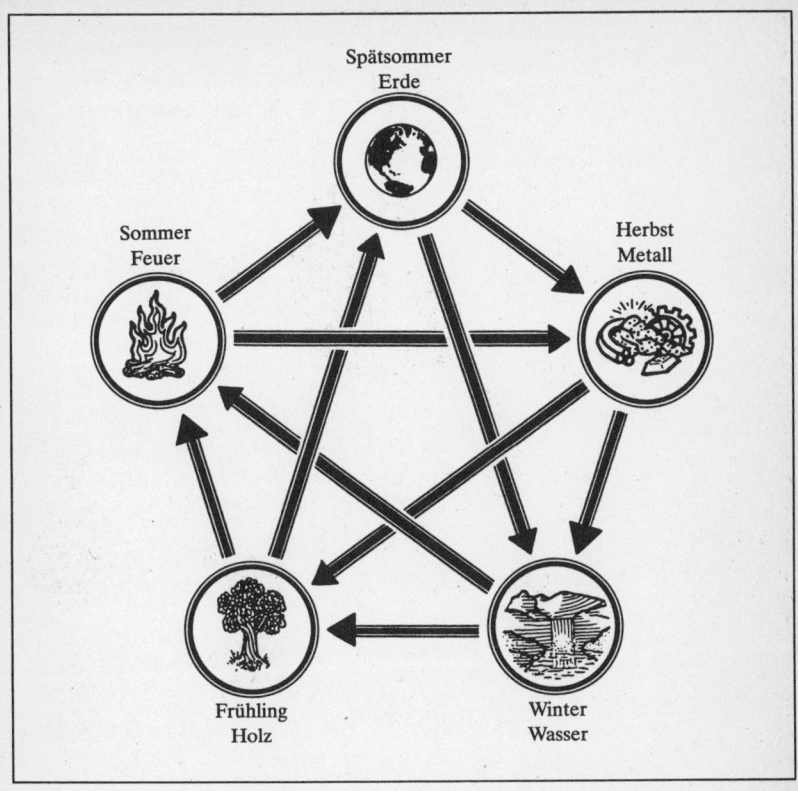

bei das Element Erde das Zentrum darstellt und mit dem Spätsommer oder Altweibersommer in Verbindung gebracht wird.

Das Spiel der Elemente zieht sich durch Geburt, Wachstum, Reifung, Ernte und Speicherung. Im täglichen Leben sehen wir sie manifestiert als Idee, Handlung, Manifestation, Kommunikation und Reflexion bis hinein in die Neu-Gestaltung. Zu jedem Element gehören: eine Farbe, zwei Körperorgane, ein Gewebe, um nur die wichtigsten einer ganzen Reihe von Assoziationen zu nennen.

Am Anfang eines jeden der folgenden Jahreszeiten-Kapitel findet sich eine Tabelle, welche die Eigenschaften des jeweiligen Elements darstellt. Die Beziehungen und Assoziationen des gesamten Kreises der Fünf Elemente sind auf Seite 200 dargestellt. Du kannst diese Tabelle gleich zu Hilfe nehmen, während du dich mit den Grundlagen der chinesischen Medizin vertraut machst.

Es gibt zwei Grundarten der Beziehung zwischen den Fünf Elementen. Die erste ist der »Zyklus der Erzeugung« oder *Sheng,* auch das »Mutter-Sohn-Gesetz« genannt. Ein Element gebiert das nächste und nährt es durch einen Fluß von Energie. Zum Beispiel läßt Holz das Feuer entstehen und dieses wiederum erzeugt Erde. Deshalb betrachtet man das Feuer als den Sohn des Holzes und zugleich als die Mutter der Erde. Der ganze Kreis verläuft folgendermaßen: Holz erzeugt Feuer erzeugt Erde erzeugt Metall erzeugt Wasser erzeugt Holz.

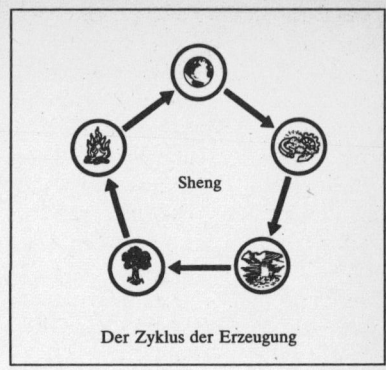

Der Zyklus der Erzeugung

Die andere Beziehung der Elemente zueinander nennt man *Ko* oder »Zyklus der Zerstörung«. Das ist der eigentliche »Kontroll«-Zyklus, da er den Prozeß repräsentiert, durch den die Elemente einander Grenzen setzen und ausgleichen. Wenn eines davon zu schwach oder zu stark wird, können sie einander angreifen, beziehungsweise verletzt werden. Holz verletzt Erde (indem die Wurzeln sie durchdringen), Feuer zerstört Metall (verflüssigt es), Erde beherrscht das Wasser (dämmt es ein), Metall attackiert Holz (mit der Axt), und Wasser verletzt Feuer (löscht es).

Der chinesischen Legende nach kamen die Fünf Elemente aus den verschiedenen Himmelsrichtungen, begleitet von den klimatischen Faktoren, und schufen die Welt und den menschlichen Körper. In seinem Buch *Healing Ourselves* sagt Naboru Muramato: »Der *Osten* erzeugt den *Wind;* der Wind erzeugt *Holz.* Die Kräfte des *Frühlings* erzeugen Wind im Himmel und Holz auf der Erde. Sie erzeugen das *Leber-*

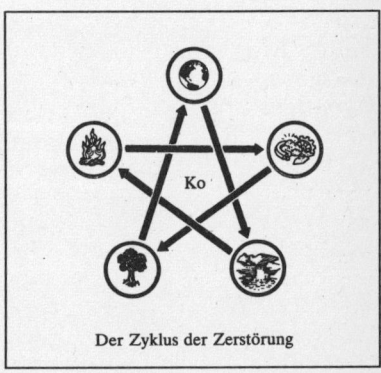

Der Zyklus der Zerstörung

Organ und die *Muskeln* im Körper... sowie die *Augen,* die *grüne* Farbe und den *sauren* Geschmack... das Gefühl des Zorns und die Fähigkeit, zu *schreien.«*

Krankheit wird entweder als *yang* – heiß, durch Überfluß gekennzeichnet, nahe der Oberfläche – oder als *yin* – kalt, durch Mangel gekennzeichnet, tiefliegend – klassifiziert. Die Ursachen von Krankheiten sind äußerer und innerer Art und werden als »Teufel« oder »Übel« bezeichnet. Zu den äußeren Ursachen gehören vor allem klimatische Faktoren, die, wenn sie extrem sind, in einen schwachen Organismus eindringen und ein bestimmtes Organ schädigen. »Böse« klimatische Faktoren, die Krankheiten verursachen können, sind Wind, Hitze, Feuchtigkeit, Trockenheit und Kälte. Zu den äußeren Faktoren gehören auch Bakterien und andere Erreger, Gifte, Verschmutzung und traumatische Verletzungen. Die inneren Ursachen von Krankheit sind Emotionen, wie extreme Freude oder Traurigkeit, Zorn, Depression, Besessenheit, Kummer, Sorgen und Furcht. Andere innere Ursachen sind Spannungen, Überanstrengung, Fehlernährung, exzessive sexuelle Aktivität, übermäßige Schleimproduktion, Blutgerinnung und Erbmasse. Jedes »Übel« kann ein bestimmtes Organ schädigen. Kälte und Feuchtigkeit kann den Lungen schaden; Hitze und Trockenheit gehen aufs Herz; unterdrückter Ärger kann die Leber belasten, und extreme Furcht gefährdet die Nieren. Jedem Organ ist ein bestimmtes Klima und eine spezifische Emotion zugeordnet, die es schwächen können und krankheitsanfällig machen. Ein geschädigtes Organ oder schwaches System ist natürlich viel empfänglicher für Krankheiten.

Lernst du, dich den äußeren Veränderungen anzupassen, indem du dir deiner inneren Erfahrungen bewußt wirst und sie klärst, lernst du, deine Gesundheit aufrechtzuerhalten. Bist du aus dem Gleichgewicht gekommen, so ist deine Empfindlichkeit gegenüber Veränderungen und deine Anfälligkeit für Krankheiten wesentlich erhöht. Zur Zeit eines großen Energie-Umschwungs, wie zu Beginn einer neuen Jahreszeit, kann die Mehrbelastung zum Anlaß für alle möglichen Beschwerden werden. Deshalb bedarf es in diesen Perioden großer Aufmerksamkeit und Sorgfalt.

Die Natur beeinflußt den Menschen, und der Mensch beeinflußt die Medizin. Wenn die Natur sich verändert, muß sich schließlich auch die medizinische Praxis ändern; so war es schon immer. Deshalb findet sich in der heutigen medizinischen Praxis Chinas neben der traditionellen chinesischen Kräuterheilkunde und der Akupunktur ein starker Einfluß der westlichen Medizin.

Das Akupunktur-System beschreibt den Kreislauf der Lebensenergie im Körper durch eine Reihe von Kanälen, Meridiane genannt; diese Energie oder Lebenskraft heißt *Ch'i*. Wie beim Blut, bei der Lymphe und beim Nervensystem muß auch hier ein ungehin-

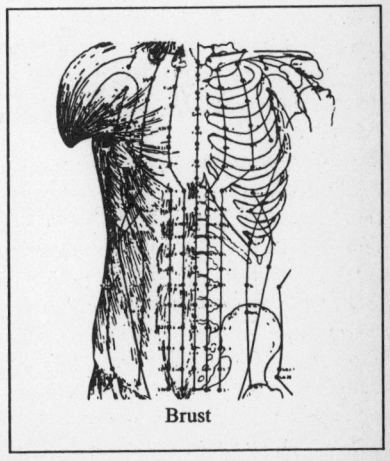

Brust

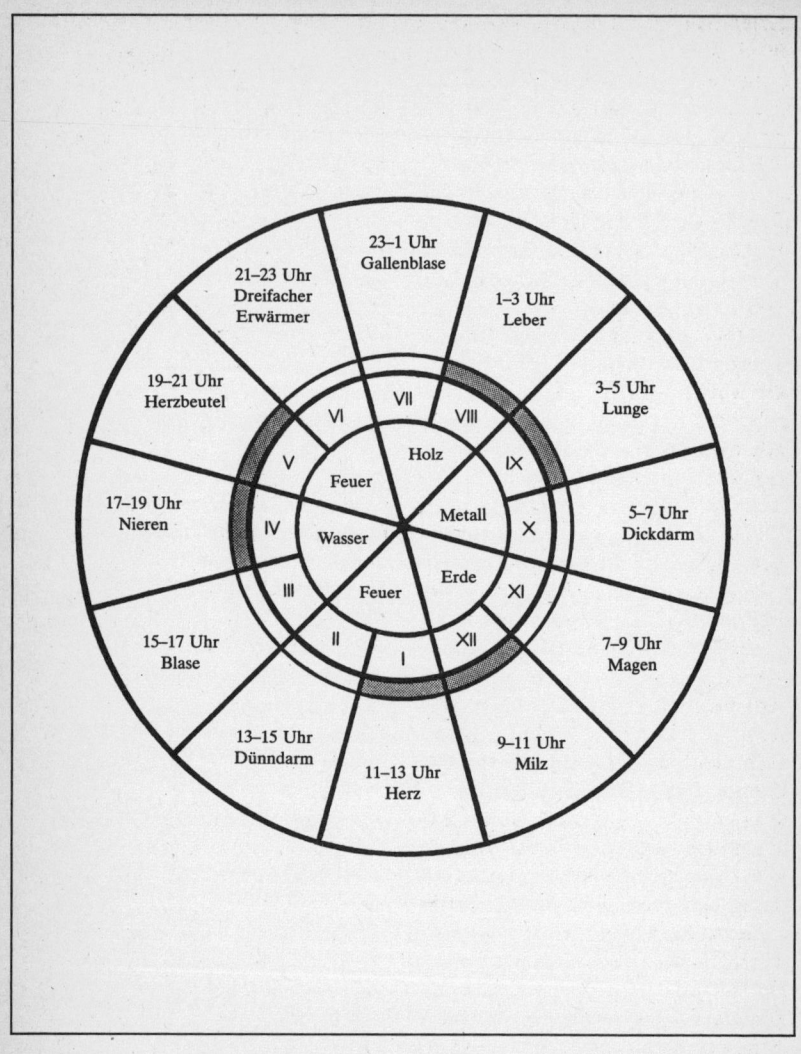

derter Fluß gewährleistet sein, damit die Gesundheit erhalten bleibt. Deine Umgebung und alles, was du denkst und fühlst, wirkt sich auf den Fluß dieser Energie aus. Gerät der Fluß des *Ch'i* für längere Zeit ins Stocken, kann es zu körperlichen Symptomen kommen. Ist der Fluß jedoch frei und sind die Organe stark und funktionsfähig, so ist das Gleichgewicht gewahrt, und alles ist in Ordnung.

Das *Ch'i* fließt im Laufe von vierundzwanzig Stunden nach einem bestimmten Muster durch den Körper und durch die zwölf Meridiane, so daß für jede zweistündige Zeitspanne ein Organ dominiert. Entsprechend dem System der Meridiane kann man diesen Fluß auch anatomisch nachverfolgen. Zum Beispiel ergibt sich die höchste Energiestufe für die Lunge zwischen drei und fünf Uhr nachmittags. Wenn dieses Organ (beziehungsweise dieser Meridian) übermäßig viel Energie hat, wird das zu diesem Zeitpunkt am deutlichsten erkennbar. Zwölf Stunden nach dem Höhepunkt ist mit dem Energie-Tiefpunkt dieses Organs zu rechnen – das ist bei der Lunge zwischen drei und fünf Uhr morgens. Wenn die Symptome auf die Schwächung oder Schädigung eines Organs zurückzuführen sind, treten sie wahrscheinlich während der Zeit des Energie-Tiefpunkts auf. Wenn du die anatomischen Entsprechungen der Meridiane kennst, kannst du im Verlauf des Tages den stetigen Fluß von einem Meridian zum nächsten verfolgen.

Diese Einführung in die Grundlagen der traditionellen chinesischen Medizin gab einen einfachen Überblick

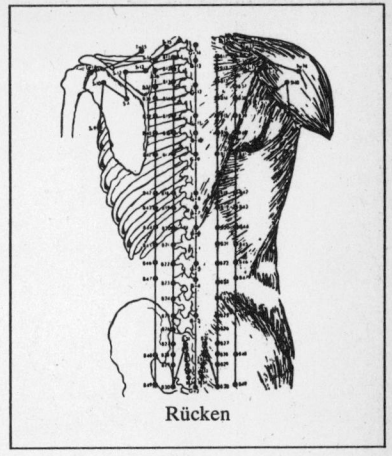

Rücken

über deren Vorstellungen vom menschlichen Körper, der Natur und dem Leben und wie diese miteinander in Beziehung stehen. Es verlangt Geduld und Übung, um dieses System wirklich in den Griff zu bekommen; dann jedoch entfaltet sich ein hochentwickeltes System vor dir, das eine tiefe Einsicht in das Wesen von Krankheit und Gesundheit bietet.

Auf den folgenden Seiten werden wir von Jahreszeit zu Jahreszeit durch das Jahr gehen. Jede Jahreszeit wird von einem der Fünf Elemente repräsentiert, und die Gedanken, die in den »Grundlagen« angerissen wurden, werden noch ausführlicher behandelt. Lies diese Kapitel, um mehr über dich selbst und deine Beziehung zu deiner Umgebung zu lernen und diese Beziehung in einem neuen Licht zu erleben. Dieses neue Wissen wird dir helfen, Krankheiten vorzubeugen und »Gesund durch alle vier Jahreszeiten« zu bleiben.

Frühling

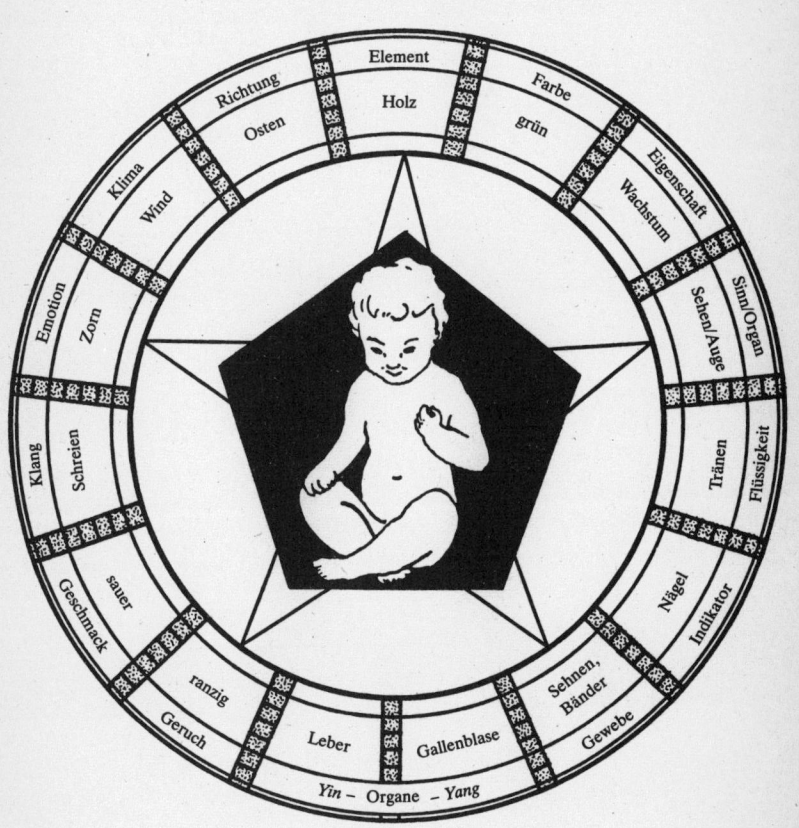

Frühjahrsputz

Hallo! Hallo, ihr da drinnen! Der Frühling ist da! Es ist Zeit, zu jubilieren und zu strahlen wie die Sonne. Kommt heraus und spielt und tanzt! Es ist die Zeit, in der die Natur geboren wird – die Zeit der Erschaffung und der Entwicklung. Zu Beginn des Frühlings ist alles wieder von Leben erfüllt. Das, was wir während des Winters in uns fanden, drängt ans Licht und möchte sich in der vollen Blüte des Frühlings entfalten, um später von der Sommersonne genährt zu werden und im Herbst Früchte zu tragen.

Der Frühlingsanfang ist am 21. März, dem Tag der Frühjahrs-Tagundnachtgleiche, wenn Tag und Nacht gleich lang sind. In den kommenden sechs Monaten werden die Sonne und das *Yang*-Prinzip unser Leben beherrschen. Du magst dich nun von neuem Feuer und neuer Kraft erfüllt fühlen, voller Inspiration und Energie, deine Ideen in die Tat umzusetzen.

Dies ist eine gute Zeit, um dein Leben kritisch zu betrachten und neue Pläne zu machen. Was möchtest du an Vergangenem aus deiner Umgebung und aus deinem eigenen Inneren ausmisten – und was wünschst du, das in diesem Jahr geschehen möge? Das kann ein *Neubeginn* sein. Nimm dir ein wenig Zeit, um einen neuen Plan für deine Gesundheit, dein Leben aufzustellen.

Laß diese Träume zum Blühen kommen.

Der Frühling ist die Jahreszeit des Grünens. Er ist die Zeit zum Anpflanzen. Nach dem Schnee des Winters fangen die Samen an zu sprießen, die Bäume treiben Knospen, und die Natur erwacht in ihrer grünen, blühenden Schönheit. Neues Wachstum regt sich auch in unserem Leben, in unseren Beziehungen und in unserer Arbeit. Wir und die Natur werden in dieser Jahreszeit aufblühen.

Das Element Holz

Im chinesischen System der Fünf Elemente entspricht der Frühling dem Element Holz, das die Gallenblase und die Leber beherrscht. Das Holzelement bezieht sich auf das Lebendige, das Wachsende: auf Bäume, Pflanzen und den menschlichen Körper. Sie wachsen zugleich nach außen und oben wie nach innen und unten. Die Entwicklung der Wurzelstruktur und ihre frühzeitige Ernährung durch Sonne, Luft, Wasser und Erde bedingen Kraft und Wachstum des Organismus. Alles Lebendige hat in diesen Bereichen seine individuellen Bedürfnisse.

Das Holzelement entspricht den Strukturen des Wachstums: den Wurzeln, dem Stamm und den Zweigen bei

Bäumen und Pflanzen; der Wirbelsäule, den Gliedern und den Gelenken
beim Menschen. Eine Holz-Unausge-
glichenheit kann sich als Beschwerden
an der Wirbelsäule, als mangelnde Beweglichkeit oder als Kraftlosigkeit äußern. Im chinesischen System wird
Arthritis als ein Holz-Problem betrachtet.

Die Farbe, die mit diesem Element in
Verbindung gebracht wird, ist die
Hauptfarbe dieser Jahreszeit – das
Grün der jungen Pflanzen. Jemand,
der sich von der grünen Farbe entweder sehr stark angezogen fühlt oder sie
überhaupt nicht leiden kann, zeigt damit, daß das Holzelement bei ihm
möglicherweise nicht im Gleichgewicht ist. Ist dies der Fall, kann auf der
Haut oder im Gesicht ein grünlicher
Schatten sichtbar werden, vor allem
auf den Wangen oder um die Augen.

Der Charakter des Frühlings und des
Holzelements wird als Anfang oder
Geburt beschrieben. Auf der geistigen
Ebene entspricht das der »Idee«. Das
Holzelement erzeugt unsere geistige
Klarheit und unsere Fähigkeit, uns zu
konzentrieren, zu planen und Entscheidungen zu treffen. Eine Holz-
Unausgeglichenheit kann sich als Mangel an Urteilskraft, an Planungsfähig-
keit, an Organisations- und Entschei-
dungsfähigkeit äußern; ein sehr starkes, überentwickeltes Holzelement
dagegen kann zum Beispiel zu extre-
mer Verstandesfixierung führen, so
daß jemand alles und jedes zu organisieren versucht. Solch ein Mensch wird
sich kaum entspannen können und zu
Kopfschmerzen und zu Verspannungen im Nacken und Rücken neigen.

Die dem Holzelement entsprechende
Richtung ist der Osten – Beginn oder
Erschaffung des Tages, da die Sonne
im Osten aufgeht. Dieses Element beherrscht den Morgen, und ein gesundes Holzelement verleiht die Fähigkeit, morgens voller Energie für den
Tag aufzustehen. Eine träge arbei-
tende Leber macht dich zum Spätauf-
steher.

Das Klima des Frühlings und des Holzelements ist durch den *Wind* charakterisiert, der die alte Luft wegbläst und
frische, neue Luft mitbringt, wie es
beim Übergang vom Winter zum Frühling der Fall ist. Wind ernährt das
Holz. Zuviel Wind kann jedoch auch
schädlich sein. So kann es im Frühling,
falls das Holz (oder die Leber) geschwächt oder geschädigt ist, weil man
sich zu heftigem Wind ausgesetzt hat,
zu Symptomen kommen, die mit einem unausgeglichenen Holzelement in
Zusammenhang stehen – z. B. zu man-
gelnder   Widerstandskraft   gegen
Krankheiten oder allergischer Über-
empfindlichkeit mit ihren vielfältigen
Symptomen wie Stirn- und Nebenhöh-
len-Krankheiten, Hautproblemen sowie empfindlichen, tränenden Augen.

Die Augen sind das Sinnesorgan für
die Leber und das Holzelement; deshalb ist das Sehen die Sinnesfunktion,
und die Tränen sind die Flüssigkeit. Im
Nei Ching heißt es: »Die Augen sind
mit der Leber verbunden, deshalb werden sie (und das Sehen) gekräftigt,
wenn die Leber Blut empfängt.«
Schwierigkeiten mit den Augen und
mit dem Sehen oder Tränenfluß werden oft auf eine Holz-Unausgeglichen-
heit zurückgeführt.

Jedes Element hat zugleich mit dem ihm zugeordneten Sinnesorgan einen spezifischen »Indikator«, und man muß beide beachten, um einen Eindruck von der Gesundheit/Ausgeglichenheit dieses Elements zu bekommen. Die Nägel, vor allem die Fußnägel, sind die Indikatoren des Holzelements. Du kannst also am Augengewebe und an den Nägeln den Gesundheitszustand der Leber und des Holzelements im Körper feststellen. Natürlich ist das nur eine der Möglichkeiten, die Gewichtung der Elemente zu überprüfen.

Das Holzelement wird auch mit dem sauren Geschmack verbunden, und das *Nei Ching* sagt, »die Leber verlangt nach dem sauren Geschmack«. Saure Nahrungsmittel in Maßen nähren die Leber; zu viel Saures kann jedoch Beschwerden verursachen. Wer ein starkes Bedürfnis nach sauren oder essigsauren Nahrungsmitteln hat oder sie andererseits nicht ausstehen kann, zeigt damit vielleicht eine Unausgeglichenheit des Holzelements.

Die Emotion von Zorn und der Klang von Schimpfen und Schreien werden ebenfalls dem Holzelement zugeordnet. Wenn du dich derart fühlst, magst du vielleicht den Wunsch haben, das auf eine ungefährliche Weise zum Ausdruck zu bringen. Unterdrückter Zorn kann die Leber und die Gallenblase schädigen. Im allgemeinen erlaubt dir ein Gleichgewicht der Energien, alle Gefühle erleben und äußern zu können; dagegen können zurückgehaltene Emotionen aller Art Krankheiten hervorrufen.

Die vom Holzelement beherrschten Gewebe sind die Muskeln, die Bänder und die Sehnen, jene Teile, die uns zusammenhalten und die uns sowohl Kraft als auch Beweglichkeit verleihen. Wenn diese Bereiche gestört sind, kann eine Unausgeglichenheit, Schwäche oder Stauung des Holzelements die Ursache sein, Störungen entweder in der Leber selbst oder in ihrem Energiekanal, dem Leber-»Meridian«. Muskelschlaffheit und Schwäche sind zwei der möglichen Schwierigkeiten, die auftreten können.

Das Holzelement verleiht die Fähigkeit zur Kontrolle. Wenn jemand, bei dem eine Unausgeglichenheit des Holzelements besteht, mit einer Aufgabe oder der Notwendigkeit einer Veränderung konfrontiert ist, neigt er oder sie dazu, der Situation mit dem Versuch des Kontrollierens zu begegnen – des Kontrollierens des eigenen Verhaltens oder der Situation. Man sagt vom Holzelement auch, daß es die spirituelle Kraft zum Leben gebe; die Leber ist die Heimstatt der Seele. Dieses Element liefert uns die Inspiration und den Willen zum Leben. Ist es schwach, so werden wir wenig Begeisterung und Lebensmut empfinden. Denke daran, daß im Frühling alles, was lebt, erstarkt.

Leber und Gallenblase

»Die Leber ist der Herrscher über den Frühling. Sie ist letztlich die Wurzel der Aktivität des Lebens; ihre Verfassung offenbart sich sowohl in den Fingernägeln und Fußnägeln als auch in den Muskeln.«
Chinese Folk Medicine

»Die Leber hat die Funktion eines militärischen Führers, der sich durch strategische Planung auszeichnet; die Gallenblase nimmt die Stellung eines wichtigen und zuverlässigen Beamten ein, der sich durch seine Entscheidungen und Beurteilungen auszeichnet.«
Nei Ching

Die dem Frühling und dem Element Holz zugeordneten Organe sind die Leber und die Gallenblase. Sie haben grundlegend wichtige Körperfunktionen, vor allem die Verdauung und Verarbeitung vieler Substanzen, die wir unserem Körper zuführen. Die Leber ist das größte innere Organ und sitzt rechts im oberen Bauchbereich. Sie ist dem Verlauf des Zwerchfells angepaßt, dem Atemmuskel, der den Brustraum vom Bauch trennt. Das untere Ende der Leber läßt sich meistens auf der rechten Körperseite unter den Rippen ertasten.

Während das Leben selbst von unseren Lungen, dem Herzen und dem Blutkreislauf abhängig ist, durch die Sauerstoff, Wärme und Nährstoffe in alle Zellen des Körpers transportiert werden, gibt die Leber diesen Vorgängen mittels mehr als hundert bekannter Funktionen die grundlegend wichtige Unterstützung. Wir können ohne sie nicht leben – doch hat die Leber die erstaunliche Fähigkeit, sich nach einer Operation, nach einer Verletzung oder Krankheit selbst zu erneuern.

Die Leber ist das große Labor des Körpers. Grundsätzlich speichert sie die Nahrung und verteilt sie an den ganzen Körper; sie ist am Aufbau und an der Aufspaltung des Blutes beteiligt und filtert Toxine (unbrauchbare Substanzen) aus dem Blut. Die Leber stellt die Gallenflüssigkeit her, welche die Verdauung unterstützt, und speichert die Galle in der Gallenblase, so daß sie zur Aufspaltung von Fetten in den Därmen zur Verfügung steht.

Galle ist eine grünlichgelbe Flüssigkeit, die Wasser, Salze der Gallensäuren, Bilirubin (Gallenfarbstoff), Cholesterin, Fettsäuren, Lecithin und einige anorganische Salze enthält. Bilirubin, die Farbe in der Gallenflüssigkeit, ist eines der Endprodukte des Hämoglobins und damit eines der Aufspaltungsprodukte des Blutes. Wenn die Leber aus irgendwelchen Gründen das Bilirubin nicht ausklären kann, geht diese grüngelbe Färbung auf die Haut, die Augen und die Schleimhäute über. Das weist im allgemeinen auf eine Lebererkrankung hin, kann aber auch von einer extremen Aufspaltung der Blutzellen herrühren.

Die Leber ist am Metabolismus der Kohlehydrate, Fette und Proteine beteiligt, indem sie hilft, den Blutzuckerspiegel durch die Umwandlung von Fetten (Lipoiden) und Proteinen (Aminosäuren) in Glukose (den einfachen Zucker, den alle Zellen brauchen) und zurück (zum Speichern) aufrechtzuerhalten. Viele der Enzyme, die als Katalysatoren bei den chemischen Reaktionen in der Leber dienen, werden von ihr auch selbst produziert. Sie stellt auch viele Gamma-Globuline und Plasma-Proteine her, die im Abwehrsystem des Körpers gebraucht werden. Die Leber erzeugt Prothrombin, das bei der Blutgerinnung beteiligt ist, und außerdem zwei Antigerinnungsmittel, die eine unnormale Gerinnung verhindern: Heparin und Antithrombin. Sie kann Vitamin A herstellen und speichert es zusammen mit anderen Vitaminen wie D und B-Komplex. Und sie speichert Mineralstoffe wie Kupfer, Zink und Eisen.

Die Leber filtert die Toxine aus dem Blut und spaltet sie für die Ausscheidung auf. Zum Beispiel wandelt sie überflüssigen Stickstoff in Harnstoff um und schickt diesen zur Ausscheidung in die Nieren. Die Leber kann Hormone deaktivieren, wie Thyroid und die Sexualhormone, und auf diese Weise den Metabolismus beeinflussen.

Wird die Leber überfordert, dann ist sie weniger fähig, das Blut zu entgiften. So bleiben Gifte darin zurück, die zu vielen akuten und chronischen Erkrankungen führen können, die sich jeweils in den schwächsten Bereichen des Körpers manifestieren. Gefräßigkeit kann zu einer vergrößerten, überarbeiteten Leber führen. Zu viel von einem bestimmten Nahrungsmittel, aber vor allem zu viel Alkohol, Chemikalien, Medikamente, gebratenes Öl und Fleisch können für die Leber und für die Gallenblase giftig sein.

Die Gallenblase sitzt neben der Leber in der Mitte ihres unteren Randes. Sie speichert Galle und gibt sie zur Ver-

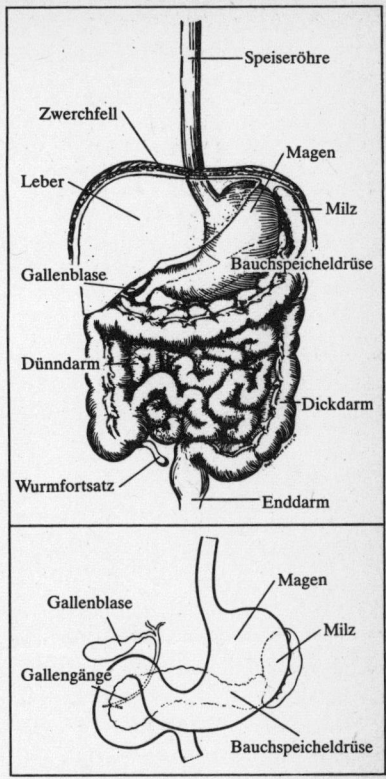

dauung ab, vor allem für die Aufspaltung der Fette. Sie konzentriert die Gallenflüssigkeit, indem sie ihr Wasser entzieht. Wenn sie nicht richtig arbeitet, kann das Blähungen und Krämpfe im Bauch zur Folge haben, meistens im rechten Oberbauch, und ausstrahlende Schmerzen zu den Schultern hin und im Bereich der Schulterblätter.

Das chinesische Akupunktur-System bezieht sich auf einen subtilen Energie-Kreislauf, der durch äußere Faktoren wie auch durch Gedanken und Ge-

Leber- und Gallenblasen-Meridiane

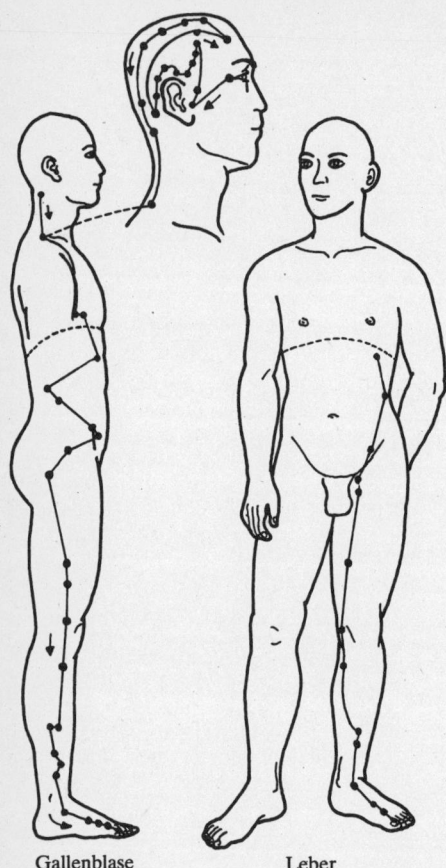

Gallenblase   Leber

Gallenblase – 44 Punkte

Der Gallenblase-Meridian
beginnt am äußeren Au-
genwinkel, verläuft über
dem Ohr nach hinten und
hinauf über den seitlichen
Hinterkopf bis zur Stirn,
dann zurück über den
Scheitel zu Nacken und
Schultern hinunter, dann
zur Vorderseite des Kör-
pers und seitlich abwärts
zur Hüfte; von dort verläuft
er weiter an der Außenseite
des Beins, über die Fuß-
oberseite bis zum Nagel des
vierten Zehs.

Leber – 14 Punkte

Der Leber-Meridian be-
ginnt am Rand des großen
Zehennagels, verläuft über
die Fußoberseite zwischen
dem großen und dem zwei-
ten Zeh, dann an der In-
nenseite des Beins entlang
über die Leiste und den
Leib aufwärts und endet
unter dem Rippenkorb an
der Spitze der neunten
Rippe.

(Die Meridiane verlaufen
auf beiden Seiten des Körpers.)

fühle beeinflußt wird. Ein stetiger Fluß der *Ch'i*-Energie bewirkt Gesundheit und Harmonie, während eine Unterbrechung oder Stockung zu Beschwerden und Krankheitserscheinungen führt. Auf der gegenüberliegenden Seite findest du eine Illustration der Meridiane, die zu den dem Frühling zugeordneten Organen (Gallenblase, Leber) gehören. Wie du siehst, kann sich eine Überbeanspruchung der Gallenblase als körperliche und geistige Verspannung niederschlagen, vor allem in den Schultern und im Kopf, aber auch in den Hüften und Schenkeln – dort, wo die Energiekanäle der Gallenblase verlaufen. Tatsächlich werden Kopfschmerzen, sowohl die Spannungsschmerzen als auch die Migräne, im chinesischen System mit der Gallenblase in Verbindung gebracht.

Ernährung

Im Frühling bietet sich die Gelegenheit, die alten Muster deines Lebens mit neuem Bewußtsein zu begutachten. Also solltest du dir einmal eine deiner wichtigsten Energiequellen ansehen, den Brennstoff deines Körpers – deine Nahrung.
Die Art und Weise, wie du ißt, ist ein wesentlicher Teil gesunder Ernährung. Wenn du dir vor dem Essen einen Augenblick Zeit nimmst, um dich zu entspannen, wird dein Körper dadurch in Bereitschaft versetzt, alle nährenden Eigenschaften des Essens aufzunehmen.

Iß Vollnahrung,
wie die Natur sie wachsen läßt
und der sie die größte vitale Energie mitgibt
sowie Nährstoffe
und Vitamine

Vollnahrung sind:
Frische Früchte und Gemüse,
wie Äpfel, Orangen, Salat, Karotten;
Samenkerne wie Sonnenblumenkerne und Sesam;
Nüsse, wie Walnüsse, Mandeln, Erdnüsse;
Vollkorn, wie brauner Reis, Hirse, Weizen, Roggen, Hafer;
Hülsenfrüchte, wie dicke Bohnen, Mungobohnen, Linsen, Kichererbsen.

Du solltest nicht essen, wenn du angespannt oder aufgeregt bist oder dich in einer streßgeladenen Situation befindest. Atme tief, kaue gut und iß nur so viel, wie du brauchst; nimm dir danach genügend Zeit, dein Essen zu verdauen.
Die Nahrungsmittel, deren Energie wir am leichtesten aufnehmen können, sind unbehandelte »Vollnahrung« wie frische Früchte und Gemüse, ganzes Getreide, Samenkerne, Nüsse und Hülsenfrüchte. Sie enthalten die Lebenskraft, wie die Natur sie geliefert hat. Dann gibt es Nahrungsmittel, die ein Geschenk unserer tierischen Freunde sind: Milch mit allen ihren Produkten und Eier. Und schließlich jene Nahrungsmittel, für die Tiere ihr Leben lassen: Fleisch.
Je natürlicher oder vollwertiger die Nahrungsmittel sind, desto leichter ist es für unseren Körper, sie zu verdauen und zu verwerten und unseren Zellen die Energie zu liefern, die sie benötigen. Man kann Lebensmittel roh essen

(unverfälscht) oder gekocht (gedämpft, gebacken, gebraten) oder aber behandelt (veränderte Bestandteile). Diejenigen Nahrungsmittel, die fabrikbehandelt oder erhitzt wurden, haben viel von ihrem natürlichen Nährwert verloren und sind oft schwerer zu verwerten, da der Körper auf viele der denaturierten Nahrungsmittel nicht eingestellt ist und sie keine spezifische Funktion erfüllen. Gebratene Speisen und Öle sowie alle möglichen Chemikalien sind für die Leber besonders belastend und müssen unter Umständen in Form von Pickeln oder verstopften, fettigen Poren über die Haut ausgeschieden werden.

Jene Lebensmittel, die mit unnatürlichen oder chemischen Zusätzen für längere Haltbarkeit konserviert wurden, haben natürlich gar kein Leben mehr. Genaugenommen muß der Körper nur daran arbeiten, sie wieder auszuscheiden, und die Ansammlungen und Ablagerungen der Toxine dieser Nahrungsmittel im Körper können Krankheiten verursachen. Viele Nahrungsmittel enthalten nur Kalorien ohne viel Nährwert, wie etwa raffinierter Zucker, weißes Mehl und viele andere behandelte Lebensmittel.

Jeder von uns kann lernen, sich der Nahrung bewußt zu sein, die er zu sich nimmt, und ein Gefühl dafür zu entwickeln, wie er täglich durch sie beeinflußt wird. Eine Kost, die reich an Vollnahrung und arm an behandelten oder chemisch angereicherten Nahrungsmitteln ist, wird dir gut bekommen. Wenn du richtig ißt und deine Nahrungsaufnahme durch regelmäßige Ausscheidung und Bewegung ausgleichst, wirst du dich voller Gesundheit erfreuen.

Die große Bedeutung der Entschlackung

Den Körper *entschlacken* bedeutet, ihn von Überflüssigem und Beschwerendem zu befreien. Das geschieht dadurch, daß man einige Zeit lang nichts ißt und nur Fruchtsäfte und Gemüsesäfte und/oder Wasser trinkt. Dieser Prozeß, der bis vor kurzem ganz übersehen wurde, ist wichtig, ja sogar notwendig für eine gute Gesundheit und Ernährung.

Wir können es unserem Körper ebenso ansehen, ob er entschlackt wurde, wie man unserem Auto die Pflege ansieht. Wenn wir es nie einer Inspektion unterziehen und überholen lassen, es nie neu einstellen und verstopfte Leitungen reinigen oder erneuern, aber dennoch ständig damit fahren, wird es häufig Pannen haben. Wird es jedoch regelmäßig inspiziert und gewartet, so wird es besser laufen, länger halten und keine Pannen haben. Genauso ist es mit unserem Körper, der Maschine mit der empfindlichsten Feineinstellung auf unserem Planeten. Ihrem Bauplan nach sollte sie mit dem reinen, unverdorbenen, unbehandelten Brennstoff der Mutter Erde fahren. Angesichts der denaturierten und fabrikerzeugten Stoffe, die wir essen, trinken und inhalieren, ist die Entschlackung heutzutage noch wichtiger für unsere Vitalität und unsere Gesundheit.

Gefastet wurde in der Geschichte der Menschheit aus verschiedensten Gründen. Hippokrates zum Beispiel verwendete Ernährung und Fasten als Heilmittel in seiner ärztlichen Praxis – »das richtige Essen ist die beste Medizin«. Fasten ist eigentlich eine instinktive Reaktion (bei Tieren ist das so) auf viele Krankheiten, vor allem Erkältungen, Grippe und Darmprobleme. In vielen Kulturen wurde es auch zur körperlichen Verjüngung und zur Vergrößerung der Spannkraft eingesetzt. Man verwendet es auch als Hilfsmittel, um zu größerer religiöser und spiritueller Bewußtheit zu kommen. In der indischen Kultur war es sehr gebräuchlich, und zu Lebzeiten Christi benutzten es die Essener, um sich von körperlichen Übeln zu heilen, ihre Sinne zu läutern und Gott zu erkennen. Noch heute ist das Fasten zum Zweck der Heilung und der individuellen Klärung recht verbreitet. Ich habe es als ein sehr brauchbares Werkzeug schätzen gelernt.

Der Frühling ist die beste Zeit für einen »Hausputz«; man trinkt dazu über einen Zeitraum von fünf bis zehn Tagen oder länger nur nahrhafte Flüssigkeiten wie Fruchtsäfte oder Gemüsesäfte. Das unterscheidet sich ein wenig vom strengen Fasten, bei dem man ausschließlich Wasser zu sich nimmt. Die andere wichtige Zeit für eine Entschlackungskur ist der Herbst, in dem man sich für die Arbeit des kommenden Jahres vorbereitet. Wir können unsere innere Reinigung aber auch früher vornehmen, wenn das Wetter noch schön genug für regelmäßige Bewegung im Freien ist. Der Sommer mit seinen vielen frischen Früchten und Gemüsen macht es uns leicht, unbelastende Nahrung zu uns zu nehmen, während der Winter die schwierigste Zeit für eine Entschlackungskur ist, vor allem in einem kalten Klima, wo man mehr Brennstoff braucht, um den Körper warm zu halten.

Du kannst auch einen Plan aufstellen, nach dem du nur einmal in der Woche einen Safttag oder einmal im Monat eine dreitägige Saftpause einlegst. Das wird deinem Leben bestimmt Kraft geben, es verlängern und erleichtern. Es bewahrt dich vor körperlichem Verfall, weil so die toxischen Ablagerungen in den Geweben und Organen ausgeschieden werden, gewährt den Körpersystemen eine Ruhepause und fördert die notwendigen physiologischen Abläufe.

Wer sich einer längeren Entschlackungskur unterziehen möchte oder an einer akuten oder chronischen Krankheit leidet, sollte sich zum Fasten am besten unter ärztliche Aufsicht begeben, obwohl es bei einer Saftpause selten andere Probleme als das der Willenskraft gibt. Dagegen ist ein Fasten nur mit Wasser eine sehr heftige Entschlackungsmethode, die oft schwächend wirkt. So etwas sollte man nicht ohne genaue Beaufsichtigung unternehmen.

Groß-Entschlackung

Eine Entschlackung, die Wunder wirkt und nicht sehr schwer durchzuhalten ist, da sie während der Entschlackungskur viel Energie liefert, ist der

»Super-Reiniger« oder die »Zitronen-saft-Diät«. Sie war die erste Entschlak-kungskur, die ich jemals ausprobiert habe, sie dauerte zehn Tage, und die Erfahrung veränderte mein Leben.

Das Rezept lautet: 2 Eßlöffel frisch ausgepreßte Zitrone oder Limone; 1 bis 2 Eßlöffel reinen, hundertprozenti-gen Ahornsirup und 1/10 Teelöffel Ca-yennepfeffer, alles mit 1/4 Liter Wasser verrührt, nach Möglichkeit mit reinem Brunnenwasser. Du kannst das Ganze auch etwas mehr deinem persönlichen Geschmack anpassen, aber die mei-sten Leute finden das angegebene Ver-hältnis gerade richtig ausgewogen – süß, sauer und scharf.

Zitrone ist eine ausgezeichnete Leber-nahrung und ein großer Entschlacker. Sie hat einen hohen Gehalt an Vitamin C, Kalium und anderen Mineralstoffen und wirkt ein wenig adstringierend, das heißt, sie zieht gelockerte Gewebe zusammen und festigt sie. Darüber hinaus entfernt sie Toxine aus tieferlie-genden Geweben und Organen. Ich vermute außerdem, daß Zitronen ein besonders gutes Mittel gegen Arthritis sind, da sie die Gelenkzwischenräume reinigen. Dieser Reinigungsvorgang kann Gelenkschmerzen verursachen, weshalb die Arthritiskranken und ihre Ärzte die Zitrone für ungeeignet hal-ten mögen; aber diese Beschwerden

vergehen wieder, und danach sind die Gelenke in einem besseren Zustand.

Der Cayennepfeffer reinigt das Blut und hilft, Toxine und Schleim auszu-scheiden, und er hält den Körper warm. Der Ahornsirup enthält viel Energie (und auch Kalorien), denn ne-ben dem Honig ist er einer der wichtig-sten natürlichen Zuckerlieferanten. Du kannst auch weniger Ahornsirup verwenden, je nachdem, wieviel Ge-wicht du loswerden willst – es können bis zu zwei Pfund pro Tag sein, vor al-lem, wenn du sehr aktiv bist. Honig ist in diesem Fall nicht zum Süßen geeig-net, da er in diesen Mengen stopfend wirkt.

Trinke den Super-Reiniger mehrmals täglich, mindestens sechs Gläser am Tag. Eine oder zwei Wochen sind nicht allzu schwierig oder zu lang für diese Entschlackungskur.

Es ist bei dieser Entschlackung wich-tig, den Darm mehrmals täglich zu ent-leeren, damit er frei von Giftstoffen wird. Zweimal täglich ein Eßlöffel kaltgepreßtes Olivenöl (unraffiniert und natürlich gepreßt) ist ein gutes Nährmittel, Lebertonikum und Gleit-mittel für den Darm. Wer es als nicht gar zu unangenehm empfindet, kann den unteren Darm mit einem Einlauf aus körperwarmem Wasser oder Minz-tee reinigen. Minze entspannt die Schließmuskeln und löst Verkramp-fungen im unteren Darm. Um den Tee zuzubereiten, gibt man einen oder zwei Eßlöffel Minze in einen Viertel-ter kochendes Wasser, läßt ihn dann auf Körpertemperatur abkühlen, gießt ihn ab und verdünnt ihn im Klistierge-fäß mit Wasser.

Stanley Burroughs' Super-Reiniger
2 Eßl. frisch ausgepreßte Zitrone oder Limone
1–2 Eßl. reiner Ahornsirup
1/10 Teel. Cayennepfeffer
1/4 l Quell- oder Mineralwasser

6–12 Gläser über den Tag verteilt trinken.

Inneres Salzwasserbad zur Darmreinigung
2. Teel. Meersalz
¼ l lauwarmes Wasser (Mineral- oder
Quellwasser)

Morgens nüchtern den ganzen Viertelliter
trinken – dann 1–2 Stunden nichts essen.
Ruhe oder leichte Bewegung; in der Nähe
der Toilette bleiben!

Das »innere Salzwasserbad«, eine
orale anstatt rektale Darmreinigung,
besteht darin, daß man in einen Viertelliter lauwarmes Wasser zwei Teelöffel Meersalz gibt (die Menge kann
nach Belieben ein wenig variieren) und
es morgens nüchtern trinkt. Wer einen
hohen Blutdruck oder eine Neigung zu
Ödemen hat, sollte diese Methode mit
Vorsicht anwenden. Die Konzentration dieser Flüssigkeit dürfte jedoch im
Gleichgewicht mit den Körperflüssig-
keiten sein, so daß sie durch den Darm
wandert, ohne daß Salz oder Wasser
entzogen werden. Du solltest den
Darm in den zwei Stunden nach dem
Trinken mehrmals entleeren. Du
kannst das ›Salzwasserbad‹ jeden Morgen während des Waschens zu dir nehmen. Der Salzgehalt kann nach Bedarf
verändert werden: Kommt es mit der
angegebenen Menge nur zu einer geringen Ausscheidung, solltest du beim
nächstenmal etwas mehr Salz in den
Viertelliter Wasser geben; ist die Ausscheidung sehr stark und stellt sich
dazu ein starkes Durstgefühl ein, so
nimm beim nächstenmal weniger als
zwei Teelöffel Salz.
Trinke morgens und vor dem Schlafengehen einen Abführtee. Du kannst einen bereits zurechtgemischten Abführtee in der Apotheke, im Reform-
haus oder im Naturkostladen kaufen
oder ihn selbst zusammenstellen. Einige der dazu verwendeten Kräuter
sind Süßholzwurzel, Anissamen, Fenchel oder Heublumen. Nimm ein paar
Tassen Wasser, dazu einen Teelöffel
von jedem Kraut, laß das Ganze 10–15
Minuten kochen und laß es dann auf
Trinktemperatur abkühlen. Das ist ein
milder Abführtee. Andere Kräuter
wie Faulbaumrinde, Sennesblätter
oder Schlehenblüten haben eine stärker abführende Wirkung, können aber
in manchen Fällen auch Krämpfe hervorrufen. Pfefferminztee oder andere
Chlorophyltees sind in diesen Kurta-
gen eine angenehme Zugabe und neu-
tralisieren Körpergeruch.
Baden und Abrubbeln mit einem Badeschwamm oder einer Badebürste ist
während der Entschlackung wichtig,
um abgestorbene Hautzellen zu beseitigen und die Giftstoffe abzuwaschen,
die ausgeschieden wurden. Während
der Entschlackungskur sollte man das
täglich ein- oder zweimal machen, vor
allem wenn man körperlich ziemlich
aktiv ist.
Sportliche Betätigung ist eine gute
Frühjahrsidee – zum Beispiel Jogging,
Tennis, Tanzen oder Schwimmen. Das
unterstützt den Aufbau von Kraft und
Ausdauer und bewirkt eine reinigende
Schweißproduktion. Andere, eher ruhige Übungen wie Yoga, T'ai Chi
Chuan, Aikido, Eutonie oder Felden-
krais-Übungen helfen dir, dich durch
deine eigene Lebenskraft zu kräftigen,
die Muskeln, Sehnen und Bänder zu
straffen und den Frühling in deine Gelenke zu lassen.
Du wirst feststellen, daß du während
der Entschlackungskur eine Menge

Zeit und Energie hast, um dich deinen täglichen Arbeiten und Pflichten ebenso zu widmen wie anderen kreativen Betätigungen. Nach und nach werden dein Sehvermögen und andere Sinnesfunktionen klarer werden und gleichermaßen auch dein Bewußtsein. Die Fähigkeit, Entscheidungen zu treffen und bei einer Sache zu bleiben, pflegt sich zu verbessern und die Neigung, Dinge hinauszuzögern, nimmt ab. Nimm dir täglich ein wenig Zeit, um still zu sitzen und achte auf einen frei fließenden Atem, so daß dein Geist sich ausruhen kann. Fange an, dich selbst als so gesund, schwungvoll und aktiv zu sehen, wie du sein möchtest.

Der wichtigste Aspekt ist die Beendigung des Fastens oder der Entschlackungskur. Wann bist du soweit? Zu Beginn der Kur, vor allem in den ersten Tagen, solltest du dich nicht von Symptomen wie Kopfschmerzen oder Benommenheit beunruhigen lassen, falls sie nicht anhalten oder sich verschlimmern. Selbst wenn sich aus den Stirn- und Nebenhöhlen, aus den Atmungsorganen oder aus dem Darm Schleim löst, oder wenn Hautausschläge auftreten, ist das nicht ungewöhnlich. Stelle dich darauf ein, dich auszuruhen, wenn du dich schwach fühlst, obwohl das selten vorkommt. Aber trinke auf jeden Fall genügend »Super-Reiniger« – sechs bis zwölf Gläser pro Tag.

Du wirst während der Entschlackungskur vielleicht kurzfristig die Giftstoffe in deinem Körper, tieferliegende Verspannungen oder auch die Symptome früherer oder potentieller Krankheiten zu spüren bekommen. Es gibt eine Reihe von Indikatoren für deinen Zustand. Zum Beispiel kann während der Kur deine Zunge einen weißen bis gelben Belag zeigen, der dann wieder verschwindet und damit die erfolgreiche Entschlackung anzeigt. Beachte auch deine Sinnesfunktionen, deine geistige Klarheit, emotionale Ausgeglichenheit und die Fähigkeit, gut mit Situationen fertig zu werden, die du zu anderen Zeiten vielleicht als sehr frustrierend empfunden hast. Beobachte deinen Stuhl und deinen Urin, um einen Überblick über die Ausscheidungsfunktionen zu haben.

Grundsätzlich solltest du deinem Körper vertrauen und auf ihn hören, dann wirst du intuitiv erkennen, wann es Zeit ist, die Entschlackungskur zu beenden. Nach einigen Tagen, in denen kein Hungergefühl da war, kann sich wieder Hunger einstellen, und das ist ein Hinweis, daß es an der Zeit ist, wieder in kleinen Portionen mit dem Essen zu beginnen. Wenn sich nach einigen Tagen voller starker, lebenssprühender Energie ein Gefühl von Schwäche einstellt, kann das ein Signal sein, daß man sich ausruhen oder mit der Beendigung der Kur beginnen sollte.

Am besten ist es, im Verlauf von *mehreren Tagen* langsam wieder zu fester Kost zurückzukehren, damit dein System nicht überlastet wird. Trinke nach der Super-Reinigung zuerst einen Tag lang nur Orangensaft, frisch ausgepreßt und zur Hälfte mit Wasser verdünnt, und in den nächsten Tagen andere Säfte, wie frischen Apfelsaft oder Karotten-Sellerie-Saft. Am zweiten Tag kannst du dir eine Gemüsesuppe machen; trinke zuerst die Brühe, und iß das Gemüse später. Gehe langsam vor und iß wenig. Wenn du anfängst, wieder Rohes zu essen, so iß nicht zu viel davon und denke daran, gut zu kauen und reichlich einzuspeicheln.

Nach der Entschlackungskur bietet sich eine gute Gelegenheit herauszufinden, was ein jedes Nahrungsmittel deiner Kost in deinem Körper bewirkt. Bestimmte Lebensmittel wirst du als richtig für dich empfinden, andere dagegen werden zu unangenehmen Reaktionen wie Gasentwicklung, allgemeinem Unbehagen, zum Gefühl des »Vollgestopftseins« oder zu einer Schwächung deiner Energie führen.

Körperreinigung durch Stufendiätplan

Falls du an Allergien, häufigen Erkältungen, Darmproblemen oder Energie- und Stimmungsschwankungen leidest, kannst du bei dieser Kur feststellen, welche speziellen Lebensmittel oder welche Kost im allgemeinen mit deinen Schwierigkeiten zu tun haben. Laß zuerst schrittweise im Lauf von sieben bis zehn Tagen diverse Lebensmittel aus deiner Kost weg: behandelte und chemische Lebensmittel; Drogen, einschließlich Alkohol, Nikotin und Koffein; Fleisch; Milchprodukte; Hülsenfrüchte; Nüsse, Samen und Getreide. Iß dann drei Tage lang frische Früchte und Gemüse, und nimm danach zwei Tage lang Säfte (wenn möglich, frisch gepreßte) zu dir, dann zwei Tage lang nur Wasser und danach einen Tag lang wieder Säfte. Im Lauf von sieben Tagen führst du nun von Mahlzeit zu Mahlzeit je ein Nahrungsmittel wieder ein, wobei du jedem drei Stunden gibst und genau beobachtest, was es bewirkt und wie du darauf reagierst. Wie fühlst du dich?

Beginne mit ein paar Früchten, immer eine Sorte, und iß von jedem Nahrungsmittel eine angemessene Menge. Iß dann an den folgenden Tagen Gemüse, Samenkerne, Nüsse, Hülsenfrüchte, Milchprodukte und schließlich Fleisch – eben das, was du gerne ißt, und beobachte, was geschieht. Dieser ganze Ablauf kann 15–30 Tage dauern (siehe Plan), je nachdem, wo deine normale Ernährung anfängt und wo sie aufhört.

Gib in dieser Zeit gut acht, was in deinem Körper geschieht – es kann sehr aufschlußreich sein und ist zudem eine sehr eindrucksvolle Erfahrung des Gesundens. Beobachte die Beziehung zwischen der aufgenommenen Nahrung und dem ausgeschiedenen Kot. Und achte auch auf deine allgemeinen Sinnesfunktionen sowie auf die Beschaffenheit von Zunge und Hautfarbe, auf dein allgemeines Energieniveau und auf alle sonstigen Hinweise, die dir wichtig erscheinen.

Die Entschlackungskur ist die rechte Zeit für einen gelegentlichen Besuch der Sauna oder für heiße Bäder, so daß die Giftstoffe durch die Haut ausgeschieden werden können. Denke an die Notwendigkeit körperlicher Bewegung. Reichliches Schwitzen hilft bei der Ausscheidung durch die Körperoberfläche und reinigt das Blut. Die Haut ist ein großes Organ, das als dritte Niere und dritte Lunge dient.

Stufen-Diätplan und Nahrungsmittel-Test

Fang da an, wo du mit deinen Ernährungsgewohnheiten stehst, und höre auf, wo es dir gefällt. Das Ganze wird etwa 15–30 Tage dauern.

An den Tagen, an denen du wieder Nahrungsmittel hinzunimmst, solltest du mindestens drei verschiedene Nahrungsmittel testen und dir jeweils 3–4 Stunden Zeit geben, um die Wirkung eines jeden zu spüren. Es ist am besten, wenn du an diesen Tagen eine Mono-Diät ißt (jedesmal nur ein bestimmtes Nahrungsmittel). Wenn du es jedoch nötig findest, die Kategorie des Vortags (der Vortage) miteinzubeziehen, so kannst du das tun; achte aber trotzdem auf Veränderungen bei jedem hinzugekommenen Nahrungsmittel. Nimm von jedem Nahrungsmittel, mit dem du es versuchst, eine kleine Menge, zum Beispiel: 3 Karotten, 100 g Sonnenblumenkerne, eine Schale braunen Reis, 100 g Käse oder ein Glas Milch zu den entsprechenden Zeiten.

Tag

1   Iß deine normale Kost.

2   Laß alle Chemikalien und Lebensmittel mit chemischen Zusätzen, Medikamente (die nicht verordnet wurden), Drogen, Nikotin, Alkohol und Koffein aus deiner Ernährung weg.

3   Laß alle behandelten Nahrungsmittel weg – raffinierten Zucker und weißes Mehl und deren Produkte usw.

4   Laß alle tierischen Nahrungsmittel weg – Fleisch, Fisch usw.

5   Laß alle Milchprodukte und Eier weg.

6   Laß Nüsse und Hülsenfrüchte weg.

7   Laß Samenkerne weg.

8 }
9 } Laß alles Getreide weg und iß nur Früchte und Gemüse. Iß frische Früchte und die Gemüse roh, gekocht oder als Saft (3 Tage).
10 }

11 }
12 } Nur Frucht- und Gemüsesäfte und Brühe. Keine Konserven – die Säfte sollten frisch oder in Flaschen abgefüllt und natürlich gepreßt sein (2 Tage).

Tag

13 }
14 } Nur Wasser: Quell- oder Mineralwasser. Diese Tage wenn möglich als Ruhetage (2 Tage).

15   Wieder Frucht- und Gemüsesäfte.

16   Früchte – jeweils eine Sorte (3–4 Stunden zwischen jeder Sorte), eine große oder 2 kleinere Früchte.

17   Gemüse hinzufügen.

18   Getreide hinzufügen.

19   Samenkerne hinzufügen.

20   Nüsse und Hülsenfrüchte hinzufügen.

21   Milchprodukte und Eier hinzufügen.

22 }
23 } Fleisch hinzufügen – nur eine Sorte pro Tag und nur, wenn du willst – du bist jetzt empfindlicher (3 Tage).
24 }

25   Behandelte Lebensmittel hinzufügen – nur wenn du willst.

26   Chemikalien oder Drogen hinzufügen – nur wenn du willst.

Körpertherapie während der Entschlackung

Die Zeit einer Entschlackungskur ist auch sehr gut dazu geeignet, um sich mit verschiedenen Körpertherapien zu befassen, die sowohl zur allgemeinen Entspannung als auch zur Reinigung und/oder zur körperlichen Stärkung und Restrukturierung führen. Die Körpertherapie kann auf zwei Ebenen stattfinden, je nachdem, wie tiefgehend Arbeit und Zielsetzung dabei sind.

Einerseits kann man Massage zur Entspannung einsetzen – sanft und in der Form langer Striche über das Muskelsystem des Körpers; das ist im allgemeinen eine sehr angenehme und sinnliche Erfahrung. Sie kann aber auch tiefer gehen – das hängt vom Therapeuten und seiner Absicht ab –, wobei in bestimmten Bereichen schmerzende, verspannte Stellen gesondert durchgearbeitet werden. Wir alle haben einige solcher Stellen.

Es gibt auch eine »therapeutische« Massage oder Körpertherapie, durch die Verspannungen und Blockierungen in den Muskeln, Sehnen, Bändern und Organen gelöst werden, indem man auf die Energiestrukturen im Körper einwirkt. Dazu gehören auch Atemübungen, um Streß abzubauen. Geistige Entspannung, emotionale Klärung und das Ausdrücken von Gefühlen, aber auch psychologische Beratung können ebenfalls wichtige Aspekte der Körperarbeit sein.

Das Ziel all dessen ist eine Entspannung auf lange Sicht durch die Reinigung der Energiekanäle und durch die Befreiung von Verspannungen; auf diese Weise wird eine größere Harmonie zwischen Körper, Geist und Gefühl geschaffen. Zu Massage und Körperarbeit gehören auch die Fußreflexzonenmassage, Akupressur, Shiatsu, Polaritätstherapie, Bioenergetik, Feldenkrais-Methode, Posturale Integration und Rolfing sowie auch chiropraktische Maßnahmen. Denke aber daran, daß die beste Therapie darin bestehen kann, dich einfach zu entspannen.

Hier nun noch ein paar Punkte, die ebenfalls zum Thema Entschlackung gehören. Erstens ist der Gewichtsverlust bei einer extremen Entschlackungskur eine Belastung für Menschen, die bereits recht mager sind. Ein anderes potentielles Problem liegt darin, daß die Entschlackung nicht nur gegen Verunreinigungen hilft, sondern ebensogut auch Gewebe und den Vitamin- und Mineralhaushalt schwächen kann. Das hat für einen gesunden Menschen, der sich einer ein- oder zweiwöchigen Entschlackungskur unterzieht, keine Folgen; aber bei einem geschwächten oder kranken Menschen beziehungsweise bei einer längeren Kur kann die Entschlackung neben einem leichten Muskelschwund auch zu einer weiteren Erschöpfung bestimmter Körperreserven führen. In solchen Fällen kann die Zugabe von Vitaminen und Mineralstoffen während der Kur eine Hilfe sein, obwohl die Entschlackung dadurch ein wenig beeinträchtigt wird. Eine andere Möglichkeit, den Körper bei Kräften zu halten, sind proteinreiche pflanzliche Produkte wie Spirulina-Plankton oder Chlorella-Algen, die man zusätzlich zu den Säften

Die Erfahrung einer Entschlackungskur

Als ich kürzlich meine Familie und meine alten Freunde nach fünf Jahren zum erstenmal wiedersah, wurde mir bewußt, wie sehr ich mich verändert hatte und wie viele ungesunde familiäre Gewohnheiten ich losgeworden war. Nachdem ich wieder zu Hause war, schrieb ich über meine Erfahrungen mit der Entschlackung:

»Zuerst schien der Entschlackungsprozeß nicht das zu sein, was ich erwartet hatte, aber ich muß gestehen, er war das, was ich brauchte. Jeder hat gewisse Grenzen, über die er hinausgehen muß, bevor er überhaupt anfangen kann. Nun, diese Veränderungen fielen mir nicht gerade leicht, aber es war eine so befriedigende, so lohnende Erfahrung: Soviel Überflüssiges ging weg – etwa zwanzig Kilo Körpergewicht, die ich allzu reichlichem Essen, aber auch unausgedrückten Gefühlen und Wünschen verdankte –, und ich machte weiter, bis ich erkannte, daß ich, um wirklich in Ordnung zu kommen, mich selbst anheuern mußte, um mir bei dieser neuen und schwierigen Arbeit beizustehen. Ich mußte lernen, meinen ›Input‹ und meinen ›Output‹ ins Gleichgewicht zu bringen. Das wurde mir klar angesichts der Erfahrung der Wirkung von größerer Aufnahme und geringerer Ausscheidung in der Zeit, da ich an Gewicht zunahm; und dann von geringerer Aufnahme und größerer Ausscheidung, wie nötig ist, wenn man Körpermasse loswerden will. Ich begann zu verstehen, daß die Frage von ›Input‹ und ›Output‹ sich nicht nur auf Nahrungsmittel bezieht, sondern auch auf geistige Aktivitäten, auf das Atmen, die Bewegung, die Gefühle und den kreativen Ausdruck. Wir können allein dadurch an Gewicht zunehmen, daß wir nicht zum Ausdruck bringen können, was wir fühlen.

Mit dem Super-Reiniger und anderen erleichternden Diäthilfen, einschließlich der Unterstützung durch liebe Freunde, veränderte ich im Laufe der Jahre meine Ernährungsgewohnheiten vollkommen und dahingehend, die Gaben der Mutter Natur zu genießen – lebendige und kraftvolle Nahrungsmittel. Ich gab es auf, meine tierischen Freunde zu verspeisen, und verzichtete auch auf viele andere stopfende Lebensmittel, wie Zucker, behandelte Produkte, Süßigkeiten und alle gebackenen Sachen, abgesehen von gelegentlichen Vollkornprodukten. Ich stellte mich darauf ein, hauptsächlich diejenigen Nahrungsmittel zu mir zu nehmen, die den Körper am besten in Schwung halten: rohe Salate, saftige Früchte, diverse gekochte Gemüse, ganze Nüsse, Samenkerne, Körner, Getreide, Seetang, Tofu und viele Keime, die ich selbst aus Samen und Hülsenfrüchten zog. Und es wirkte! Ich warf das Alte raus, das ich mit mir herumgeschleppt hatte – Verstopfung, Fett und Krankheiten der Vergangenheit, Gegenwart und Zukunft.

Dann verordnete ich mir eine Reihe von Darmspülungen, um den Dickdarm von alten, festgebackenen, unnatürlichen, chemisch veränderten, fließbanderzeugten, kaum verdaulichen ›Nahrungsmitteln‹ und Fleischrückständen zu säubern, die ich in meiner unschuldigen Jugendzeit angehäuft hatte und die sich in den Ecken meiner Eingeweide versteckt hielten. Die althergebrachte Methode des Wassereinlaufs ist nach wie vor ein ausgezeichnetes Mittel, um den Körper von Rückständen und Krankheiten zu befreien. Der Dickdarm ist wahrscheinlich unser meistgeplagtes Organ und, wie ich meine, aufgrund der heutigen Ernährungsweise die Hauptquelle für körperlichen Verfall.

Im weiteren Verlauf meiner Entschlackung und Heilung erlebte ich, wie ich mich selbst besser kennenlernte, wie ich durch diverse körperliche und psychologische Therapien mit qualifizierten Praktikern mir meines inneren Wesens bewußter wurde, während die festgehaltenen Emotionen freigelegt und gereinigt wurden. Es fühlte sich gut an, vor allem, nachdem die Sitzungen zu Ende waren. Tiefes Atmen, Schwitzen, Entspannung und ein schmerzhaftes Gebären dieses inneren Selbst – all das war Teil dieser feineren Einstimmung.

Ich fing an, meinen Körper jeden Tag zu bewegen und zu dehnen, um ihn zu öffnen und altes Zeug aus meinen Muskeln und Gelenken herauszuarbeiten, und ich lernte, zu atmen und mich zu freuen. Langsames Dehnen, Entspannung, Hineinatmen in die Bewegung, in die Körperteile – all das ist wichtig.

Jeden Monat nahm ich mir die Zeit für eine dreitägige Saftpause. Das machte ich immer zur Zeit des Neumonds, weil ich mich dann empfänglicher fühlte und mehr zum Zuvielessen neigte; später stellte ich fest, daß das ein alter buddhistischer Brauch ist. Diese Entschlackungsperiode half, den Darm und die schwerarbeitenden Verdauungssysteme zu reinigen und ausruhen zu lassen und den ganzen Körper zu entspannen. Während dieser Zeit unterzog ich auch meinen Tagesablauf und die Fortschritte, die ich machte, einer genauen Prüfung. Das war für mich der Moment, Unerledigtes aufzuarbeiten, mir Klarheit zu verschaffen und für den nächsten Zyklus vorzuplanen.

Ich fand es leichter – und sehr anregend und wichtig –, mich auszudrücken, sowohl was meine Gefühle als auch was meine Gedanken betraf. Ich wurde sehr fleißig in einer immer in Entwicklung befindlichen, sinnvollen, produktiven Arbeit mit den Menschen, die mich als ihren Arzt konsultierten, und ich half ihnen, sich wohl zu fühlen und zu verstehen, daß ihr Wohlbefinden in ihren eigenen Händen lag.

Eine Reihe von anderen wichtigen Gedanken trat in mein Bewußtsein und mein Leben. Der erste war, den Planeten Erde als ein lebendiges, ganzheitliches Wesen zu begreifen, das uns alle beschenkt und das krank geworden ist, nachdem wir alles genommen und kaum etwas zurückgegeben haben. Ich glaube, daß unsere individuellen Körper und Lebensgewohnheiten und die Art und Weise, wie wir für uns selbst und die anderen sorgen, eine unmittelbare Wirkung auf den Planeten haben.

Ich wurde mir des Gebrauchs eines jeden Stoffes bewußt, woher er kam und wohin er ging. Nutzlose physikalische und chemische Behandlung macht die Ressourcen der Natur minderwertig. Es ist die Qualität der Nahrungsmittel, die eine gute Ernährung sichert, nicht die Quantität.

Auch der Recycling-Prozeß ist wichtig, das heißt, alles zurückzugeben, was zur Wiederverwertung geeignet ist. Dazu gehört die Rückgabe von Papier, Glas, Konservendosen und Pappe an die Hersteller, die sie wiederverwenden, und aller organischen Abfälle, die Obst- oder Gemüsereste, an die Erde. Wenn wir daraus Kompost ansetzen, liefern uns diese Abfälle in sechs bis zwölf Monaten besten Humus für den Garten.

Wenn ich mir regelmäßig ein ruhiges Stündchen gönne, um festzustellen, wie es mir wirklich geht, und auf mein inneres Selbst höre, so hilft mir das, meinem ganzen Wesen gegenüber bewußter und sensibler zu werden. Ideen und Pläne können bei dieser Gelegenheit sehr an Klarheit gewinnen. Der Prozeß, mich selbst kennenzulernen, mehr mit meinen Gefühlen verbunden zu werden und sie zum Ausdruck bringen zu können, ist wichtig für meine Gesundheit. Das Wahrnehmen meiner wirklichen Bedürfnisse macht es mir möglich, auf augenblickliche Vergnügungen und Befriedigungen zugunsten fernerer Ziele zu verzichten, die diesen Bedürfnissen wirklich entsprechen.

Jeden Tag höre ich auf die Natur und mein inneres Selbst und bitte darum, daß ich die Arbeit, um deretwillen ich da bin, mit Liebe tue. Ich danke Gott jeden Tag für dieses Leben und bete darum, daß ich mich der Wahrheit, der Einheit des Universums, mehr und mehr nähern möge.

Das ist die Geschichte meines Weges zur Verwirklichung und zur Hingabe an die Aufgabe, dem Körper zu seiner größtmöglichen Gesundheit zu verhelfen. Nicht jeder mag eine solch intensive oder umfassende Therapie benötigen, aber sie ist ihren Aufwand wert. Was wir hineinstecken, wirkt sich auf das aus, was herauskommt.«

nimmt. Eine dritte Lösung sind einfach kürzere Entschlackungskuren, zum Beispiel eine Woche lang, und im übrigen eine aufbauende Kost mit proteinhaltigen sowie vitamin- und mineralreichen Nahrungsmitteln.

Die Entschlackung ist ein Prozeß, der deine Figur, deine Energie, deine Gewohnheiten verändert. Nach solch einer Kur bist du oft empfindlich gegenüber Dingen, die du früher gar nicht beachtet hast. Das können Menschen sein oder Umgebungen, Gerüche, Nahrungsmittel, Gedanken und vieles mehr. Vor allem wird sich dein Geschmack, was Lebensmittel betrifft, in Richtung auf die natürlichen Geschmacksnuancen hin bewegen. Das mag manchem als Nachteil erscheinen, aber wenn es dir um wirkliche Entwicklung geht, wirst du dich gewissen Veränderungen unterwerfen müssen, um das Ziel zu erreichen, zu dem dein Körper dich hinführen möchte.

Die Erfahrung der Entschlackung kann ein Problem für eine Familie darstellen, in der sich nur ein Mitglied auf diesen Verwandlungsprozeß einläßt. Manchmal kann es zu Trennungen kommen – der eine möchte sich weiterentwickeln und verändern, der andere ist glücklich, so zu sein, wie er oder sie ist. Das mache ich den Leuten erst einmal klar, wenn sie mich wegen Entschlackungskuren um Rat fragen, und ich ermutige Paare oder Familien, solch eine Kur gemeinsam zu machen. Eine geteilte Erfahrung kann die Menschen miteinander verbinden, und die gegenseitige Unterstützung ist oft der Schlüssel zum Erfolg.

Neigst du zu Allergien oder häufigen Erkältungen, dann werden solche Entschlackungskuren deine Symptome mildern, Giftstoffe und überflüssigen Schleim aus dem Körper entfernen und dich damit gesünder machen. Du kannst auch versuchen, zur Immunisierung gegen Allergien täglich ein paar einheimische eßbare Blüten zu kauen.

Du steigerst die Menge ganz langsam (nachdem du zuerst herausgefunden hast, welche Blüten eßbar sind) und braust dir zusätzlich täglich eine Tasse Tee daraus. Es hilft auch, einheimische Früchte und Gemüse der jeweiligen Jahreszeit zu essen und behandelte und chemische Nahrungsmittel zu meiden, wie auch alle Arten von Zucker, außer kleinen Mengen von reinem Ahornsirup und einheimischem Honig. Der Honig des Landstrichs, in dem du lebst, entsteht ja aus den dort vorhandenen Blütenpollen und scheint tatsächlich eine antiallergische Wirkung zu haben.

Iß ausgeglichene Mengen von Nahrungsmitteln, die einen mäßigen Anteil an Protein und Kohlehydraten und einen hohen Vitamin-B-Gehalt haben, wie brauner Reis, Hirse, Weizen oder Hafer. Proteinreiche Kost kommt immer mehr aus der Mode, denn sie scheint auf lange Sicht zu reichhaltig für die menschliche Spezies zu sein und wird sogar mit chronischen Verfallserscheinungen in Verbindung gebracht.

Gegen Allergien und Erkältungen helfen Vitamingaben – vor allem eine kräftige Dosis von Vitamin-B-Komplex (2 mal täglich) und Vitamin C (5 mal täglich je ein Gramm). Wenn deine Beschwerden jedes Jahr zur selben Zeit auftreten, so versuche einmal, ein paar Wochen vor diesem Zeitpunkt eine Entschlackungskur zu machen, und beobachte, wie sich die Dinge verändern.

Frühlingskost

Vielleicht möchtest du während deiner Entschlackungskur nicht nur einen bestimmten Saft trinken; du kannst dein eigenes Programm aufstellen, so daß jeden Tag ein anderer Saft dran ist – zum Beispiel Säfte aus Citrusfrüchten, Birnen, Äpfeln, Karotten, roten Beten, Sellerie, Spinat und Petersilie. Es wäre gut, einen Entsafter zu haben, damit du dir die meisten dieser Säfte selbst zubereiten kannst. Denke daran, daß man Frucht- und Gemüsesäfte gesondert trinken sollte, da sie sich im Magen nicht gut miteinander vertragen. Allgemein ist zu sagen, daß die Frühlingskost mehr frische Früchte, Gemüse und Salate enthalten sollte, da diese nach der schwereren, eher wärmeerzeugenden Kost des Winters aufmunternd wirken.

Wildgemüse

Wildgemüse waren in den meisten Kulturen ein traditioneller Teil der Frühlingskost. Sie sind zu dieser Zeit des Jahres reichlich vorhanden, und ihr Gebrauch wurde immer als Mittel der Erneuerung, Entschlackung und des körperlichen Aufbaus angesehen.

Einige Wildgemüse in meiner nächsten Nachbarschaft sind Wegwarte, Malve, Löwenzahn und Lattich. Wenn dir diese Pflanzen nicht vertraut sind, so versuche jemanden zu finden, der sie dir in deiner Umgebung zeigen kann, und gib acht, daß du keine Pflanzen von belebten Straßenrändern oder aus Gegenden holst, in denen es Pestizid-Rückstände gibt. Mach einen langen Spaziergang aufs Land oder in einen nahe gelegenen Park, um dein Wildgemüse zu sammeln. Du kannst Wildgemüse auch im eigenen Garten ziehen und sie auspressen oder als Gemüse oder Salat zubereiten.

Der aktive Teil dieser Pflanzen ist das Chlorophyll, das ihnen ihre Farbe gibt und einer der stärksten heilenden Stoffe ist, die der Mensch kennt. Chlorophyll hat viel Ähnlichkeit mit Hämatin, jener Substanz, die in der Verbindung mit Protein Hämoglobin erzeugt, die großen Moleküle, die den Sauerstoff in unserem Blut transportieren. Während Hämoglobin ein Eisenmolekül in seinem Zentrum hat, bildet Magnesium das Zentrum des Chlorophyll. Diese Beobachtung führte in den fünfziger Jahren zu intensiven Forschungen über die Wirkung von grünen Pflanzen und Chlorophyll bei Anämie. Viele Wissenschaftler kamen zu der Überzeugung, daß der menschliche Körper fähig ist, Chlorophyll in Hämoglobin umzuwandeln, was es zu einem potentiellen Heilmittel gegen Anämie macht. Zur selben Zeit stellten amerikanische Chirurgen fest, daß Chlorophyll ein wirkungsvolles Heilmittel für Wunden, Magengeschwüre und Entzündungen und Geschwüre des Dickdarms (durch Enddarm-Verpflanzungen) ist.

Grüne, chlorophyllreiche Pflanzen nehmen Sonnenenergie und Wasser auf und produzieren daraus Zucker, Stärke und Protein. Wildgemüse haben einen mäßigen Gehalt an Protein, etwa 10 bis 20 Prozent, und viele enthalten Kalzium, Phosphor, B-Vitamine und die Vitamine C, E und A. Man kann auch reines Chlorophyll kaufen. Wenn du jedoch selbst Pflanzen sammelst oder ziehst und sie ißt oder entsaftest, hast du das frische, natürliche Chlorophyll mit all seinen positiven Wirkungen.

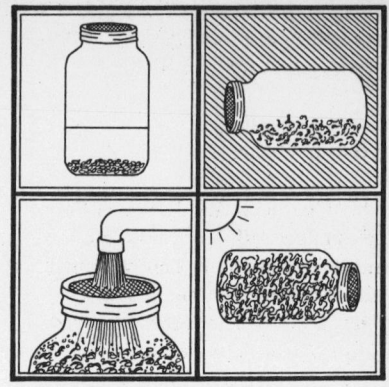

Keime – der Garten im Zimmer

Laß dir vom Frühling eine neue Begeisterung für das Leben schenken – und genügend neuen Schwung, um die Erde umzugraben, Samen hineinzulegen und einen Garten zu schaffen. Du kannst aber auch in der Küche Samen, Getreide und Hülsenfrüchte zum Keimen bringen und damit die hochwertigste Nahrung selbst erzeugen. Fast jedes Samenkorn und jede Hülsenfrucht keimt; ich lasse am liebsten Sonnenblumenkerne, Kressesamen, würzige Radieschensamen, grüne Erbsen, Linsen, Mungobohnen und rote Adukibohnen keimen.

Lege eine Handvoll Samen oder Hülsenfrüchte in ein großes Einmachglas und bedecke den Inhalt mit drei Teilen Wasser. Verschließe das Glas mit einem Tuch oder engmaschigen Netz, durch das du das Wasser abgießen kannst. Laß den Inhalt über Nacht oder vierundzwanzig Stunden lang quellen, gieße dann das Wasser ab und spüle nach. Lege dann das Glas zwei oder drei Tage an einen Platz ohne Sonneneinstrahlung, wobei die Keime jeden Tag zweimal gespült, abgetropft und leicht geschüttelt werden sollten. Sie mögen es gern feucht, aber nicht naß oder trocken. Laß die Keime schließlich noch einen oder zwei Tage lang an einem Platz mit indirektem oder direktem Sonnenlicht stehen und halte sie feucht: In dieser Zeit werden die Keimspitzen grün vom Chlorophyll. Verwahre die grünen Keime dann in einem geschlossenen Behälter im Kühlschrank und verwende sie zu Salaten, Suppen oder Sandwichs.

Einen einfachen, belebenden Salat kann man aus Bohnensprossen, Tomaten und Avocados zubereiten, mit einer Sauce aus etwas Olivenöl, Zitronensaft und Gewürzen. Keime haben einen hohen Nährwert und liefern Protein – manche sind reines Protein. Bei den meisten Keimen nimmt der Proteingehalt mit der Keimung zu; wenn sie grün werden, entwickeln sich Chlorophyll und viele Vitamine, während der Proteingehalt abnimmt.

Weizenkeimlinge

Der Gebrauch des Safts von Weizenkeimlingen als Stärkungs- und Heilmittel hat sich in den vergangenen zehn Jahren zunehmend durchgesetzt. Der konzentrierte Saft ist reich an Chlorophyll, Vitaminen und Mineralstoffen, trinke einmal ein kleines Glas davon, und du bekommst einen Eindruck von seiner Kraft.

Weizenkeimlinge sind die grünen Spitzen des gekeimten Hartweizens. Du kannst ihn zu Hause selbst ziehen. Lege auf ein wenig gute Blumenerde eine Lage Weizenkörner, tränke sie mit Wasser und bedecke das Ganze mit einem dunklen Tuch. Laß das Ganze zwei bis drei Tage stehen, wobei du nur aufpassen mußt, daß die Samen nicht austrocknen. Wenn sich die kleinen Wurzeln in die Erde graben und der Weizen zu sprießen beginnt, decke ihn ab und halte ihn an einem sonnigen Fenster feucht. Innerhalb weniger Tage hast du sechs bis zwölf Zentimeter lange Weizensprosse, die du nach Bedarf verwenden kannst.

Kräuter

Diverse Kräuter sind im Frühling besonders wertvoll. Zum Beispiel ist der Löwenzahn *(Taraxacum officinale)* ein gutes Frühlings-Heilmittel. Die Blätter sind sehr nahrhaft und reich an Vitamin A und gut in Salaten oder zur Teezubereitung zu verwenden. Die Wurzel ist ein Blut- und Nierenreinigungsmittel und dient vor allem auch zur Reinigung und Stärkung der Leber; außerdem wirkt sie harntreibend. Man kann sie als Tee verwenden bei

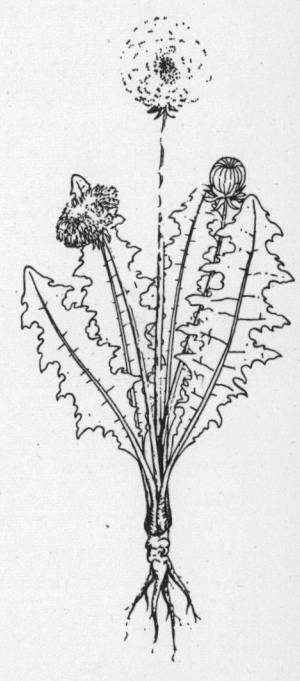

Löwenzahn
(Taraxacum officinale)

Gelbsucht und bei Leberstauung, die vom Gebrauch leberbelastender Medikamente herrührt, und sie ist auch gut als allgemeines Stimulans zur Entschlackung der Leber. Die geröstete Wurzel ist ein guter Kaffee-Ersatz; man mischt sie dazu mit Zichorien-Wurzel und gerösteter Gerste.

Wurzeln sollten im allgemeinen 15–30 Minuten leicht gekocht werden, je nach Festigkeit und Härte, um ihre Essenz herauszuziehen. Eine medizinische Dosis der Löwenzahnwurzel ist ein Eßlöffel pro Tasse; man läßt das Ganze etwa zwanzig Minuten kochen und dann noch fünfzehn Minuten ziehen. Von dem Abguß kann man täglich drei oder vier Tassen trinken. Als stärkende Dosis nimmt man bei Kräutern üblicherweise einen Eßlöffel pro Tasse und trinkt das einmal täglich etwa einen Monat lang oder auch noch länger.

Pfefferminze *(Mentha piperita)*, eine große Pflanze, die man das ganze Jahr lang verwenden kann, war schon immer ein gebräuchliches Hausmittel und gedeiht prächtig im Garten. Im Frühling hat sie einige spezielle Funktionen. Tee aus Pfefferminzblättern ist gut während Entschlackungskuren, weil er den Atem und den Körpergeruch frisch macht und allgemein anregend wirkt. Pfefferminze als konzentrierter Aufguß oder als Öl zum Inhalieren ist bekannt als Mittel gegen Kopfschmerzen und Nebenhöhlenbeschwerden. Sie wirkt zudem angenehm kühlend, und ein eisgekühlter Pfefferminztee ist in der heißen Jahreszeit ein guter Ausgleich.

Das Pfefferminzkraut ist auch bekannt für seine aromatische, stimulierende, krampflösende, appetitanregende, verdauungsfördernde und entblähende Wirkung. Seine gebräuchlichste Verwendung findet es bei Kopfschmerzen, Übelkeit und Erbrechen und bei Durchfall und Magenkrämpfen. Es wurde auch bei Herzstörungen, Cholera und Ruhr, Spasmen und Muskelkrämpfen eingesetzt. Äußerlich angewendet galt Pfefferminze als Mittel gegen Kopfschmerzen, Rheuma und Neuralgien.

Dr. Edward Shook beschreibt in seinem Buch *Elementary Treatise in Herbology* einen Tee aus gleichen Teilen Holunderblüte und Pfefferminze. Er empfiehlt ihn gegen Erkältungen und Fieber und wendet ihn sowohl bei Erwachsenen als auch bei Kindern an. Gib von jedem Kraut etwa 30 Gramm

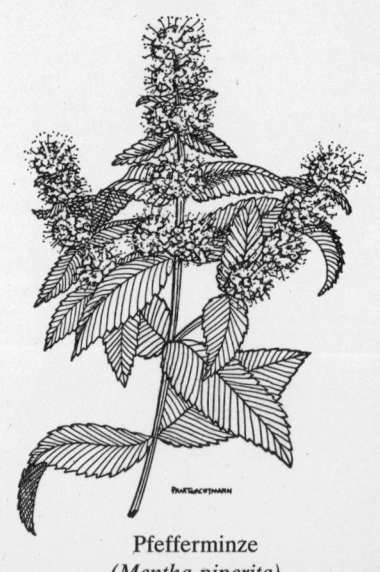

Pfefferminze
(Mentha piperita)

in einen Topf und gieße ¾ Liter kochendes Wasser darüber. Laß den Tee 15–20 Minuten ziehen. Laß den Patienten, der mit einer Wärmflasche an den Füßen unter vielen Decken liegt, eine Tasse davon trinken, und zwar möglichst heiß. Innerhalb von 30 Minuten sollte er zu schwitzen beginnen und während der Nacht weiterschwitzen, wodurch das Fieber oder die Erkältung gelindert werden. Erwachsene können bis zu drei Tassen Tee trinken, für Kinder werden eine bis zwei Tassen empfohlen. Nachts kann man, wenn nötig, zusätzlich Wasser trinken. Am Morgen sollte der Patient trockengerieben, in ein frischbezogenes Bett gelegt werden und ein großes Glas frischen Fruchtsaft erhalten.

Viele andere frische einheimische Kräuter, Wildgemüse und Blumen umgeben uns im Frühling. Wenn wir am Ort gewachsene, den Jahreszeiten entsprechende Kräuter, Früchte und Gemüse verwenden, hilft uns das, in Harmonie mit Mutter Natur zu bleiben.

Zusammenfassung

Die Jahreszeiten ändern sich; wir ändern uns. Wenn wir gegen die Gesetze der Natur leben und uns dem Wandel widersetzen, bekommen wir Schwierigkeiten. Lernen wir jedoch, mit diesen Gesetzen in Einklang zu leben, werden Gesundheit und Freude das Resultat sein.

Gesund zu sein im Frühling heißt, dein Holzelement – Leber und Gallenblase – in der bestmöglichen Verfassung zu halten und sich deiner Ernährung, der körperlichen Bewegung, der Selbstbesinnung und dem kreativen Ausdruck deines Wesens mit neuer Aufmerksamkeit zuzuwenden. Der Frühling ist die Jahreszeit des Beginns, des Erschaffens. Das ist eine besonders geeignete Zeit, um sich für das Neue zu öffnen und das Vergangene ziehen zu lassen.

Was die Ernährung betrifft, ist es eine gute Zeit zum Fasten oder für eine Saftkur, wodurch die Harmonie zwischen deinem inneren und äußeren Leben verstärkt werden kann. Deine Kost sollte leichter werden, mit mehr rohen Nahrungsmitteln – Wildkräutern, Keimen, Salaten, Früchten, Nüssen, Samenkernen –, ein wenig Getreide, aber weniger schwerer Nahrung wie Fleisch und Milchprodukte und ohne Gebratenes, chemische Lebensmittel, Alkohol und andere Drogen.

Geistige Entspannung wird dir Offenheit und den Frieden des Geistes schenken, während sich deine Fähigkeit zur Konzentration und zu klaren Entscheidungen dadurch stärker entwickelt. Körperliche Aktivität wird dir helfen, Körper und Geist zu erfrischen und zu öffnen. Jetzt ist es wichtig, ein Programm für regelmäßige Bewegung aufzustellen.

Der Kontakt mit deinem schöpferischen Selbst ist für die Frühlingsharmonie von allergrößter Bedeutung. Wer bist du in deinem Inneren? Was mußt du zum Ausdruck bringen, um dich frei fühlen zu können? Du erschaffst ununterbrochen dein eigenes Leben; sei dir dessen bewußt, und tanze und spiele die Melodie, die du bist!

Wie du siehst, ist im Frühling des Lebens eine Menge los. Es ist wichtig, die Vergangenheit auszuräumen, um Platz für die Zukunft zu schaffen, auf daß sie *jetzt* zum Sein kommen kann. Ist kein Raum für das Neue da, so wird seine Energie im Körpersystem gestaut. Wenn der Frühling kommt, solltest du daran denken, daß »die Elimination der Illumination entspricht« – wo ausgeräumt wird, gibt es Raum und Helligkeit.

Sommer

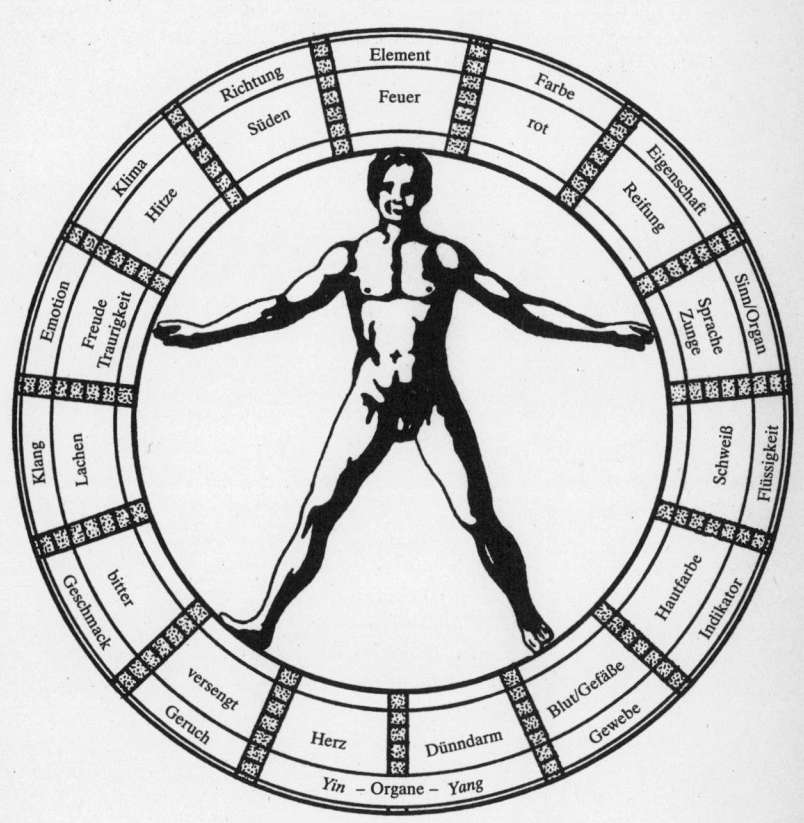

Sommersonne

Der Sommer beginnt am 21. Juni mit der Sommersonnenwende, wenn die Sonne ihre nördlichste Position in der Relation zur Erde erreicht hat. Die Sommersonnenwende markiert den längsten Tag des Jahres. Die Sonne wird als *yang* betrachtet, weil sie Energie spendet, Aktivität und äußere Bewegung verursacht und das heiße und trockene Klima bedingt. All das schlägt sich nieder in dem Drang zu Reisen und Arbeit und Spiel im herrlichen Sonnenschein. Aber der Sonnenwendtag markiert auch den Beginn des Zyklus wachsender Dunkelheit, des wachsenden *Yin,* das seinen Höhepunkt sechs Monate später, zur Wintersonnenwende hat.

Der Sommer ist die Zeit des Wachstums und des Reifens. Wir sind von Blumen und Früchten umgeben, und in unseren Gärten wächst und gedeiht alles prächtig. Auch wir reifen und entwickeln uns, und jetzt ist der Höhepunkt für unsere Bewegung im Freien gekommen – Sport, Erholung im Wasser, Wanderungen in der Natur. Wir sollten darauf achten, uns in dieser Jahreszeit auf die richtige Weise zu erholen und viel Sonnenenergie in uns aufzunehmen.

Viele Veränderungen sind jetzt im Gange. Die chinesische Gesundheitsphilosophie und ihre Theorie von den Fünf Elementen macht uns wach für diese Veränderungen in der Natur wie in unserem Körper, die einander spiegeln. Die Energie muß in uns und in unserem Leben in Bewegung bleiben, um uns ständig zu nähren und Harmonie zu schaffen.

Wir müssen lernen, während des Jahres im Fluß zu sein, wie die Natur es ist. Wenn wir uns diesem Fluß entgegenstellen, kommt es zu Spannungen, und wenn wir uns unseren Veränderungen widersetzen, können Krankheiten die Folge sein. Krankheit ist im allgemeinen ein Prozeß, der uns empfänglicher macht, uns für Veränderungen öffnet. Darin liegt häufig ihr Wert.

Das Element Feuer

»Die Kammern der Verbrennung sind wie die Beamten, welche die Kanäle und Schleusen planen und Wasserwege schaffen.«

Nei Ching

»Das Herz ist der Herrscher über den Sommer. Das Herz ist die Wurzel des Lebens und erzeugt alle Veränderungen im Geist. Der Zustand des Herzens kann von der Hautfarbe einer Person abgelesen werden. Das Herz füllt die Blutgefäße und gibt den Pulsen Leben.«

Chinese Folk Medicine

Das Element Feuer, das in der chinesischen Theorie von den Fünf Elementen den Sommer charakterisiert, wird als Lieferant der Energie betrachtet, die das Herz und den Dünndarm beherrscht. Zusätzlich gibt es noch zwei weitere Systeme, die mit dem Feuerelement verbunden sind, so daß seine Energie also durch vier Meridiane (Energiekanäle) fließt, wohingegen jedem der anderen Elemente nur zwei Meridiane zugeordnet sind.

Diese beiden zusätzlichen Systeme kann man als physiologische Aspekte der Feuerenergie betrachten. Das erste wird »Kreislauf-Sexus« oder »Herzbeutel« (Pericardium) genannt, und seine Funktion ist, das Herz zu schützen und den Blutkreislauf, die Wärme und die Ernährung des Körpers zu regulieren. Das andere System heißt bei den Chinesen »Dreifacher Erwärmer« oder die »Drei Brennkammern« und dient dazu, die richtige Körpertemperatur und ausreichende Körperwärme aufrechtzuerhalten.

Die Funktionen von Herz und Dünndarm, von Herzbeutel und dem Dreifachen Erwärmer haben auch symbolische Rollen. Das Wirken dieser vier Energien im Körper gibt uns einen Überblick darüber, wie alle Organe zusammenarbeiten. Das Herz wird mit der Fähigkeit zu herrschen, zu verstehen und klar zu sehen sowie mitfühlend zu dienen in Verbindung gebracht. Der Dünndarm empfängt, verdaut und assimiliert die Nahrung. Er sondert aus und entnimmt dem, was wir zu uns genommen haben, das Brauchbare. Professor Jack Worsley, ein bekannter Akupunkturlehrer, beschreibt dieses Organ als dasjenige, »das Reines von Unreinem trennt«.

Der Herzbeutel-Meridian, auch »Beschützer des Herzens« genannt, reguliert den Blutkreislauf und die sexuellen Sekretionen. Das *Nei Ching* sagt: »Die Mitte des Thorax (der Bereich in der Brustmitte) ist wie der zentrale Beamte, der die Untertanen in ihren Freuden und Vergnügungen leitet.«

Die letzte Organfunktion, die bei den Chinesen mit dem Feuerelement verbunden ist, ist der »Dreifache Erwärmer«. Seine drei erwärmenden Oberflächenpunkte liegen: erstens in der Brustmitte, wo der obere Erwärmer mit Herz und Lungen in Verbindung steht; zweitens im Bereich des Solarplexus, wo der mittlere Erwärmer mit dem Magen, der Milz, der Gallenblase, der Leber und dem Dünndarm verbunden ist; und drittens unterhalb des Nabels, wo der untere Erwärmer mit dem Dickdarm, der Blase und den Nieren in Verbindung steht. Ihre Aufgabe ist es, Wärme und Energie mittels

Dreifacher-Erwärmer- und Herzbeutel-Meridian

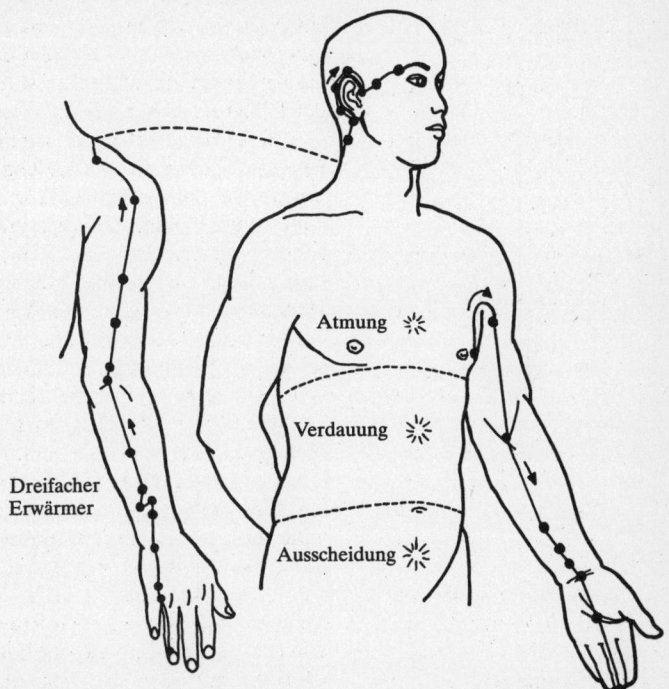

Dreifacher Erwärmer – 23 Punkte

Der Dreifacher-Erwärmer-Meridian beginnt am Nagel des Ringfingers, führt über den Handrücken und den Unterarm aufwärts und weiter über den äußeren Oberarm, über die Schulter, am Nacken entlang und um das Ohr herum. Er endet an dem Punkt seitlich der Augenbraue.

Herzbeutel – 9 Punkte

Der Herzbeutel-Meridian beginnt neben der Brustwarze, verläuft am Innenarm entlang und über die Handmitte und endet am Nagel des Mittelfingers.

(Die Meridiane verlaufen auf beiden Seiten des Körpers)

Atmung, Verdauung und Ausscheidung zu erzeugen. Kalte Haut oder Kältegefühl an einem dieser Punkte kann auf Schwäche der entsprechenden Funktion hinweisen.

Die beiden Feuer-Funktionen, Kreislauf und Erwärmen, sind für die gesamte Harmonie des Körpers wichtig.

Das Feuer ist Licht und Wärme, und es hat die Aufgabe, die Wärme im Körper aufrechtzuerhalten, aber auch, anderen Wärme zu geben. Das Feuerelement gibt Begeisterung, Lebensfreude und Energie. Im chinesischen System sind ihm der Süden und die Farbe Rot zugeordnet. Ein starkes Gefühl der Anziehung oder Abneigung gegenüber Rot kann eine Unausgeglichenheit dieses Elements signalisieren.

Das Feuerelement ist mit den Gefühlen Freude und Traurigkeit verbunden. Übermäßige Freude oder Lachen, vor allem, wenn sie als Reaktionen unangemessen sind, werden ebenso als unnormale Emotionen betrachtet wie Traurigkeit; sie können eine Unausgeglichenheit im Feuerelement bewirken, beziehungsweise davon herrühren. Auch die Fähigkeit, den Klang des Lachens zu erzeugen, kommt von diesem Element her.

Der dem Feuerelement zugeordnete Geschmack ist das Bittere. Bittere Nahrungsmittel und Kräuter werden als Stärkung für das Herz und den Dünndarm betrachtet, wohingegen ein Übermaß an Bitterem sie schädigen kann. Wir sollten lernen, uns die Maxime zu eigen zu machen, daß dort, wo eine kleine Menge gut ist, eine große Menge nicht notwendigerweise besser sein muß – sie kann dann vielmehr

schädlich sein. Mäßigung ist ein wichtiger Begriff im chinesischen Gesundheitssystem, Maßhalten ist einer der Schlüssel zu guter Gesundheit.

Eine Ausgeglichenheit der fünf Geschmacksrichtungen in der Kost – süß, sauer, scharf, bitter und salzig – hält den Körper in Harmonie. Das *Nei Ching* sagt weise: »Wenn die Menschen auf die fünf Geschmacksrichtungen achten und sie gut mischen, werden ihre Knochen gerade bleiben, ihre Muskeln weich und jung, Atem und Blut werden frei kreisen, die Poren klein bleiben, und damit werden der Atem und die Knochen von der Essenz des Lebens erfüllt sein.«

Feuer ist das Element mit dem meisten *Yang*, die aktivste, die am meisten nach außen gerichtete und die »männlichste« Energie. Der Sonnenschein ist *yang*, wobei die *Yang*-Energie am Mittag ihren Höhepunkt erreicht; entsprechend hat das Herz seine Haupt-Zeit von 11 bis 13 Uhr. Zur Morgen- und Abenddämmerung besteht ein Gleichgewicht von *Yin* und *Yang*, um Mitternacht hat das *Yin* seinen Höhepunkt.

Das Feuerelement entspricht der Energie der Kreativität, der Intuition und der Bewegung; es ist die Aktion, welche die »Idee« des Holzelements zur Ausführung bringt. Dieses Wirken führt dann zur Manifestation des Erdelements. Feuer-Menschen gedeihen durch Aktivität, neue Ideen und Wagnisse – durch Veränderung.

Herz und Dünndarm

»Das Herz ist wie der Minister des Monarchen, der sich durch Einsicht und Verständigkeit auszeichnet und die Rolle eines souveränen Herrschers ausfüllt, von dem richtungweisender Einfluß und klare Einsicht ausgehen.«   *Nei Ching*

»Die Mitte der Zunge entspricht dem Magen. Die beiden Seiten der Zunge entsprechen der Leber. Die Wurzel der Zunge entspricht den Nieren. Die Spitze der Zunge entspricht dem Herzen. Wie zu erwarten, ist die Farbe der Zunge für die Diagnose von ebensogroßer Bedeutung wie ihr allgemeiner Zustand und Belag.«   *Chinese Folk Medicine*

»Der Dünndarm ist wie jene Beamten, denen man Reichtümer anvertraut, und er bewirkt die Verwandlungen der körperlichen Substanz.«   *Nei Ching*

Die beiden Organe, die der Sommerzeit und dem chinesischen Feuerelement entsprechen, sind Herz und Dünndarm. Das Herz, eines der Organe, die im Sommer besonders aktiv sind, ist der Regulator des Blutkreislaufs; ihm muß jetzt besondere Beachtung gewidmet werden. Es ist unsere eigene muskuläre, vierkammerige Pumpe, die das Blut in Bewegung hält, damit es den Körper mit Sauerstoff und anderen lebenserhaltenden Substanzen versorgt. Seine Funktion wird durch ein körpereigenes elektrisches System geregelt, das für den stetigen Herzschlag sorgt, indem es mittels elektrischer Entladungen Kontraktionen des Herzens auslöst. Das Herz ist hochempfindlich für Feedbackmecha-

Herz-Meridian und Dünndarm-Meridian

Herz – 9 Punkte
Der Herz-Meridian beginnt unter der Achsel, verläuft am Innenarm entlang und endet am Nagelrand des kleinen Fingers.

Dünndarm – 19 Punkte
Der Dünndarm-Meridian beginnt am Nagelrand des kleinen Fingers. Er verläuft über die Seite der Hand, am Unterarm und der Rückseite des Ellenbogens entlang und weiter über den hinteren Oberarm zur Schulter über dem Schulterblatt, dann seitlich am Hals aufwärts und seitlich über den Nacken; er endet vor dem Ohr.

(Die Meridiane verlaufen auf beiden Seiten des Körpers)

Dünndarm   Herz

nismen, die den Sauerstoffbedarf im Gehirn und in der Muskulatur über das Nervensystem an das Gehirn zurückmelden. Seine Geschwindigkeit und sein Rhythmus werden zudem auch von unserer Atmung und unserer geistigen und emotionalen Verfassung bestimmt.

Dieser schwerarbeitende Herrscher des Körpers sorgt für die Bedürfnisse einer jeden Zelle, indem er täglich mehr als 13 000 Liter Blut durch die benachbarte Lunge pumpt, durch die alles Blut hindurchströmen muß, um mit Sauerstoff versorgt zu werden. Dann kehrt das Blut zum Herzen zurück, das es nun durch den Körper pumpt, so daß jeder Teil den nährenden Lebensatem empfängt.

Der Blutdruck ist derjenige Druck, den das Blut auf die Wände der Blutgefäße ausübt. Die bestimmenden Faktoren für den Blutdruck sind die Kraft der Herzmuskelkontraktionen, das Blutvolumen und der Widerstand der Blutgefäße. Der Druck verändert sich mit dem Herzschlag. Er ist am höchsten (Systole), wenn das Herz pumpt, und am tiefsten (Diastole), wenn das Herz sich füllt. Der Wert für einen als »normal« zu bezeichnenden Blutdruck liegt unter 140/90 Millimeter Quecksilbersäule (mm Hg).

Die Mittelwerte liegen zwischen 110–120/70–80. Einen Blutdruck über 140 Systole oder 90 Diastole, der über eine längeren Zeitraum hin anhält, betrachtet man als überhöhten Blutdruck oder Hypertonie. Diese Krankheit gefährdet die Gesundheit des Herzens und verkürzt die Lebensspanne. Faktoren, die die Höhe des Blutdrucks beeinflussen, sind: Geschlecht, Alter, Gewicht, Ernährungsweise, Aktivität und das Streßniveau, sowohl das körperliche wie auch das geistige und emotionale.

Zum Behandlungsprogramm für einen Patienten mit leicht bis mäßig erhöhtem Blutdruck (mit einem diastolischen Wert bis zu 105) gehören Gewichtsreduzierung, salzarme Kost, regelmäßige Bewegung und ausreichend Ruhe. Sehr wichtig ist die Verminderung von Streß und das Vermeiden von streßgeladenen Situationen, wie auch der Verzicht auf Zigaretten, Alkohol und Koffein.

Diese Behandlung kann den diastolischen Wert bis 90 oder noch weiter senken, und in diesem Fall wird man keine stärkere, medikamentöse Therapie benötigen. Der Blutdruck sollte dann jedoch einmal monatlich gemessen werden, damit man sicher sein kann, daß er nicht wieder angestiegen ist.

Wenn das Herz schwach oder die Spannkraft der Blutgefäße niedrig ist, kann der Blutdruck entsprechend niedrig sein. Das ist am häufigsten bei jungen, sehr schlanken Frauen der Fall, die wenig körperliche Bewegung haben. Ein niedriger Blutdruck kann allgemeine Schwäche und Lethargie, Schwindelgefühl, verlangsamtes Denken und schlechten Kreislauf hervorrufen. Eine allgemein aufbauende Ernährung hilft bei dieser Kondition, aber das beste Heilmittel ist ein aktives Bewegungsprogramm.

Ein Indikator für den allgemeinen Gesundheitszustand des Herzens ist die Zunge, die im chinesischen System das

Herz und Dünndarm

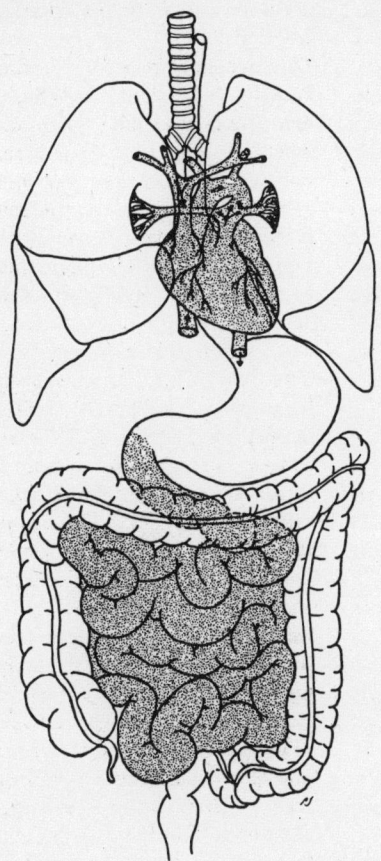

Herz – Quelle des Lebens

Dieser zentrale Muskel
pumpt das Blut, das Wär-
me, Sauerstoff und Nähr-
stoffe transportiert, durch
den Körper. Es arbeitet eng
mit der Lunge zusammen,
wo Sauerstoff aufgenom-
men wird, und mit dem
Verdauungssystem, das die
Nährstoffe ins Blut bringt.

Dünndarm

Dieses lange Organ mit seiner großen Oberfläche verdaut die Nahrung und ab-
sorbiert ihre Nährstoffe, die
es direkt in die Blutversor-
gung überführt.

Sinnesorgan des Herzens darstellt. Dementsprechend liefert das Feuerelement die Energie für die Funktion des Sprechens.

Die Zunge sollte feucht und rosa sein. Wenn sie rot ist, kann die Feuer- oder Herz-Energie zu stark sein; das führt zur Unfähigkeit, sich zu entspannen oder ruhig zu werden. Ist die Zunge blaß, kann das auf eine Schwäche des Feuerelements in Form einer möglichen Anämie hinweisen. Anämie ist eine Verminderung des Gehalts an roten Blutkörperchen im Blut, wodurch die Kapazität des Sauerstoff- und Nährstoff-Transportes durch den Körper herabgesetzt wird. Es gibt viele Ursachen dafür, aber alle beeinflussen sie die Menge des transportierten Sauerstoffs, und dadurch entstehen Symptome wie Lethargie, Verlangsamung der Aktivität und Gedankenabläufe und Kälte, vor allem in den Händen und Füßen.

Eine belegte Zunge hat mehr mit der Ernährung und einer schlechten Verdauungsfunktion zu tun. Bei Rauchern ist eine gelb belegte Zunge üblich.

Um die Herz- und Kreislauffunktionen zu überprüfen, achtet man auch auf die Farbe der Gesichtshaut und des Körpers, vor allem an den Fingerspitzen und unter den Fingernägeln (rot, rosa, blau, weiß?). Auch Schwellungen sind zu beachten, vor allem im Bereich der Fußknöchel und Schienbeine; diese können auf schlechten Kreislauf, übermäßigen Salzgenuß oder Flüssigkeitsüberschuß hinweisen.

Die Temperatur der Hände und Füße macht den Zustand des Kreislaufs wie auch des allgemeinen Spannungszu-

stands des Körpers deutlich. Warme Hände und Füße weisen im allgemeinen auf eine gute Herz- und Kreislauffunktion hin, während kalte Hände und/oder Füße schwachen Kreislauf oder erhöhte Spannung signalisieren können. Nervosität und Reizbarkeit erzeugen Stauungen in den Blutgefäßen der Fuß- und Handgelenke als Teil der »Fliehe oder kämpfe«-Reaktion gegenüber Streß und potentieller Gefahr. Entspannung ist wichtig für das Herz und einen harmonischen Lebensrhythmus.

Der Dünndarm ist das andere Organ des Feuerelements. Mit einer Gesamtlänge von sieben Metern verbindet er den Magen mit dem Dickdarm und ist in drei Abschnitte unterteilt – in *Duodenum, Jejunum* und *Ileum.* Dieses Organ kann im Sommer ebenfalls der Pflege bedürfen. Das gute Funktionieren des Dünndarms ist der Schlüssel zu unserer Ernährung, da die einzigen Nahrungsmittel, die wir wirklich verwerten können, diejenigen sind, die wir mit Hilfe des Dünndarms verdauen und assimilieren.

Die Zähne und der Magen haben die Aufgabe, unsere Nahrung mit Hilfe von Enzymen aus Bauchspeicheldrüse, Leber und Gallenblase sowie anderer Substanzen in eine Flüssigkeit umzuarbeiten; der Dünndarm verwandelt das, was wir gegessen haben, in verwertbare Komponenten wie Glukose, Fettsäuren und Aminosäuren. Diese Substanzen werden vom Blut aufgenommen und zur Leber transportiert, die sie entweder zum unmittelbaren Gebrauch gleich weiterleitet oder sie in Form von Glykogen für späteren

Gebrauch speichert. Glykogen kann in Glukose, Fettsäuren und Aminosäuren zurückgeführt werden, wenn der Körper nach diesen verlangt.

Wenn der Dünndarm sauber ist und Nährstoffe in sinnvoller Menge in ihm verarbeitet werden, wird vieles absorbiert, und die Abfälle werden an den Dickdarm weitergegeben. Ist jedoch viel Schleim vorhanden, der die Darmwände auskleidet, oder entleert sich der Darm zu schnell (der Kot ist zu dünn), wird dein Körper von den Nahrungsmitteln, die du ißt, sehr wenig haben.

Wenn du den Därmen ein paar Tage oder länger Ruhe gönnst, indem du eine Saft-Pause einlegst – wie im Kapitel über den Frühling beschrieben – und gleichzeitig eine Kost vermeidest, die stark schleimerzeugende Nahrungsmittel wie Fleisch, Milchprodukte, Brot und Zuckerprodukte enthält, wirst du sie in die rechte Verfassung für eine gute Verdauung und Assimilation bringen.

Die Beziehung Feuer–Wasser/männlich–weiblich

Wenn es uns zu heiß wird, verlangt es uns nach Wasser – nach einer kalten Dusche oder einem Bad in einem kühlen See; das ist ein guter Ausgleich für die Sommerhitze. Wasser ist das empfangende Element. Es hat das meiste *Yin* und wird mit den Emotionen in Verbindung gebracht. Im Körper gleicht Blau (die Farbe des Wassers)

das Rot aus, das heißt, Feuer und Wasser kontrollieren einander, indem sie einander im Gleichgewicht halten. Sie können einander allerdings auch angreifen oder schädigen.

Ist das Wasser schwach, so kann das Feuer außer Kontrolle geraten und im Körper zu Hitze und Entzündungen führen. Wird das Wasser zu stark, kann es das Feuer auslöschen, und der betroffene Mensch verliert seine Kraft zum Handeln.

Die Beziehung zwischen Herz und Nieren nimmt sowohl in der westlichen als auch in der chinesischen Medizin eine Schlüsselstellung ein. In der Praxis entspricht die Beziehung zwischen Feuer und Wasser der Beziehung zwischen männlich (Feuer) und weiblich (Wasser). Das Feuerelement entspricht der sexuellen Energie und gibt Leben und kreatives Potential, so wie die Sonne in der Natur Wachstum und Blüte ermöglicht. Das Wasserelement entspricht der Blase und den Nieren und beherrscht die Sexualorgane und ihre Funktion. Wasser empfängt und nährt, und es wird ebenso zum Wachstum benötigt.

Beim sexuellen Verkehr setzt der Mann Feuer (Samen entsteht aus Blut und ist mit dem Feuerelement verbunden) aus seinem Wasserelement (Nieren und Sexualorgane) frei, und die Frau empfängt das Feuer in ihrem Wasserelement (ihre Sexualorgane und ihre Gebärmutter). Normalerweise wird das Wasser (Gefühle) durch Feuer in Bewegung versetzt.

Deshalb kann es bei einer Frau, falls die Energie der Emotionen nicht frei fließt oder sie für ihre Verhältnisse übermäßige sexuelle Aktivität entfaltet, zu einem Energiestau – Feuer im Beckenbereich – kommen, und eine Entzündung oder Infektion in ihren Sexualorganen kann die Folge sein. Bei Männern kann zu große sexuelle Aktivität und unzureichende Erneuerung bedeuten, daß das Wasser die Kontrolle über ein geschwächtes Feuer übernimmt und Stauungen, Rückenschmerzen und Mangel an Energie und Kreativität die Folge sind. Das ist kein Spaß – wir spielen mit dem Feuer; also wollen wir auch lernen, es zu verstehen und bewußt zu handhaben.

Liebe ist ein vollständiger Kreislauf von Geben und Nehmen. Das Männliche ($\male$) in jedem von uns wird vom Feuerprinzip (*Yang,* aktiv, zupackend) beherrscht, während das Weibliche ($\female$) in uns vom Wasserprinzip (*Yin,* passiv, empfangend) regiert wird. Jeder Mensch hat diese beiden Prinzipien in sich, und man kann sie nicht wirklich trennen. Diese Beziehung ist mehr eine zwischen dem maskulinen und dem femininen *Prinzip* als zwischen Mann und Frau als Individuen. In der männlich-weiblichen Beziehung stimuliert das Männliche/Feuer das Wasser/Gefühl des Weiblichen, das diese Gefühle in der Form von Liebe aus dem Herzen hervorbringt und dem Männlichen auf diese Weise Nahrung und Liebe zurückgibt.

Der Impuls, der zu zwischenmenschlichen Beziehungen führt, ist der, Einheit und Freude finden und darüber hinaus sich selbst kennenlernen zu wollen. Doch bringt die Suche nach dieser geistigen Kommunion und körperlichen Einheit manchmal Verwirrung und Ernüchterung mit sich. Physische Körper können nicht gleichzeitig denselben Raum einnehmen, wenn auch unsere Seelen, unser Geist sich vermischen mögen und alles eins zu sein scheint. Die Schönheit, Befriedigung und Entspannung dieser Erfahrung eines Augenblicks kann Menschen dazu bringen, sie immer und immer wieder mittels sexueller Aktivität zu suchen.

Schließlich müssen wir jedoch verstehen, daß Liebe ein Gefühl ist, das mehr bedeutet als eine gegenseitige Abhängigkeit oder ein Handel zur gegenseitigen Bedürfnisbefriedigung. Nichtbesitzergreifende Liebe oder freizügiges Geben – anderen wie sich selbst – kann uns helfen, die Unterschiede zwischen Liebe, einer Körper-Geist-Harmonie, und Bedürfnis, einer emotionalen Befriedigung, zu begreifen.

Das Mutter-Sohn-Gesetz

Im Zusammenhang mit der Liebe kommen wir auf eine wichtige Beziehung innerhalb des Systems der Fünf Elemente, das man das Mutter-Sohn-Gesetz nennt. Die Elemente des Körpers müssen zusammenarbeiten, um seine richtige »Feineinstellung« aufrechtzuerhalten. Das kann man deutlich am Mutter-Sohn-Gesetz oder am »Kreis der Erzeugung« sehen. Die Fünf Elemente bilden einen Kreis, in dem die Mutter die Energie an ihren Sohn weitergibt – oder ihn erzeugt –,

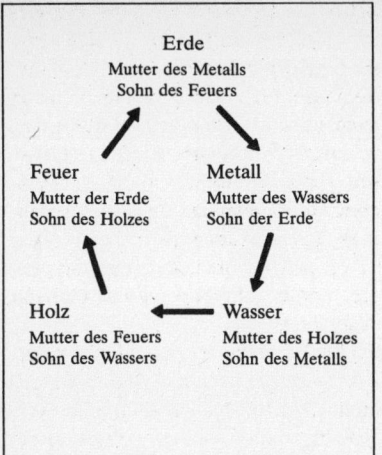

und der Sohn empfängt diese Energie von der Mutter.

Der so beschriebene Kreis schließt sich wie folgt: Feuer erzeugt Erde erzeugt Metall erzeugt Wasser erzeugt Holz erzeugt Feuer. Zum Beispiel liefert das Holz des Frühlings und der Organe Leber und Gallenblase Energie für das Feuer des Sommers, des Herzens und des Dünndarms. Feuer seinerseits erzeugt Erde und gibt der Milz und dem Magen Energie.

Wenn das Mutter-Element an irgendeiner Stelle schwach oder unausgeglichen ist, kann es bewirken, daß das Sohn-Element seinerseits ebenfalls geschwächt wird. Wenn umgekehrt das Sohn-Element schwach ist, wird es mehr von der Mutter verlangen und sie schwächen. Ist der Sohn gestaut oder hat zuviel Energie, so wird er diese Energie an die Mutter zurückgeben wollen, und sie wird dann ebenfalls gestaut.

Alles steht in Verbindung miteinander – hier drinnen und dort draußen! Wir müssen unsere Kanäle offen und unsere Energie im Fluß halten, damit alles richtig arbeiten kann.

Intuition

Intuition ist eine Art inneres Wissen, oft auch als »sechster Sinn« bezeichnet. Sie hilft uns, unsere innere und äußere Welt in Einklang zu bringen. Das ist ein wichtiger Prozeß, und Intuition kann, wie alles andere, durch Übung entwickelt werden.

Intuition hat mit Einsicht (in die Dinge hineinsehen) zu tun und ist mit einem rezeptiven Zustand verbunden, gewissermaßen »Yin-tuition«, in dem wir die Gefühle sprechen lassen. Du mußt nicht unbedingt ein meditierender oder besonders spiritueller Mensch sein, aber du solltest dem denkenden Geist erlauben, deiner Gefühle und anderer innerer Empfindungen gewahr zu werden, damit diese besondere Art des Wissens (oder der Wahrnehmung) in dein Bewußtsein treten kann.

Intuition wird im chinesischen System als eine Eigenschaft des Feuerelements betrachtet, da sie eindeutig ein Sinn des Herzens zu sein scheint; damit man jedoch tatsächlich mit der Intuition in Berührung kommen kann, sind mehrere Elemente nötig. Erstens erlaubt uns das Metall-(auch Luft-)Element, das der Lunge entspricht, zu atmen und den Verstand und den Körper zu entspannen. Inspiration bedeutet soviel wie »den Geist einatmen« und hat mit dem Offensein für Neues zu tun – für Ideen, Luft, Nahrung, Einsichten.

Dann wirst du dir deiner Gefühle (Wasser) bewußt, und ein Aufblitzen von Licht/Einsicht (Feuer) erhellt dein Bewußtsein. Diese Funken von Erkenntnis können überall und jederzeit auftreten, wenn du offen dafür bist.

Ob du ruhig dasitzt, die Straße entlanggehst, arbeitest oder Freunde triffst – diese Führung, die aus deinem Herzen kommt, kann eine Hilfe sein, um dich zu deinen guten Möglichkeiten hinzuführen oder dich vor Gefahr zu schützen.

Unser Herz kennt die Wahrheit. Wenn wir lernen, auf diese Information zu hören, können wir Fragen beantworten und Probleme lösen, die uns oder andere bedrücken. Wir müssen nur fragen und auf das hören, was uns unser inneres Wissen sagt.

Wir müssen diese feinausgeglichene Balance zwischen Herz und Geist finden. Keines von beiden kann – oder sollte – allein die Kontrolle innehaben, wenn du gesund sein und dich kontinuierlich entwickeln willst; beide müssen zusammenarbeiten. Halte deinen Geist offen und klar, und denke auch an das, was der spirituelle Lehrer Parmahansa Yogananda singt: »Höre, höre, höre auf deines Herzens Lied!«

Ernährung im Sommer

Der Sommer ist im allgemeinen heiß, und wir sind in dieser Zeit aktiver als sonst. Wir brauchen jetzt eine Kost, die uns kühl und leicht erhält – ist es nicht ein Glück, daß die Natur uns gerade jetzt mit all den wohlschmeckenden Früchten und Gemüsen versorgt, die gut für uns sind? Eine Kost aus einem überwiegenden Anteil an rohen Früchten und Gemüsen aus biologischem Anbau (ohne Pestizide und andere Chemikalien) ist ideal. Sie wird dir helfen, dich leichter zu fühlen, dein Gewicht zu reduzieren und deine Energie auf einem guten Niveau zu halten.

Auch Nahrungsmittel haben ihre *Yin*- und *Yang*-Eigenschaften. Früchte sind sehr *yin* (feucht, kühl), und danach kommen die Gemüse, wohingegen zu den *Yang*-Nahrungsmitteln die konzentrierteren, hitzeerzeugenden gehören, vor allem die Proteine (Fleisch, Nüsse, Samenkerne, Hülsenfrüchte), die Fette (auch Milchprodukte und Eier) und die Kohlehydrate (Vollgetreide). Iß also im Sommer viele frische Früchte, bunte Salate und Gemüse sowie eine geringere Menge von Samenkernen, Nüssen und Getreide, aber weniger Milchprodukte und Fleisch; und trinke reichlich Obstsäfte.

Wenn du körperliche Arbeit im Freien zu leisten hast oder dich viel draußen bewegst, mußt du mehr essen. Früchte sind gut am Morgen, am frühen Nachmittag oder spätabends, Gemüse ißt man besser zu den späteren Tageszeiten. Nimmst du eine schwerere Mahlzeit zu dir, so ist die beste Zeit hierfür der mittlere oder späte Nachmittag; danach solltest du ein paar Stunden ruhen. Das verhilft dir zu mehr Energie am Abend und zu gutem Schlaf, wie auch zu einer gründlicheren Verdauung, als wenn du vor dem Zubettgehen ißt.

Das chinesische System besagt im Zusammenhang mit dem Entstehen von Krankheiten, daß die Unausgeglichenheit oder Überforderung eines Organs in der ihm entsprechenden Jahreszeit dazu führt, daß die Beschwerden in der nachfolgenden Jahreszeit zum Ausdruck kommen. Deshalb ist der Sommer die Zeit, in der du deine Leber, den Hauptentgifter deines Körpers, nicht überanstrengen solltest. Sei vorsichtig mit Gebratenem, mit behandelten oder chemischen Nahrungsmitteln und mit Drogen aller Art, vor allem mit Alkohol und zu viel Kaffee, da alle diese Nahrungs- und Genußmittel zu Verunreinigungen führen, mit denen die Leber fertig werden muß.

Hast du jedoch einmal übertrieben oder bei einer Party zu viel getrunken, kannst du den nächsten Tag mit einem Glas »Leberspülung« beginnen – einem Rezept von Dr. Randolph Stone, dem Vater der Polaritäts-Therapie.

Um eine Leberspülung zuzubereiten, preßt du eine oder zwei Zitronen aus (du kannst zusätzlich auch einige Kerne und das Fruchtfleisch der Zitrone verwenden), fügst einen Eßlöffel kaltgepreßtes (das heißt nicht erhitztes) Olivenöl und eine oder zwei Knoblauchzehen hinzu (wenn dir das zu stark ist, kannst du auch ein kleines

Leberspülung
Saft von 1–2 Zitronen
1 Eßlöffel kaltgeschlagenes Olivenöl
2 Knoblauchzehen
1/8 Liter Quellwasser

30 Sekunden im Mixer mixen und dann trinken.

Stückchen Ingwerwurzel nehmen). Dazu noch ein wenig warmes Wasser, mixen und morgens nüchtern trinken. Das ist ein sehr gutes Stärkungs- und Reinigungsmittel für die Leber. Wenn du diese Mixtur getrunken hast, solltest du dich ein bißchen ausruhen oder dich bewegen und dann eine Tasse warmen Fenchel- oder Anistee trinken. Dazu nimmst du zwei Teelöffel Fenchel oder Anis auf zwei Tassen Wasser und läßt den Tee fünfzehn Minuten in einem bedeckten Topf aus Edelstahl, Glas oder Keramik köcheln. Laß ihn weitere fünfzehn Minuten ziehen und trinke ihn dann. Aluminiumgeschirr ist nicht zu empfehlen, da es mit Lebensmitteln chemische Verbindungen eingeht und so möglicherweise giftige Mengen Aluminium in den Körper gelangen. Dieser Tee unterstützt die Wirkung der »Leberspülung« und wirkt zudem entspannend und entblähend auf das Verdauungssystem. Eine halbe Stunde danach kannst du dann ein leichtes Frühstück zu dir nehmen.

Hier sind ein paar gute Frühstückstips: Willst du dich leicht fühlen, solltest du morgens nur ein paar Früchte essen oder Fruchtsaft oder Tee trinken. Ein reichhaltigeres Frühstück enthält eine kleine Schale mit Yoghurt und ein bis zwei kleingeschnittene Früchte, wie

Bananen, Birnen oder Äpfel; dazu ein paar Nüsse, Rosinen und ein bißchen Honig.

Du solltest versuchen, nicht zu viele verschiedene Nahrungsmittel zusammenzumischen, dann kann dein System besser verdauen und assimilieren und es entstehen weniger Blähungen. Jedes Körpersystem reagiert ein bißchen anders, deshalb solltest du beobachten, welche Nahrung am besten für dich ist.

Es scheint, daß der Körper mit Kombinationen leichter in der Form eines Mixgetränks umgehen kann. Hier ist ein Vorschlag für ein energiereiches und dennoch leichtes Frühstück, das bis zum Mittagessen vorhält. Für eine Person gibst du zwei Eßlöffel Yoghurt, eine reife Banane, einen Apfel oder eine Birne, ein achtel Liter Orangen- oder Apfelsaft oder Wasser, einen oder zwei Eßlöffel wohlschmeckende Bierhefe (reich an B-Vitaminen), einen Eßlöffel Olivenöl und einen Eßlöffel Melasse (reich an Eisen und Vitaminen; ein nahrhafter Rückstand bei der Gewinnung von weißem Zucker) in einen Mixer. Du kannst die Mixtur nach Bedarf in Geschmack und Konsistenz variieren.

Ein handfesteres und mehr Hitze erzeugendes Frühstück, das vor allem an einem kühlen Morgen oder vor anstrengender Arbeit angebracht ist, ist eine Schale mit naturgetrockneten Getreideflocken oder gekochten Haferflocken, Weizen oder Vielkornflocken zusammen mit Rosinen, Sonnenblumenkernen oder Nüssen, und darüber ein wenig naturbelassene Vollmilch oder auch Mandel- oder Kokosmilch.

Dazu eine Scheibe Toast, eine Tasse Tee und vielleicht ein Glas frischen Orangensaft (um Blähungen zu vermeiden, sollte er am besten fünfzehn Minuten vor dem Frühstück getrunken werden). Auf diese Weise wirst du den Tag wohlgesättigt beginnen. Vielleicht hast du aber auch nur Zeit für einen »Schnellimbiß«: eine Tasse Kräutertee und eine oder zwei Scheiben Vollkorntoast mit Nußbutter und Bananenscheiben oder Datteln darauf. Vergiß nicht, deine Zähne mit Zahnseide oder einer Zahnbürste zu putzen, bevor du an die Arbeit gehst.

Nahrungsmittel und das Feuerelement

Nahrungsmittel können auch dazu benutzt werden, das Feuerelement anzureichern. Wie du dich erinnern wirst, ist dieses Element mit dem bitteren Geschmack verbunden, jenem Geschmack, den man üblicherweise in Kräutern findet. Es gibt eine ganze Reihe von Nahrungsmitteln, die als bitter betrachtet werden und die helfen können, dein Feuer zu nähren. Dazu gehören diverse Blattgemüse und -salate, vor allem Endivien und Wasserkresse; die meisten Latticharten enthalten ebenfalls Bitterstoffe. Auch Kaffee, Tee und natürliche Schokolade (ohne Zucker) sind bitter, aber denke stets daran, daß eine geringe Menge heilsam, zuviel aber schädlich sein kann. Wenn das Feuerelement zu schwach oder zu stark ist, wirst du vielleicht eine besondere Anziehung oder

Abneigung gegenüber bitter schmek-
kenden Nahrungsmitteln empfinden.
Menschen mit verstärktem Feuer können zum hitzigen Typus gehören; sie
sind voller Energie, haben eine rote
Hautfarbe und sind im allgemeinen
sehr geschäftig; sie reden gern, sind
gern mit anderen Menschen zusammen, und es fällt ihnen vielleicht
schwer, sich zu entspannen oder sich
zu beruhigen und nach innen zu horchen. Eine abkühlende Diät aus
Früchten und Gemüsen mit viel Obst-
säften und Wasser wird ihnen helfen.
Gurken und Zitrusfrüchte sind besonders geeignet.

Für Menschen mit schwachem Feuer
ist eine eher wärmende, gekochte
Kost, vor allem Vollgetreide, geeignet. Buchweizen und Hirse sind zwei
gute Erwärmer. Gewürze wie Cayenne, Ingwer oder Curry führen dem
Blut ebenfalls ein wenig Feuer zu.

Um die Nährstoffe aus den Nahrungsmitteln zu gewinnen, muß der Dünndarm gut funktionieren. Muramoto
sagt in *Healing Ourselves,* daß ein
schlecht funktionierender Dünndarm
zu schwachem Feuer und damit zu einer schlechten Zusammensetzung des

---

Für einen gutarbeitenden Dünndarm

zum Ausgleichen:
Koche braunen Reis, Linsen und Sonnenblumenkerne zu gleichen Teilen gemeinsam.
Iß zwei Wochen lang jeden Tag eine bis
zwei Tassen davon. Das wird außerdem
die Körperwärme steigern.

zum Anregen:
Laß hin und wieder eine Mahlzeit ausfal-
len.

Blutes führt. Nach dem Kräuterheilkundigen William LeSassier erhält
man eine gute Kombination von Nahrungsmitteln, die den Dünndarm reinigen und ausgleichen, indem man braunen Reis, Linsen und Sonnenblumenkerne zu gleichen Teilen mischt. Nimm
dazu anderthalbmal so viel Wasser und
laß das Ganze etwa fünfundvierzig Minuten lang kochen. Iß ein paar Wochen lang täglich eine oder zwei Tassen
dieser Mischung. Es ist ein wohlschmeckendes, sättigendes Gericht
und ein großer Wärmeproduzent. Das
sollte die Assimilationsfunktion des
Dünndarms gut in Schuß halten.

Ernährung und das Herz

»Die Hauptursache aller Herzbeschwerden ist eine falsche Ernährung, die das
Blut verunreinigt und das Herz
schwächt... andere Ursachen sind Mangel an körperlicher Bewegung und ein
schlechter Kreislauf. Häufig rühren Herzbeschwerden von Blähungen und Gärung
im Magen her.
Viele Herzbeschwerden werden von Tee,
Kaffee, Tabak und alkoholischen Getränken verursacht. Manchmal haben Herz-
schmerzen ihre Ursache in einem Zuviel
an Weißmehl- und Rohrzucker-Produk-
ten. Wenn man so viele Nahrungsmittel
ißt, die ihrer lebenspendenden Kräfte be-
raubt wurden, während die wirklich gesunden Eigenschaften, die unseren Körper und unser Herz stärken, aus den Nahrungsmitteln herausraffiniert wurden,
wird das Herz schwächer und schwächer.«
Jethro Kloss: *Back to Eden*

Die großen Fortschritte in der medizinischen Technologie, Diagnostik und
Chirurgie waren bisher keine große

Hilfe gegen Herzattacken und Gefäßerkrankungen, noch hat sich dadurch
die Zahl der durch diese degenerativen
Erscheinungen bedingten Todesfälle
merklich verringert. Ich vermute, daß
der Grund dafür darin liegt, daß der
vorbeugenden Information über Ernährung und ihre Wirkungen in der
Vergangenheit zu wenig Wichtigkeit
beigemessen wurde. Ein anderer
Grund ist in der zunehmenden Mecha-
nisierung und der damit verbundenen
Abnahme an täglicher Bewegung zu
suchen. Der Zusammenhang von Ernährung und Herz- und Gefäßerkrankungen ist von entscheidender Bedeutung, und allmählich beginnt man auch
in weiteren Kreisen das einzusehen.
Arteriosklerose, die Ablagerung von
Fetten und anderen Rückständen in
den Blutgefäßen, wird mit einem hohen Anteil von Cholesterin und tierischen Fetten in der Nahrung in Verbindung gebracht. Das bezieht sich wahrscheinlich auch auf einen hohen Gehalt an (ungesättigten) Pflanzenfetten,
wie man sie in Pflanzenölen, Samenkernen, Nüssen, Avocados usw. findet. Ablagerungen in den Blutgefäßen
können unter Umständen die Blut-
und Sauerstoffversorgung und damit
das Leben der Zellen gefährden.
Akute und chronische Erkrankungen
wie Herzinfarkte, Bluthochdruck, Erkrankung der Coronargefäße und Ge-
hirnschlag werden dadurch verursacht.
Diese Erkrankungen können gene-
tisch bedingt sein, aber es ist eine Tatsache, daß auch schädliche Ernährungsgewohnheiten des einzelnen eine
Rolle bei ihrer Entstehung spielen.

Meinem Gefühl nach sind diese Probleme jedoch vor allem kulturell bedingt.
Jahrelange Ernährung mit Fleisch, tierischen Fetten, Zucker und Stärke einschließlich der Zusätze und Konservierungsmittel, die darin enthalten sind,
ohne eine regelmäßige Gelegenheit
zur Entschlackung von den Toxinen,
die diese Nahrungsmittel dem Körper
zugeführt haben, verstopft die Blutgefäße. Das gilt vor allem für die Coro-
nar-(Herz-)Arterien, in denen die Ablagerungen von angesammelten Fetten
zu unzureichendem Herzkreislauf führen können; das hat eine einge-
schränkte Herzaktivität zur Folge und
kann zu Angina pectoris (Schmerzen
durch unzureichende Blutzirkulation
im Herzen) und zu Herzattacken führen. Die Arteriosklerose kann sich
auch in der Form von niederem Energieniveau, reduzierten Sexualfunktionen, Gehirn/Denk-Funktionsmangel,
hohem Blutdruck, Nierenbeschwerden und Vitalitätsverlust bemerkbar
machen.
Wir kommen heute langsam dahinter,
daß diese Veränderungen mit Hilfe einer richtigen Ernährung und körperlicher Bewegung wieder rückgängig gemacht werden können. Eine Veränderung der Ernährung kann den Zustand
des Körpers verändern und beeinflußt
die pathologische Situation, die von
der früheren Ernährung herrührt. Hier
einige Vorschläge aus dem Buch *Live
Longer Now,* in dem J. Leonard, J.
Hofer und N. Pritkin von der Arbeit
am Longevity Research Institute in
Santa Barbara, Kalifornien, berichten.
Meiner eigenen Erfahrung nach sind

sie dazu geeignet, in allen Stadien von Herz- und Gefäßerkrankungen den Heilprozeß zu unterstützen. Diese Vorschläge können auch dazu dienen, der Entstehung solcher degenerativer Erkrankungen vorzubeugen. Zuerst kommt eine Liste der Dinge, die man meiden sollte, und danach eine Liste der Dinge, die positiv wirken:

1. Meide Salz. Salz hat eine Schlüsselstellung als Bösewicht bei hohem Blutdruck, soweit er von Übergewicht bedingt ist: erhitztes, raffiniertes Salz mit seinen Zusätzen, die für Streubarkeit und weiße Farbe sorgen, ist Gift für deinen Körper.

2. Meide fette Nahrungsmittel, einschließlich gebratenen Gerichten. Erhitzte Öle enthalten chemische Verbindungen, die sie sehr schwer verdaulich machen. Meide vor allem fettes Fleisch, Öle (du brauchst allerdings ein wenig ungekochtes, kaltgepreßtes Öl in deiner Kost, vorzugsweise Oliven-, Sesam- oder Sonnenblumenöl), Backfett, Butter und Milchprodukte, Nüsse und Avocados.

3. Meide Nahrungsmittel mit hohem Cholesteringehalt, vor allem Eier (Eigelb), fettes Fleisch, Schaltiere und tierische Organe wie zum Beispiel Leber. Wenn du Fleisch ißt, so nur kleine Portionen mageres Fleisch, Geflügel (vermeide die fette Haut) oder Fisch.

4. Meide Zucker in jeder Form. Meide alle Süßigkeiten, Kuchen, Gebäck, fertige Müsli usw. Dazu gehören auch brauner Zucker, Honig und Sirup.

5. Meide raffinierte oder behandelte Nahrungsmittel oder chemische Zusätze.

6. Meide Kaffee oder schwarzen Tee.

1. Iß viele frische Früchte und Gemüse, roh, gekocht oder gebacken. Wenn du sautierst oder schmorst, so versuche es mit Wasser und nimm kein Öl dazu.

2. Iß Vollgetreide, wie natürliche Getreideflocken – Haferflocken, braunen Reis, Hirse, Buchweizen, Weizen oder Roggen.

3. Wenn nötig, iß kleine Mengen mageres Fleisch, Geflügel oder Fisch.

4. Du kannst ein wenig Kräutersalz verwenden – aus natürlich getrockneten Pflanzen. In manchen Mischungen sind kleine Mengen Meersalz enthalten. Dein Körper braucht ein wenig Salz, und je mehr du dich bewegst und schwitzt, desto mehr Salz brauchst du. Hast du jedoch Herz- oder Blutdruckprobleme, ist es am besten, sogar Meersalz, Sojasauce und Tamari zu meiden und das Salz, das du brauchst, allein der Nahrung zu entnehmen, die du ißt.

5. Trinke Kräutertees.

6. Körperliche Bewegung hat eine Schlüsselstellung.

7. Fängst du an, dich nach alten Gewohnheiten zurückzusehnen, **so mache einen Spaziergang oder nimm eine kalte Dusche!**

Je nach deinem Gesundheitszustand kann dein Körper einige natürliche Nahrungsmittel mit hohem Fettgehalt verwerten – Samen wie Sonnenblumen und Sesam, Nüsse, Avocados, Salatöl, einige Milchprodukte und Eier. Falls du jedoch deine Fett- und Ölaufnahme niedrig halten willst, solltest du lieber darauf verzichten. Zuviel davon wäre auf jeden Fall mehr Fett, als du brauchst.

Wasser

Im allgemeinen ist das Leitungswasser der Städte mit viel Chlor, Fluor und industriellen Chemikalien und weiß der Himmel was sonst noch allem versetzt, und ich empfehle deshalb, Quellwasser zu trinken. Mußt du dennoch Leitungswasser verwenden, solltest du es vorher bei offenem Topf fünfzehn Minuten lang sprudelnd kochen lassen. Eine andere Möglichkeit ist, es zu »solarisieren«, indem du eine Glaskaraffe voll Wasser vor dem Trinken einen oder zwei Tage lang in die Sonne stellst. Auf diese Weise verschwindet der größte Teil des Chlors, und das Wasser nimmt dabei viel der heilsamen Energie der Sonne auf – es schmeckt dann auch besser.

Körperliche Bewegung

Ein anderer wesentlicher Faktor zur Aufrechterhaltung des Herz- und Kreislaufsystems und der körperlichen Gesundheit überhaupt ist körperliche Bewegung. Auch sie hilft, das Feuerelement zu kräftigen. Viele Bücher wurden über alle die Arten von Sport, Gymnastik und Körperübungen geschrieben, die den Körper jung und geschmeidig erhalten helfen. Es ist offensichtlich, daß man keine Bewegung ausführen kann, ohne Muskeln und Knochen dabei zu gebrauchen, aber du solltest körperliche Bewegung als etwas anderes betrachten als das, was du an Bewegung bei der täglichen Arbeit, bei der Hausarbeit und zu Besorgungen aufwendest. Gönnst du dir in deinem Leben die Zeit und den Raum für einen speziellen »Ausgleichssport«, der dich an deine körperlichen Grenzen und gelegentlich darüber hinaus führt, wird dir das gut bekommen.

Körperliche Bewegung, die dich zum Schwitzen bringt, hilft dir, Giftstoffe aus dem Blut durch die Haut auszuscheiden. Schweiß ist ein Nebenprodukt des Kreislaufs, wobei die Kapillaren Wärme (Blutzufuhr) in die Haut ableiten und überflüssige Substanzen austreiben. Tägliche Bewegung bis an *deine eigene* Leistungsgrenze bricht den alten Kreislauf auf und erzeugt einen »collateralen« Kreislauf. »Collateral« bedeutet, daß neue Blutgefäße gebildet werden, die ermöglichen, daß mehr Blut in Bereiche mit eingeschränkter Zirkulation fließen kann. Das ist für Menschen mit Herz- und Gefäßerkrankungen, die einen stärkeren Kreislauf brauchen, von größter Bedeutung. Regelmäßige Körperübung ist ein Stimulus für die Entstehung collateraler Blutgefäße.

Bewegung verringert Müdigkeit und Energiemangel und reduziert Übergewicht durch verstärkten Energieverbrauch. Sie unterstützt die Ausscheidung durch das Schwitzen und durch die Anregung der Funktion der inneren Organe und des Darms. Bewegung kann auch helfen, die Kraft, die Ausdauer und die Körperharmonie zu bessern. Sie unterstützt den Abbau von Streß und erzeugt ein Gefühl des Wohlbefindens; sie macht den Körper geschmeidiger und reduziert die Steifheit der Gelenke und der Muskulatur.

Aber damit noch nicht genug; ich bin der Überzeugung, daß körperliche Bewegung den Alterungsprozeß verlangsamt und die Lebensdauer verlängern kann – es bedarf allerdings eines gewissen Aufwands und Einsatzes, wenn du dich gut in Form halten willst. Andererseits kannst du auch eine große Vorliebe für körperliche Bewegung entwickeln, da du dich viel wohler fühlst, wenn du deinen Körper trainierst.

Natürlich kann man die diversen Körperübungsprogramme zu verschiedenen Zwecken einsetzen. Gewichtheben, isometrische Übungen (Muskelgruppen gegen sich selbst arbeiten lassen) und Gymnastik dienen dazu, die Muskeln zu vergrößern und den Körper zu kräftigen. Jogging und Schnelllauf, Schwimmen und andere Sportarten stärken und verbessern die Lungenkapazität und die Widerstandsfähigkeit. Du kannst auf diese Weise deine Vitalität steigern, so daß du mit dem Leben besser zurechtkommst.

Dehnungsübungen wie Yoga oder T'ai Chi, oder Kampfsportarten wie Aikido und Kung Fu unterstützen die Flexibilität und Koordination, die Körperkraft und die geistig/körperliche Entspannung und sind ein guter Ausgleich für die mehr aktiven, nach außen gerichteten Sportarten.

Fitneß ist allerdings eine persönliche Angelegenheit, und jeder von uns kann selbst am besten beurteilen, was Fitneß für ihn persönlich bedeutet.

Körperliche Bewegung wird auch zur Gewichtskontrolle, zur Beseitigung chronischer Müdigkeit und zur Verminderung diverser körperlicher Beschwerden eingesetzt. Hier sind einige »sachdienliche Fakten« aus dem »Übungsprogramm für körperliche Fitneß« der Royal Canadian Air Force:

1. Muskulatur, die nicht angemessen trainiert oder benützt wird, wird schwach und leistungsunfähig.
2. Schwache Rückenmuskulatur ist die Hauptursache für Schmerzen im unteren Rückenbereich, und ihre Kräftigung unterstützt die Beseitigung dieser Schmerzen.
3. Die Leistungsfähigkeit und Kapazität der Lungen, des Herzens und anderer Organe kann durch *regelmäßiges kräftiges* Körpertraining verbessert werden.
4. Ein durchtrainierter Mensch ist weniger anfällig für die üblichen Schädigungen und erholt sich schneller.
5. Das Auftreten von degenerativen Herzerkrankungen ist häufiger bei Personen, die kein körperlich aktives Leben geführt haben.
6. Regelmäßiges kräftiges Körpertraining spielt eine wichtige Rolle bei der Gewichtskontrolle und beim Abbau emotionaler und nervöser Spannungen.
7. Wir sind nie zu alt, um anzufangen und ein regelmäßiges Trainingsprogramm zu befolgen.

Mein Hauptanliegen ist hier, dich zu inspirieren und zu aktivem Tun zu veranlassen, indem ich dir helfe, die Wichtigkeit regelmäßiger körperlicher Bewegung zu erkennen. Wenn du glaubst, du hättest eh schon zu viel zu tun, oder andere Ausreden hast, ist es wohl nötig, daß du deine Lebensprioritäten umstellst. Wenn du meinst, du seist zu müde oder zu krank, dann mußt du einfach auf der Ebene der dir zur Verfügung stehenden Kräfte beginnen.

Mein Gesundheits-Trainer sagt dir: »Na los – wenn du hungrig bist: bewege dich! Wenn du müde bist: bewege dich! Essen und ausruhen kannst du danach.« Körpertraining braucht das Fett auf, das während der Inaktivität gespeichert wurde, und überflüssiges Fett und Zucker, die im Blut zirkulieren, können Müdigkeit verursachen.

Regelmäßige körperliche Bewegung hat aber noch andere wohltuende Wirkungen: sie spielt eine Rolle bei der Vorbeugung gegen degenerative Erkrankungen und deren Heilung. In dem Buch *Live Longer Now* wird eine ganze Reihe von Untersuchungen zitiert, um die positiven Auswirkungen von Körpertraining bei Herzerkrankungen, hohem Blutdruck und Diabetes aufzuzeigen. Bewegung kann zudem vielen Krankheiten vorbeugen. Sie hilft dir, dich jünger zu fühlen, deine Tage mit Vitalität zu erfüllen und deinem Leben einige Jahre hinzuzufügen. Am günstigsten wirkt es sich in den mittleren Jahren zwischen vierzig und sechzig aus. Denke daran: »Du bist so jung, wie du dich fühlst.«

Auf dem Gebiet des Freiluftsports gibt es viele gesundheitsfördernde Übungsprogramme. Kenneth Cooper schreibt in seinem Buch *The New Aerobics:* »*Aerobics* (Freiluftsport) bezieht sich auf eine Vielfalt von Körperübungen, welche die Herz- und Lungenaktivität über eine Zeitspanne hin stimulieren, die lang genug ist, um vorteilhafte Veränderungen im Körper auszulösen. Schnellauf, Schwimmen, Radfahren, Jogging – all das sind typische *aerobische* Aktivitäten. Und es gibt noch viele andere mehr.«

Freiluftsport dieser Art bringt dich dazu, an deiner eigenen Kondition zu arbeiten, die zunimmt, je regelmäßiger du dein Programm durchführst. Achte auf Faktoren wie dein Alter, deine körperliche Konstitution und irgendwelche Krankheiten, vor allem Herz- und Lungenprobleme. Es ist gut, wenn du dich einer gründlichen ärztlichen Untersuchung unterziehst, bevor du mit einem anstrengenden Übungsprogramm beginnst, vor allem, wenn du irgendeine Krankheit hast oder über dreißig Jahre alt bist. Du kannst ein tägliches, wöchentliches oder monatliches Programm aufstellen, das dir die Regelmäßigkeit und Abwechslung bietet, die du brauchst. Manche Leute spezialisieren sich auf ein bestimmtes Training und wollen das jeden Tag machen, andere fühlen sich dadurch gelangweilt und brauchen Abwechslung. Eine gute Zeit zum Trainieren ist vor oder nach einem Arbeitstag, um den Streß zu reduzieren und ein Gefühl des Wohlbefindens zu schaffen. Als Entspannung nach einem harten Tag im Büro ist das viel besser als ein paar Drinks.

Es gibt eine derart lange Liste von Möglichkeiten, daß ich mich hier auf ein paar Hinweise beschränken will. Du solltest grundsätzlich dreißig Minuten lang kräftig trainieren, um Schweiß zu produzieren, dann fünfzehn Minuten lang zu weniger heftiger Bewegung übergehen und schließlich noch fünfzehn Minuten lang Dehnungsübungen machen. Es ist wichtig, daß du vor einem anstrengenden Training die Muskulatur lockerst und dehnst, um Schädigungen zu vermeiden. Sei dir darüber im klaren, daß dies ein Programm für einen gesunden, aktiven Menschen ist. Wenn du Übergewicht hast, krank bist oder gerade erst mit dem Trainieren beginnst, solltest du langsam anfangen. Eine Stunde Bewegung jeden Tag genügt. Richte dich stets nach deinem eigenen Tempo.

Eine Pferdekur ist beim Körpertraining genauso wenig hilfreich wie beim Fasten und kann Gefahren bergen. Laß es dir gutgehen! Körperliche Bewegung sollte Spaß machen. Es ist eine gute Gelegenheit für dich, mit dir selbst zusammenzusein – mit deinem Körper, deinen Gefühlen, deinem Bewußtsein, deinem Atem und mit deiner Umgebung. Überwinde den »inneren Schweinehund« und fange mit einem Bewegungsprogramm an. Du kannst nur gewinnen!

Kräuter

Der Sommer ist die Jahreszeit, um dein Feuerelement zu kräftigen, wenn es zu schwach ist. Viel Sonne ist gut dafür, ebenso Körpertraining, gute Ernährung und gute Ausscheidung. Es gibt auch einige gebräuchliche Kräuter, die man gefahrlos dafür verwenden kann.

Cayennepfeffer *(Capsicum annuum)* ist eines der echten Anregungsmittel

der Natur, und medizinisch gesehen gilt er als kräftigend, blutreinigend, anregend und speicheltreibend. Er liefert rasche Energie, und obwohl er als wärmendes Agens wirkt, ist er nicht entzündungsfördernd. Er wurde bei Wunden und Entzündungen angewendet und diente als Heilmittel für Magen- und Dickdarm-Entzündungen und -Geschwüre. Cayenne fand auch Verwendung als Einreibemittel oder Umschlag bei Rheumatismus, Gelenkentzündungen und Zahnfleischerkrankungen.

Der Cayennepfeffer ist die Frucht oder Schote der Pflanze. Er enthält viel Vitamin C; das macht ihn – zusammen mit seiner anregenden und erwärmenden Wirkung – zu einem guten Mittel gegen Erkältungen, Grippe und Halsentzündungen, wie auch gegen schwachen Kreislauf und kalte oder feuchte Füße. Cayennepfeffer ist zudem ein Herzstimulans und dient zur Blutreinigung, das heißt, er unterstützt die Ausscheidung von Verunreinigungen aus dem Blut durch gesteigerten Urinfluß oder Schwitzen. Er wurde auch verwendet, um Nieren-, Milz- und Bauchspeicheldrüsenbeschwerden zu beheben.

Als Stimulans kann man Cayenne entweder in Kapseln – mehrmals täglich zwei oder drei – einnehmen oder ihn in Pulverform – einen halben Teelöffel auf ein Glas Wasser – zu sich nehmen. Zur Tonisierung nimmt man dreißig bis sechzig Tage lang je zweimal täglich zwei Kapseln; das unterstützt den Kreislauf und reinigt das Blut. Der hellrote afrikanische Cayenne ist besser geeignet als die hellorangefarbigen Varianten.

Ingwerwurzel ist eine weitere gebräuchliche Gewürzpflanze. Sie ist ebenfalls scharf und wirkt anregend, entblähend, aromatisch und speicheltreibend; wird sie heiß eingenommen, wirkt sie zudem schweißtreibend. Sie wirkt langsamer als Cayennepfeffer, ist aber sehr gut für den Kreislauf, und beide Kräuter steigern die Körperwärme. Ingwerwurzel wurde auch bei verzögerter Menstruation, Erkältungen, Halsentzündungen, Durchfall, Verdauungsstörungen und Übelkeit verwendet. Nimm sechs bis acht dünne Scheiben Ingwerwurzel auf zwei Tassen kochendes Wasser und laß das Ganze fünfzehn bis zwanzig Minuten leicht kochen. Trinke einen Monat lang eine oder zwei Tassen täglich und beobachte die Wirkung auf deine Körperwärme und den Kreislauf.

Scharfe Gemüse wie Senf, Wasserkresse, Blumenkohl und Weißkohl stimulieren ebenfalls das Feuer; Knoblauch in deiner Kost ist gut für starkes, sauberes Blut und hält Vampire fern (Freunde eventuell auch). Der Kräuterheilkundige William LeSassier bietet ein Rezept zur Kräftigung des Blutes an, das zugleich auch das Herz unterstützt. Mische gleiche Teile Brennnesseln, Rotalgen, Schnittlauch, Wasserkresse und Wurzel des krausen Ampfers *(Rumex crispus)* entweder zur Bereitung einer Suppe oder getrocknet und zerrieben als kräftigendes Streugewürz. Dieses und andere Blutreinigungsmittel sind auch gut bei chronischen Hautproblemen sowie bei einigen akuten Erscheinungen wie Staphylokokken-Ausschlag (Pusteln, Furunkel), die wahrscheinlich von verunreinigtem Blut herrühren. »Vergiftetes Blut« ist eine Vorstellung der Naturheilkunde, wobei Blut als verunreinigt betrachtet wird, wenn es Substanzen enthält, die normalerweise nicht zu ihm gehören, wie Chemikalien, Mikroorganismen usw. Diese müssen entweder auf direktem Weg aus dem Blut ausgeschieden werden, oder sie gehen den sekundären Weg durch die Haut. Rote Kleeblumen, als Tee aufgebrüht, sind ein weiterer Blutreiniger und ein gutes Sommerkraut.

Wenn es dir zu heiß wird (zu viel Feuer), so gehe in den Schatten, hüpfe ins Wasser, trinke kühlende Fruchtsäfte wie Orangensaft oder Zitronensaft und probiere einige kühlende Kräuter aus. Das sind hauptsächlich solche grünen Kräuter wie Minze und viele Blüten wie Hibiskus und Kamille. Koche etwas Wasser auf und gieße es über eines oder mehrere dieser Kräuter; laß den Tee zwanzig bis dreißig Minuten ziehen.

Sonnen- oder Mondtee

Gib getrocknete oder frische Kräuter in ein klares Glas und stelle es eine oder zwei Tage/Nächte in den Sonnen-/Mondschein. Dann trinken oder kühlstellen. Aromatische grüne Kräuter oder Blüten wirken am besten.

Beispiele:
Pfefferminzblätter
Hibiskusblüten
Zitronengras
Rote Kleeblüten
Kamillenblüten
Grüne Kräuter
Rosmarin
Orangen- und Zitronenschalen

Grüne Kräuter oder Blüten sollten nie gekocht werden, da ihre ätherischen Öle und andere Essenzen dabei verlorengehen. Bei heißem Wetter kannst du gekühlten Tee bereiten, indem du Eiswürfel dazugibst oder dein Getränk in den Kühlschrank stellst, bevor du es trinkst. Mit ein wenig Honig oder Ahornsirup gewürzt, ist das eine herrliche Sommererfrischung.

Aus all diesen Kräutern kann man »Sonnentees« machen, indem man ein wenig Kraut in ein Glas mit Wasser gibt und es einen Tag lang in der Sonne stehen läßt. Wer bei Nacht geboren ist (Mondkinder), kann sich einen Mondtee bereiten; hierfür läßt man das Glas mit den Kräutern und Wasser kurz vor Vollmond eine oder zwei Nächte lang im Mondschein stehen.

Dünndarm-Kräuter

Zu den Kräutern mit spezifischer Wirkung auf den Dünndarm gehören Beinwellwurzel, Süßholzwurzel, Fenchelsamen und Anissamen. Beinwellwurzel wirkt tonisierend und heilend auf die Dünndarmschleimhäute, wenn man sie einen oder zwei Monate lang täglich anwendet. Koche einen Teelöffel Beinwellwurzel auf zwei Tassen Wasser zwanzig Minuten lang und trinke täglich eine oder zwei Tassen davon.

Gegen Darmblähungen oder Verdauungsstörungen hilft Fenchel- oder Anistee. Koche einen Teelöffel auf eine Tasse Wasser fünfzehn Minuten lang und trinke den Tee mehrmals täglich. Süßholzwurzel beruhigt das Ver-

Heilende Kräuter

Laß einen Eßlöffel Beinwellwurzel in zwei Tassen Wasser zwanzig Minuten lang kochen. Trinke dreißig Tage lang eine bis zwei Tassen täglich. Das tonisiert und kräftigt die Schleimhäute des Dünndarms. Einen Teelöffel Fenchel- oder Anissamen pro Tasse 10 Minuten lang kochen und dann 15 Minuten ziehen lassen. Wird bei Blähungen oder Verdauungsstörungen angewendet.

---

dauungssystem und ist ein mildes Abführmittel; sie ist auch für Kinder gut geeignet. Es ist eine zarte Wurzel, also genügt es, wenn du einen Teelöffel pro Tasse zehn Minuten leicht kochen läßt, um die Essenz herauszuziehen.

Kräuter und das Herz

Die Unterstützung des Herzens mit Kräutern ist eine schwierige Sache. Manche Kräuter sind recht stark und müssen mit Vorsicht angewendet werden, und viele andere sind wiederum nicht sonderlich wirkungsvoll. Die wenigsten Kräuterheilkundigen behandeln das Herz direkt (das gilt auch für die Akupunktur), sondern kräftigen und reinigen das Blut oder tonisieren die Organsysteme im allgemeinen.

Digitalis, heutzutage die wichtigste Herzdroge, wird aus dem Fingerhut gewonnen, der starke herzstimulierende Kräfte hat und nur von erfahrener Hand verwendet werden sollte. Das Maiglöckchen ist ein weiteres Herzstimulans und sollte ebenso wie Digitalis mit Vorsicht gebraucht werden. Es gibt jedoch auch einige Kräu-

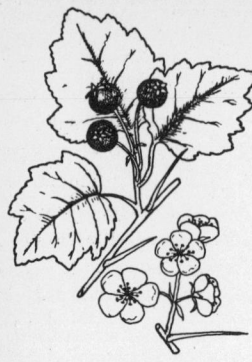

Weißdorn
(Crataegus oxyacantha)

ter, die gefahrlos und dennoch wirkungsvoll sind.

Weißdornbeeren werden von Kräuterheilkundigen als Herztonikum bei strukturellen und physiologischen Herzstörungen angewendet. Dr. Edward Shook sagt: »Weißdorn wirkt harntreibend, adstringierend und tonisierend und wird auch bei Halsentzündungen und als harntreibendes Mittel bei Wassersucht (Rechtsherz-Insuffizienz) und Nierenbeschwerden verwendet.« Bringe einen Viertelliter Wasser zum Kochen und brühe damit fünfzig Gramm Weißdornbeeren auf; laß den Tee noch dreißig Minuten ziehen, und trinke täglich zweimal eine Tasse oder viermal täglich eine halbe Tasse.

Ein weiteres Kraut, das als allgemeines Tonikum und Verjüngungsmittel wirkt und das Herz kräftigen soll, ist die Ginsengwurzel. Dieses klassische asiatische Kraut ist ein Universalheilmittel für alle, die nach jugendlicher Kraft lechzen, denn es stimuliert das Nervensystem und die endokrinen Systeme und steigert die Vitalität und die Virilität. Amerikanische Ginsengwurzel gewinnt zusehends an Qualität und Ansehen. Die Wurzel braucht mindestens sechs Jahre, um auszureifen; es gibt chinesische und koreanische Wurzeln auf dem Markt, die fünfzig bis hundert Jahre alt sind.

Ich empfehle, die Ginsengwurzel auf »chinesisch« zuzubereiten. Das bedeutet ein sechs bis acht Stunden langes »doppeltes« Kochen. Lege die geschnittene Wurzel in ein Glas oder einen Keramiktopf, gieße zwei Tassen kochendes Wasser darüber und decke das zu. Stell das Glas/den Topf in einen größeren Topf mit Wasser, das du sechs bis acht Stunden lang kochen läßt, wobei du immer wieder die Höhe des Wasserspiegels überprüfen soll-

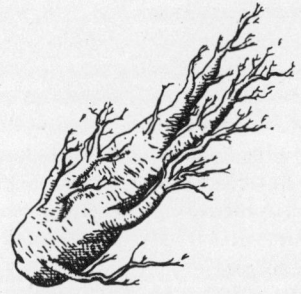

Ginseng
(Panax quinquefolium)

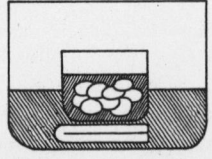

Zubereitung von Ginseng-Tee

test. Lege ein gefaltetes Tuch unter das Glas in den Topf, damit das Ginsengwasser nicht kocht und das Glas nicht zerspringt, falls der Wasserspiegel im großen Topf einmal zu niedrig werden sollte. Trinke eine Tasse Ginsengtee vor dem Schlafengehen und die zweite Tasse beim Aufstehen am nächsten Morgen.

Ginsengwurzel ist sehr *yang,* deshalb baut sie auf, und es wird empfohlen, während man das Ginsengtonikum einnimmt, zwei bis drei Tage lang keine Früchte oder Gemüse zu essen (*Yin*-Nahrungsmittel). Viele Asiaten verwenden Ginseng täglich als Mittel zur Verjüngung. Man kann es als Extrakt oder als Pulver kaufen, um daraus täglich einen Tee zu bereiten. Eine wirklich gute Wurzel kann man jedoch sparsamer verwenden – jeden Monat einmal, zu Beginn einer neuen Jahreszeit oder nur einmal im Jahr. Ginseng wird hauptsächlich von Männern genommen, obwohl auch Frauen es gelegentlich verwenden. Es mag allerdings zu stark sein, als daß man es in der Schwangerschaft empfehlen könnte.

Die Borretsch-Pflanze *(Borago officinalis)* – Blätter oder Blüten – ist ein weiteres Kraut, das als herzstärkend bekannt ist. Es scheint jedoch mehr auf der emotionalen Ebene zu wirken, indem es Glücksgefühle anregt. Vor allem die Blüten kann man essen oder als Tee zubereiten; sie werden schon seit Jahrhunderten benützt, um gegen Melancholie zu helfen und Probleme vergessen zu lassen. Andere Herzkräuter sind Herzgespann, Asparagus, Pfefferminze, Gänsefingerkraut, Sauerampfer und Baldrianwurzel.

Farbtherapie

Wer daran interessiert ist, bestimmte Farbschwingungen zum Ausgleichen der Körpersysteme zu verwenden, kann solarisiertes, farbenergetisches Wasser bereiten, indem er das Wasser in einer farbigen Glasflasche ein paar Tage lang in die Sonne stellt. Das Wasser nimmt dann vornehmlich die Farbschwingungen auf, die der Farbe der Flasche entsprechen. Wenn du dieses Wasser trinkst, kann das tatsächlich gewisse Disharmonien ausgleichen, so subtil diese Energie auch sein mag. Im Sommer solltest du Flaschen von kühlendem Blau oder Grün verwenden.

Farbtherapie wird bereits seit uralten Zeiten eingesetzt. Im Grunde arbeiten wir täglich damit: in Form der Kleider, die wir tragen, der Nahrungsmittel, die wir essen, und der Farben, mit denen wir uns umgeben. Es gibt jedoch auch eine spezifische Form der Behandlung, wobei jedes Leiden mit einer bestimmten Unausgeglichenheit bei den Farben in Verbindung gebracht wird. Bei dieser Behandlung wird weißes Licht durch farbige Gelatine gefiltert und die entsprechenden Körperteile des Patienten zum Zweck der Heilung damit bestrahlt.

Stanley Burroughs' Buch *Healing for the Age of Enlightenment* ist eines der Bücher, die sich mit Farbtherapie befassen.

Die folgende Tabelle zeigt, welche Beziehungen die sieben Farben des Regenbogens zu bestimmten Beschwerden haben und wie sie wirken.

Die sieben Chakras (Zentren des fein-

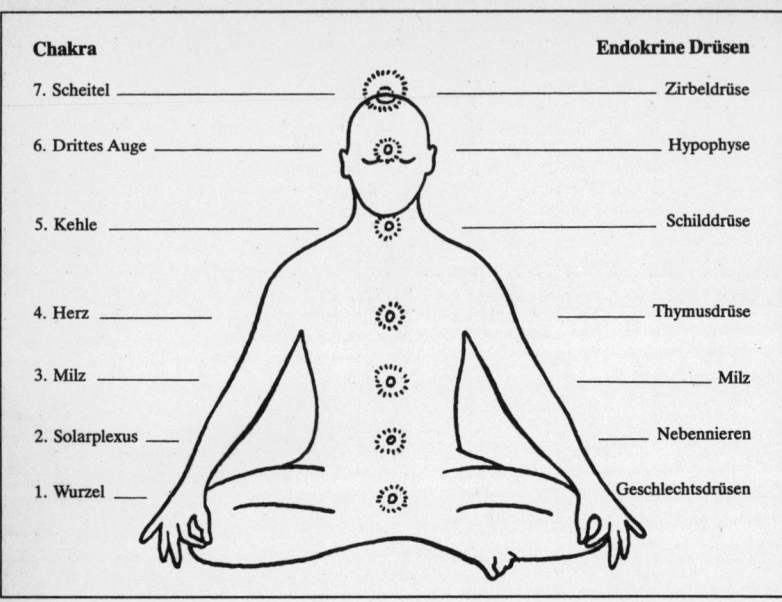

Chakra

7. Scheitel

6. Drittes Auge

5. Kehle

4. Herz

3. Milz

2. Solarplexus

1. Wurzel

Endokrine Drüsen

Zirbeldrüse

Hypophyse

Schilddrüse

Thymusdrüse

Milz

Nebennieren

Geschlechtsdrüsen

Farbe	Musikalische Note	Chakra (Energiekörper): Sitz; Funktion; Verhalten	Farbwirkung	Behandelte Leiden
Rot	C	1. Chakra: Basis der Wirbelsäule; kreative, sexuelle und erneuernde Prozesse, Umwandlung	Gibt Energie, Vitalität, Wärme und unterstützt den Kreislauf; regt die Produktion von Adrenalin und roten Blutkörperchen, den Menstruationsfluß und die sexuelle Kraft an; stärkt die Willenskraft und den Mut	Anämie Unfruchtbarkeit/ Impotenz Erkältungen, Frösteln schwache Menstruation (Nicht bei Fieber oder nervösen Störungen anwenden!)
Orange	D	2. Chakra: unter dem Nabel; emotionales Zentrum; Reinigung	Wärmt und beschwingt; löst körperliche und emotionale Spannungen; Unterstützt die Denkfähigkeit	Lungenerkrankungen Epilepsie geistige Störungen Rheumatismus Nierenstörungen

Farbe	Musikalische Note	Chakra (Energiekörper): Sitz; Funktion; Verhalten	Farbwirkung	Behandelte Leiden
Gelb	E	3. Chakra: Solarplexus; Denk-(mentales) Zentrum; geistiges Streben	Inspiriert und weckt den Geist; stärkt die Nerven; unterstützt die Vernunft, die Selbstkontrolle, die Ausscheidung; bessert die Haut; Gehirn- und Nervenstimulans	Magenbeschwerden Verdauungsstörungen Blähungen Verstopfung Leberstörungen Ekzeme nervöse Erschöpfung
Grün	F	4. Chakra: Herzbereich; Gewahrsein – Gefühle; Mitgefühl/Harmonie	Harmonisiert und gleicht aus, beruhigt und kräftigt; tonisierend; regt das Herz an; beruhigt Nerven, Gehirn, Herz und Augen; unterstützt die Ausscheidung; erfrischt	Kopfschmerzen Herzbeschwerden Geschwüre Augenkrankheiten nervöse Beschwerden
Blau	G	5. Chakra: Kehlbereich; Kommunikation; Selbstausdruck	Antiseptisch, kühlend, sedativ, entspannend, beruhigend; hilft Blutungen zu stoppen; unterstützt Ernährung beim Aufbauen von Körper und Haut; fördert Wahrhaftigkeit, Loyalität und Zuverlässigkeit	alle Entzündungen Halserkrankungen Fieber, Infektionen Verbrennungen Krämpfe, Schmerzen Kopfschmerzen Durchfall
Indigo	A	6. Chakra: Zirbeldrüse (Bereich der Hypophyse); (Drittes Auge) Wahrnehmung; Erkenntnis	Elektrisch, kühlend, adstringierend; anästhetische Wirkung; baut weiße Blutkörperchen auf; verstärkt die Aktivität der Milz; heitert Herz und Nervensystem auf	Lungenentzündung geistige Störungen Starke Krämpfe Augen-, Ohren- und Nasenbeschwerden
Violett	B	7. Chakra: Scheitel (Spitze des Kopfes); Universales Bewußtsein; Einheit	Regt die spirituelle Natur und die Intuition an; erhöht die Inspiration; erweitert das überrationale Verstehen	geistige Störungen Neurosen Neuralgien Erschütterungen Krämpfe, Tumore Erkrankungen der Kopfhaut

stofflichen Energiekreislaufs) sind auch als die »sieben Energiekörper« bekannt. Sie sind Speicher der verschiedenen Kräfte des gesamten Wesens. Wie im Akupunktur-System kann man auch in diesem System alle geistigen, emotionalen und körperlichen Symptome als Manifestation bestimmter Spannungen oder Schwächen in den korrespondierenden Chakras betrachten, und man kann sie mit den entsprechenden Farben behandeln.

Zusammenfassung

Dem Regen des Winters und des Frühlings, der die Erde vorbereitet hat, folgt der strahlende Sonnenschein des Sommers, der die Natur aufblühen läßt. Wir pflegen den Garten und schauen dem Wachsen und Reifen der Samen zu, die wir Monate früher gesetzt haben. Das Bild des Gartens läßt sich auf alle Projekte beziehen, die wir begonnen haben; wenn wir ihnen ständig Energie zuführen – wie Sonne, Wasser, Pflege, Liebe –, so wachsen und gedeihen sie. Das gilt für Pflanzen wie für Kinder, Beziehungen und Arbeit. Wenn wir alle diese nicht ständig nähren, welken sie und sterben ab.

Der Sommer ist im chinesischen System mit dem Feuerelement verbunden. Die Organe, die von diesem Element beherrscht werden, sind das Herz und der Dünndarm wie auch die Funktionen des Kreislaufs und die Wärme im Körper.

Ernährung und Bewegung sind sehr wichtig, um das Feuerelement bei Kräften zu halten. Richtige Ernährung ist von größter Bedeutung für die Gesundheit des Herzens und auch, um dem Körper Brennstoff und Wärme zu liefern. Deshalb sollte sich unsere Kost dahingehend verändern, daß wir behandelte Nahrungsmittel, Tee, Kaffee, Alkohol und Tabak weglassen und die Aufnahme von tierischen Fetten, rotem Fleisch, Milchprodukten und anderen fetten Speisen reduzieren. Die meisten Herzbeschwerden lassen sich vermeiden oder aufheben, vor allem, wenn du nicht zu lange wartest. Es kostet Zeit, Hingabe und harte Arbeit, um Krankheiten zu beseitigen, die Jahre gebraucht haben, um zu entstehen.

Der Dünndarm absorbiert die Nährstoffe der Lebensmittel, die wir essen, um mit Hilfe eines guten Blutkreislaufs alle Zellen zu ernähren. Körperliche Bewegung sorgt für diesen guten Blutkreislauf.

Körperliche Bewegung ist wichtig. Eine Stunde am Tag ist wenig verlangt, angesichts des Nutzens, den du davon hast, und der Sommer ist eine gute Zeit, um mit einem Bewegungs-Programm anzufangen. Hast du bereits ein Programm, kannst du deine Anstrengung, deine Zielsetzungen und dein Wohlbefinden in diesem herrlichen Sommersonnenschein weiter ausdehnen. Du besitzt ein neues Auto, mit dem du herumfahren kannst – es ist dein Körper. Hole es aus der Garage, poliere es und mach eine Spritztour damit. Vielleicht wird dir deutlich, daß du auch einen dritten und vierten Gang hast. Hast du den Eindruck, es müsse neu eingestellt werden, so gib es zur Inspektion. Oft genügt es jedoch, einfach damit zu fahren, um es im Nu zum Schnurren zu bringen. Denke daran, es mit viel Licht zu füttern, dem gesunden Brennstoff des Sommers. Frische Früchte und Gemüse, viel Wasser und Säfte, große Salate und ein bißchen Vollgetreide geben ihm all die Kraft, die es braucht.

Der Sommer ist die Zeit, in der die inneren Batterien mit Sonnenenergie aufgeladen werden. Halte das Feuer im Gleichgewicht mit Wasser innen und außen und sieh zu, daß der Körper durch genügend gute Bewegung locker bleibt. Es ist die Zeit für Wachstum und Vorankommen. Es ist auch eine Jahreszeit für Feiern und Ferien. Für viele ist der Sommer eine Jahreszeit, in der sie sich auf die Rückkehr in die Schule oder zur Arbeit vorbereiten.

Spätsommer

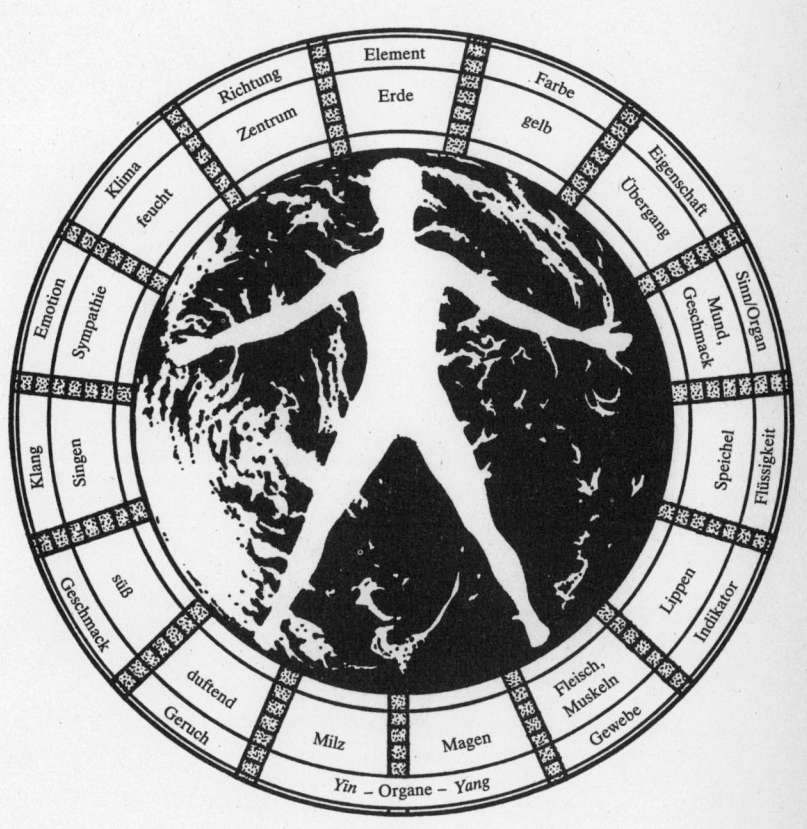

Richtung — Zentrum
Element — Erde
Farbe — gelb
Klima — feucht
Eigenschaft — Übergang
Emotion — Sympathie
Sinn/Organ — Mund, Geschmack
Klang — Singen
Flüssigkeit — Speichel
Geschmack — süß
Indikator — Lippen
Geruch — duftend
Gewebe — Fleisch, Muskeln
Milz — Magen

Yin – Organe – *Yang*

Übergangszeiten

In der Theorie der Fünf Elemente gibt es fünf Jahreszeiten, deren jeweilige Eigenart mit den fünf Elementen in Beziehung steht. Der Spätsommer ist mit dem Element Erde verbunden. Es ist ein wichtiges Element, und obwohl der Spätsommer eine kurze Jahreszeit ist, ist ihm in diesem Buch ein eigenes Kapitel gewidmet.

Der Spätsommer oder »Altweibersommer« ist jene spezielle Zeit am Ende des Sommers und vor dem Herbst, die oft einen besonderen »Zauber« hat. Es ist auch eine wichtige Periode der Vorbereitung auf die Arbeit des Jahres. Die Natur ist reich und hat Fülle; Äpfel und Getreide werden im Überfluß geerntet; und für uns heißt es: zurück zur Schule oder zur Arbeit und neue Pläne machen.

Diese fruchtbare und stabile Erde, die wir unsere Mutter nennen, gibt uns nicht nur die Nahrung, die wir essen – sie ist auch der tragende Grund, auf dem wir stehen und uns zur Ruhe legen: unser Mutterschoß und unser Grab. Erdhaft oder »geerdet« zu sein bedeutet, unsere Wurzeln in festem Boden zu haben. Die Erde, die sich im Verlauf eines Tages einmal um ihre Achse dreht, ist mit den Zyklen in der Natur, in Mann und Frau verbunden, und sie steht im Zentrum aller übrigen Elemente.

Im chinesischen System ist die Mitte diejenige Richtung, die mit dem Erdelement verbunden ist; wir sind rundherum überall auf der Erde, und sie umgibt uns. Das Erdelement wird auf chinesisch auch *doyo* genannt, das heißt »Übergang«; also entspricht dieses Element den Perioden jahreszeitlicher Übergänge, die viermal im Jahr antreten (nicht nur im Sommer-Herbst-Übergang) und um die beiden Sonnenwenden und die beiden Tagundnachtgleichen herum jeweils etwa zwei bis drei Wochen dauern.

Der Spätsommer selbst ist eine kurze Jahreszeit, aber es kann eine Zeit einer intensiven Metamorphose in der Natur und in uns selbst sein. Diese Jahreszeit vereinigt einige der Aspekte aller Jahreszeiten in sich, und oft ist das Wetter in dieser »*doyo*«-Phase sehr heiß oder auch sehr kalt oder in irgendeiner anderen Weise extrem. Während der Übergangszeit ist es besonders wichtig, zentriert zu bleiben – ein Seinszu-

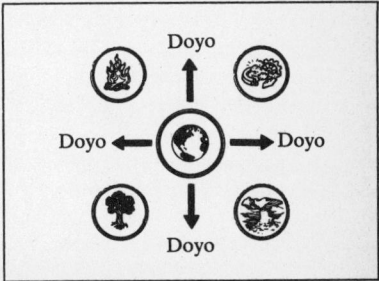

stand, in dem man mit der Erde verbunden ist (»geerdet«), um nicht ins völlige Chaos zu stürzen. Wenn die Dinge in Bewegung sind, sowohl innen wie außen, kann man sich an nichts festhalten.

Das Element Erde

»Der Magen ist der Aufsichtsbeamte der öffentlichen Kornspeicher und verleiht die fünf Geschmacksrichtungen... (er) dient als Ort der Speicherung von Wasser und Korn und als Quelle der Versorgung der sechs Därme.«

Nei Ching

»Die Milz ist der Herrscher über das Ende des Sommers, das man als Jahreszeit für sich betrachtet. Ihren Zustand kann man von den Lippen einer Person ablesen; ist die Milz geschädigt, so wird Blässe in der Mundregion auftreten. Sie beeinflußt auch Fleisch und Muskeln und gehört zu jener Essenz des *Yin*, welche die Aura der Erde durchdringt.«

Chinese Folk Medicine

»Die Milz und der Magen sind Wachen, die die Speicherräume der Regierung beaufsichtigen.«

Chinese Folk Medicine

Eine Passage aus einem alten chinesischen Text nennt einige der Entsprechungen zum Erdelement:
»Die Mitte erzeugt Feuchtigkeit; die Feuchtigkeit nährt die Erde; die Kräfte der Erde erzeugen Feuchtigkeit im Himmel und fruchtbaren Humus auf der Erde. Sie erzeugen den Magen und das Fleisch des Körpers... Und den Mund, die gelbe Farbe und den süßen

Geschmack... Die Emotion Sympathie und die Fähigkeit, zu singen.«
Ein starkes Gefühl der Anziehung oder Abneigung gegenüber einem dieser Faktoren, wie etwa der gelben Farbe oder feuchtem Klima, kann ein Signal für eine Unausgeglichenheit im Erdelement sein. Wenn die Haut im Gesicht oder um die Augen eine gelbliche Färbung hat, kann das auf eine Störung im Erdelement hinweisen. Das ist allerdings etwas anderes als Gelbsucht.
Wenn zum Beispiel die Emotion von Sympathie oder Mitleid dominiert, kann auch das Ausdruck einer Unausgewogenheit des Erdelements sein. In diesem Fall stellen wir vielleicht fest, daß wir sehr der Sympathie anderer bedürfen und möglicherweise sogar Krankheit oder Schwierigkeiten selbst erzeugen, um die Aufmerksamkeit und die Zuwendung zu erlangen, nach denen wir uns sehnen. Die andere Seite dieser Unausgeglichenheit stellt sich so dar, daß man nicht fähig ist, Sympathie entgegenzunehmen oder sie schenken zu können.
Das Erdelement gibt uns die Kraft der Manifestation. Aus dem Wirken des Feuers entsteht das Produkt Erde. Die Materialisation des Gewinns durch die Arbeit des Körpers oder des Geistes, das Schreiben von Worten, um ein Buch zu schaffen, das künstlerische Schaffen eines Malers oder Fotografen, um sichtbare Bilder herzustellen – all dies sind Beispiele für diesen Prozeß der Manifestation. Was diese Produkte den anderen mitteilen, oder wie wir sie verwenden, das sind Aspekte der Kommunikation, die durch das

nächste Element, das Metall, repräsentiert wird.

Das Erdelement gibt uns auch die Fähigkeit, Gedanken, Vorstellungen und Meinungen zu bilden. Eine Unausgeglichenheit dieses Elements kann sich auf geistiger Ebene als eine Neigung zur Besessenheit darstellen – ein Sichfestklammern an bestimmten Ideen oder Problemen, das zu Halsstarrigkeit und Engstirnigkeit gegenüber neuen Ideen, Standpunkten oder Lebensveränderungen führt. Diese Art des Denkens kann sich auf die Verdauungsorgane auswirken und Verdauungsstörungen und Aufstoßen bewirken, Beschwerden, die ebenfalls mit einer Erdunausgeglichenheit in Verbindung gebracht werden.

Dieses Element verleiht die Fähigkeit zu singen, und jemand, dessen Sprechstimme einen stark singenden Ton hat, kann eine Unausgeglichenheit in der Erdenergie haben. Der dem Erdelement zugeordnete Geruch ist blumig.

Da dieses Element mit der Nahrungsaufnahme in Zusammenhang steht, scheint es naheliegend, daß sein zugeordnetes Sinnesorgan der Mund, sein Sinn der Geschmack und die Körperflüssigkeit der Speichel ist. Man kann auch tatsächlich an den Lippen (der »Indikator« dieses Elements) den Gesundheitszustand des Erdelements ablesen. Wenn sie anschwellen, schrundig werden oder sich schälen, kann das auf eine Unausgeglichenheit im Erdelement hindeuten.

Auch die Kehle steht unter dem Einfluß des Erdelements und ebenso das Fleisch, das heißt alles zwischen unserer Haut und unseren Muskeln, medizinisch als »subkutanes« Gewebe bezeichnet. Viele chinesische Texte sagen, daß die Erde auch die Muskeln beherrscht, so daß Störungen in der Muskulatur, wie Schmerzen oder Steifheit, auch auf eine Fehlfunktion dieses Elements hinweisen können. Andere Entsprechungen zum Erdelement sind beim Getreide die Hirse, bei den Früchten die Dattel, bei den Kräutern die Malve und bei den tierischen Nahrungsmitteln das Rindfleisch. Es ist möglich, daß diese Nahrungsmittel das Erdelement besonders gut nähren und daß zuviel davon eine Unausgeglichenheit des Erdelements hervorrufen kann.

Die Milz und der Magen sind die mit dem Erdelement verbundenen Körperorgane. In der chinesischen Medizin ist die Milz ein zentrales Organ, sowohl physiologisch als auch anatomisch, und Störungen ihrer Energie können den ganzen Körper beeinflussen. Die Milz verteilt die aus der Nahrung gewonnene Energie im ganzen Körper. Die anderen Organe sind völlig auf sie angewiesen. Entsprechend dem *Nei Ching* »fordern die fünf inneren Organe ihren Lebensatem von der Milz; es ist die Milz, welche die Existenzgrundlage der fünf inneren Organe bildet«. Wenn die Milz nicht richtig arbeitet, kann das zu einem Mangel an Willenskraft führen, und es kann den Anschein haben, daß man »nicht ganz richtig im Kopf« ist. Milzstörungen können Vergeßlichkeit und eine Neigung, sich Sorgen zu machen, verursachen.

Das Erdelement entspricht den Zyklen in der Natur und in uns. In der Frau beherrscht es den Menstruationszyklus – seine Regelmäßigkeit, die Leichtigkeit des Flusses und die Menge an Blut. Wenn all dieses in Ordnung ist, kann man annehmen, daß die Milz ziemlich ausgeglichen ist. Wenn umgekehrt dieser Zyklus mit Schwierigkeiten verbunden ist, wie etwa Unregelmäßigkeit, Schmerzen und spärliche oder übermäßige Blutung, ist möglicherweise die Milz – das Erdelement – zu schwach oder zu stark. Die Erde gibt uns Fruchtbarkeit. Probleme mit der Fruchtbarkeit werden oft auf eine Unausgeglichenheit des Erdelements zurückgeführt.

Die traditionelle chinesische Medizin lehrt, daß der Magen der Nahrungsempfänger ist und die Energie aus den Speisen zieht, welche er dann an die Milz weiterleitet, damit diese sie an den Körper austeilt. Der empfindsame Magen hat mit dem »Verdauenkönnen« von Dingen zu tun, das heißt mit Toleranz und Aufnahmefähigkeit; das bezieht sich ebenso auf Nahrungsmittel wie auf andere Aspekte des Lebens, etwa auf Gedanken oder Gefühle. Wenn der Magen nicht richtig arbeitet, werden wir schlecht ernährt, und das führt wiederum zu einer Beeinträchtigung unseres Allgemeinzustandes. Die Art und Weise, wie wir uns ernähren und ob wir fähig sind, Liebe und Mitgefühl zu geben und zu empfangen, ist sehr wichtig für die Gesundheit des Erdelements – des Magens und der Milz.

Milz, Magen und Erdelement sind die Herrscher des Zentrums, das die vier Richtungen der Erde nährt. Das Erdelement spielt eine wichtige Rolle während der Übergangszeiten und der jahreszeitlichen Veränderungen. Während dieser Zeit ist es von größter Wichtigkeit, zentriert zu bleiben.

Magen und Verdauung

Der Magen, die Milz und die Bauchspeicheldrüse (die Bauchspeicheldrüse ist im chinesischen System mit der Milz verbunden) sind die Organe, die ihre Energie vom Erdelement beziehen. Sie sind von zentraler Bedeutung für den Verdauungsprozeß.

Die Verdauungsorgane und ihre Funktionen sind empfindlich für die Einflüsse von Nahrung, geistiger Aktivität und Gefühlen. Tatsächlich ist der Magen wahrscheinlich eines der empfindlichsten Organe des Körpers. Das gesamte Verdauungssystem wird vom Nervensystem ausbalanciert, und deshalb beeinträchtigen Streß und seelische Belastungen aller Art seine Funktion. Zum Beispiel regulieren die Nerven die Sekretion der Säuren und Enzyme und die Bewegungen der Verdauungsorgane. Das Nervensystem kontrolliert auch die Assimilation der Nährstoffe, indem es die Nahrung langsam oder schnell transportieren läßt. Zappelige Nerven, Sorgen oder Überregtheit können dazu führen, daß die Nahrung äußerst schnell transportiert wird. Es kommt also zu Durchfall, und du hast keine Zeit, die Nährstoffe herauszuziehen. Die Verlangsamung der Darmbewegung durch Widerstand, Ärger oder »Festhalten« kann hingegen zu Verstopfung führen, wobei übermäßig viel Wasser und Toxine aus dem Enddarm in den Körper zurückgezogen werden.

Die Art und Weise, wie der Körper deine Nahrung verarbeitet, zeigt sich im Energieniveau eines jeden Augenblicks. Wenn du auf deine Kost achtest, gut kaust, eine vernünftige Menge von Nahrungsmitteln in einer entspannten Situation zu dir nimmst, so wird dir das sehr gut tun. Wenn du jedoch deinen Körper mit chemischen, die Systeme verunreinigenden Substanzen bombardierst, zuviel auf einmal oder zu schnell ißt oder deine Mahlzeiten zwischen Tür und Angel hinunterschlingst, wirst du dafür bezahlen müssen!

Der Zustand deiner Emotionen ist eng mit deinen Eßgewohnheiten und deiner Fähigkeit, die Nahrung zu verarbeiten, verbunden. Bist du emotional aus dem Gleichgewicht oder stehst all-

Magen-Meridian

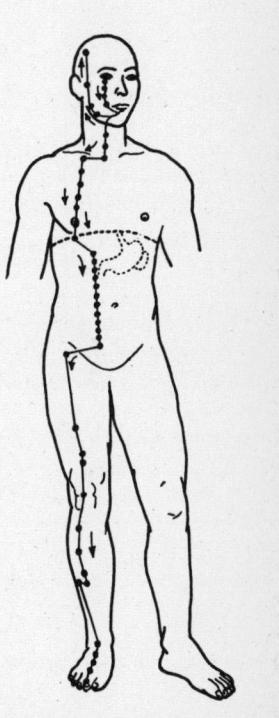

Magen – 45 Punkte

Der Magen-Meridian beginnt im Gesicht unter dem Auge, verläuft um den Mundwinkel zum Kinn und über den Kiefer zur Schläfe, dann abwärts über den Hals zur Brust, von dort parallel zur Mittellinie des Körpers abwärts, über die Außenseite des Ober- und Unterschenkels und über die Mitte der Fußoberseite und endet an der Außenseite des zweiten Zehennagels.

(Die Meridiane verlaufen auf beiden Seiten des Körpers.)

gemein unter Streß, so wirkt sich das auf deinen Appetit und deine Nahrungsverwertung aus. Hingegen regen Gefühle des Glücks und der Klarheit deinen Appetit, deine Verdauungskraft, die Verwertung und auch die Wertschätzung für deine Nahrung an. In unserer westlichen Kultur ist die Fähigkeit, sich zu entspannen, sich hinzusetzen und eine Mahlzeit zu genießen, häufig ein Zeichen für eine zufriedene, gesunde Persönlichkeit.

Der Magen empfängt die Nahrung und bereitet sie für die weitere Verdauung auf, während die Milz und die Bauchspeicheldrüse – dem asiatischen Modell nach – die Verteilung der Nährstoffe im Körper beaufsichtigen. Ebenso wie der ganze Körper eines Gleichgewichts von Aktivität und Ruhe bedarf, ist auch der Verdauungstrakt auf dieses Gleichgewicht angewiesen. Überaktivität durch zu viel und zu häufiges Essen überlastet und

Milz-Meridian

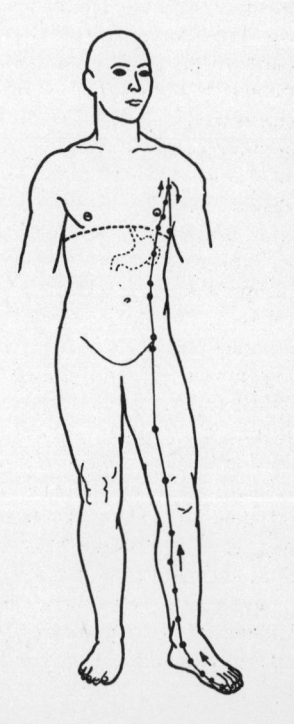

Milz – 21 Punkte

Der Milz-Meridian beginnt am Nagel des großen Zehs, verläuft über den Innenrand des Fußes und über die Innenseite von Unter- und Oberschenkel, dann über die Leiste und den Unterleib, über die Brust aufwärts, außen an der Brustwarze vorbei, hoch zur Achselhöhle und endet an der Seite des Brustkorbs im fünften Zwischenrippenraum.

(Die Meridiane verlaufen auf beiden Seiten des Körpers.)

schwächt das Verdauungssystem – und kann es sogar verschleißen. Es kann geschehen, daß es völlig zusammenbricht, um zu der Ruhe zu kommen, die es benötigt.

Nach dem Essen und einer nachfolgenden kleinen Ruhepause zum Entspannen braucht der Körper ein wenig Bewegung – geh spazieren oder tanze ein bißchen. Diese Bewegung unterstützt die Verdauung, die Assimilation und die Verteilung der Nährstoffe.

Der Mund ist das Sinnesorgan, das mit dem Erdelement in Verbindung gebracht wird, und die Funktionen des Kauens und der einleitenden Aufspaltung der Nahrungsmittel durch Enzyme sind von größter Wichtigkeit für eine gute Verdauung. Der Magen seinerseits ist der Empfänger der gekauten und geschluckten Zufuhr. Er fügt nun Salzsäure und andere Verdauungssäfte hinzu, die aus Enzymen wie Pepsin und Labferment bestehen und die Aufspaltung von Protein und Milchprodukten unterstützen. Außerdem ist es die Aufgabe des Magens, mit seinen Muskelwänden die Nahrung zu mischen und umzuwälzen.

Weitere Enzyme und andere zur Aufspaltung dienende Substanzen werden von den Speicheldrüsen, der Bauchspeicheldrüse, der Gallenblase (Galle) und dem Dünndarm (siehe Abbildung) geliefert, um die Nahrungsmittel in die einfachen, verwendbaren Komponenten umzuwandeln, die dann durch den Darm transportiert und dort vom Blut aufgenommen werden.

Die Zusammenstellung von Nahrungsmitteln

Nahrungsmittel richtig zu kombinieren bedeutet, sie so zusammenzustellen oder auseinanderzuhalten, daß die beste Verdauung und Auswertung erreicht wird. Wir denken im allgemeinen nicht daran, daß eine Mahlzeit, die viele verschiedene Nahrungsmittel enthält, nicht deshalb schon »ausgeglichen« ist. Sie wird vielmehr zu schlechter Verdauung, unzureichender Auswertung und zu Gärungen im Darm führen. Es ist kein Wunder, daß die pharmazeutische Industrie, die uns mit Mitteln gegen Blähungen und Verdauungsbeschwerden versorgt, mit unseren Eßgewohnheiten ein gutes Geschäft macht. Die Zusammenstellung einer wirklich ausgewogenen Kost über den ganzen Tag hinweg vereinfacht die Essenszubereitung und ermöglicht eine leichtere Verdauung und eine bessere Auswertung der Nährstoffe.

Wie du der »Verdauungs-Tabelle« (S. 109) entnehmen kannst, gibt es verschiedene Verdauungssubstanzen, die die verschiedenen Nahrungsmittel aufspalten. Nach Auffassung der Ernährungsphysiologen gibt es für jede Art von Nahrungsmittel einen besonders effektiven Verarbeitungsprozeß, und die jeweilige Nahrung regt selbst die Ausschüttung der Säuren und Enzyme an, die für ihre vollständige Verarbeitung benötigt werden. Bestimmte Nahrungsmittel brauchen sehr wenig Salzsäure, während andere eine ganze Menge davon benötigen, und manche der Nahrungsmittel, die du ißt, behin-

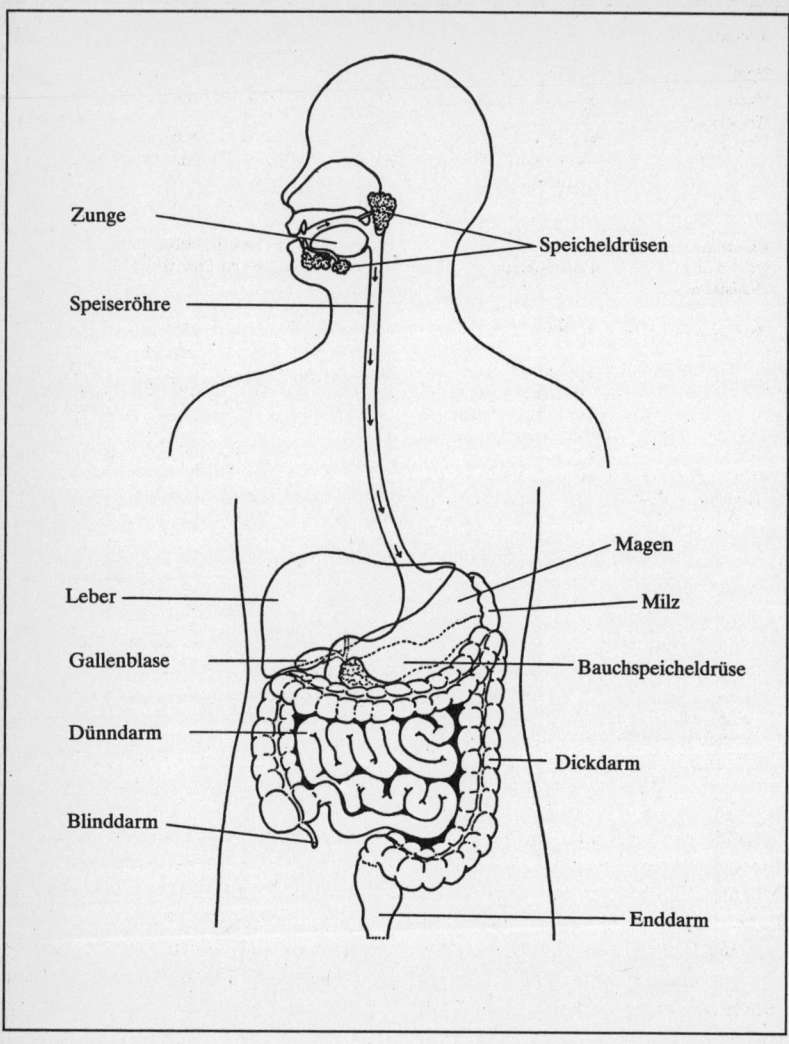

Zunge

Speicheldrüsen

Speiseröhre

Magen

Milz

Leber

Bauchspeicheldrüse

Gallenblase

Dünndarm

Dickdarm

Blinddarm

Enddarm

Verdauungstabelle

Organ	Substanz	verarbeitet:	Endprodukt
Mund (Speicheldrüsen)	Speichel-Amylase* (Ptaylin)	Stärke	Maltose
Magen	Pepsin	Protein	Polypeptide
	Labferment	Kasein d. Milch	Milchgerinnungen
	Salzsäure	erzeugt Verdauungs- stoffe	
Duodenum (1. Teil des Dünndarms)	Sekretin	regt den Fluß der Bauchspeichel-Flüssigkeit an	
	Pankreozymin	regt die Produktion von Enzymen an	
Bauchspeicheldrüse	Amylase	Stärke	Dextrine Maltose
	Lipase	emulgierte Fette	Fettsäuren und Glyzerin
	Proteasen (Trypsin, Chymotryp- sin, Carboxypeptidase)	Proteine	Proteinfragmente und Aminosäuren
	Ribonuclease und Desoxyribonuclease	Nukleinsäuren	Polynukleotiden
Dünndarm	Enterokinase	aktiviert Trypsinogen	Trypsin
	Maltase	Maltose	Glukose
	Saccharase	Saccharose	Glukose, Fruktose
	Laktase	Laktose	Glukose, Galaktose
	Protease	Proteinfragmente	Aminosäuren
	Darmlipase	Lipoide	Glyzerin, Fettsäuren
Leber/Gallenblase	Gallensäuren	große Fettglobuli	emulgierte Fette, Fett- säuren und Gallensalz- coagulate

* Enzyme haben die Endung »-ase« und sind organische Verbindungen von Protein- oder Proteid-
charakter, die als Katalysatoren für eine chemische Reaktion wirken, durch die eine Substanz in eine
andere umgewandelt wird.

dern die Aufspaltung anderer. Zum Beispiel beeinträchtigen säurehaltige Früchte die Wirksamkeit bestimmter Enzyme, wie etwa von Amylase, das zur Verdauung von Stärke benötigt wird, so daß gleichzeitiges Essen von Früchten und stärkehaltigen Nahrungsmitteln die Stärkeverdauung unmöglich macht.

Wir sollten uns deshalb an den Gedanken gewöhnen, daß die Natur uns mit einem Verdauungssystem ausgestattet hat, das Einfachheit und unvermischte Nahrung schätzt. Eine andere Faustregel besagt, daß Nahrungsmittel, die zusammen wachsen, auch zusammen gegessen werden können.

Alle Nahrungsmittel, die gleichzeitig gegessen werden, müssen zur selben Konsistenz verarbeitet werden bevor sich der Magen zu entleeren beginnt. Aber die Verdauung von Fetten und Proteinen nimmt längere Zeit in Anspruch als die von Kohlehydraten. Zum Beispiel dauert die Verdauung von einfachen Früchten 10 bis 20 Mi-

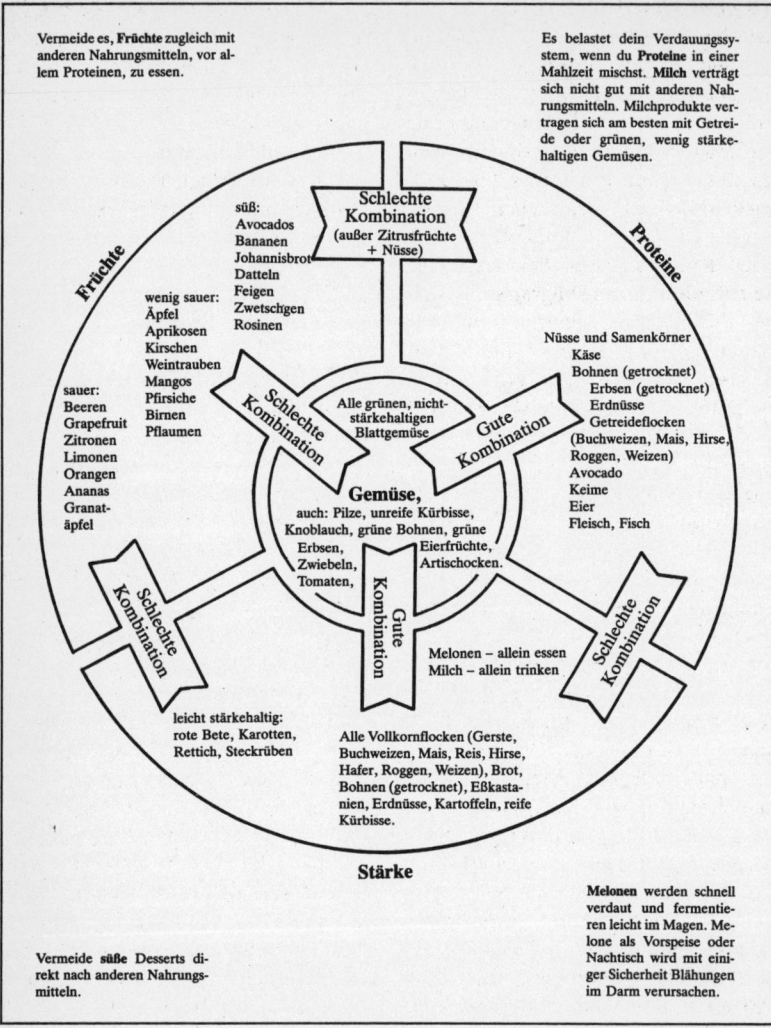

Vermeide es, **Früchte** zugleich mit anderen Nahrungsmitteln, vor allem Proteinen, zu essen.

Es belastet dein Verdauungssystem, wenn du **Proteine** in einer Mahlzeit mischst. **Milch** verträgt sich nicht gut mit anderen Nahrungsmitteln. Milchprodukte vertragen sich am besten mit Getreide oder grünen, wenig stärkehaltigen Gemüsen.

Früchte

süß:
Avocados
Bananen
Johannisbrot
Datteln
Feigen
Zwetsch'gen
Rosinen

wenig sauer:
Äpfel
Aprikosen
Kirschen
Weintrauben
Mangos
Pfirsiche
Birnen
Pflaumen

sauer:
Beeren
Grapefruit
Zitronen
Limonen
Orangen
Ananas
Granatäpfel

Schlechte Kombination (außer Zitrusfrüchte + Nüsse)

Proteine

Nüsse und Samenkörner
Käse
Bohnen (getrocknet)
Erbsen (getrocknet)
Erdnüsse
Getreideflocken (Buchweizen, Mais, Hirse, Roggen, Weizen)
Avocado
Keime
Eier
Fleisch, Fisch

Schlechte Kombination

Alle grünen, nichtstärkehaltigen Blattgemüse

Gute Kombination

Gemüse,
auch: Pilze, unreife Kürbisse, Knoblauch, grüne Bohnen, grüne Erbsen, Zwiebeln, Tomaten, Eierfrüchte, Artischocken.

Schlechte Kombination

Gute Kombination

Schlechte Kombination

Melonen – allein essen
Milch – allein trinken

leicht stärkehaltig:
rote Bete, Karotten, Rettich, Steckrüben

Alle Vollkornflocken (Gerste, Buchweizen, Mais, Reis, Hirse, Hafer, Roggen, Weizen), Brot, Bohnen (getrocknet), Eßkastanien, Erdnüsse, Kartoffeln, reife Kürbisse.

Stärke

Vermeide **süße** Desserts direkt nach anderen Nahrungsmitteln.

Melonen werden schnell verdaut und fermentieren leicht im Magen. Melone als Vorspeise oder Nachtisch wird mit einiger Sicherheit Blähungen im Darm verursachen.

nuten, während sie bei Fleisch 45 bis 90 Minuten dauern kann, je nachdem, wie gut es gekaut wurde. Ißt man Früchte zur gleichen Zeit wie Fleisch, müssen sie eine Stunde länger als nötig im Magen bleiben. In dieser Zeit kommt es dann zur Gärung, Gase entwickeln sich und verursachen Verdauungsbeschwerden, Aufstoßen und/oder Krämpfe. Auf der folgenden Seite findest du ein Diagramm, das dir bei der richtigen Nahrungsmittelzusammensetzung für eine optimale Verdauung behilflich sein kann. Nahrungsmittel innerhalb derselben Kategorie können am besten zusammen gegessen werden, wenn es auch individuelle Unterschiede geben mag, welche Mischung am besten vertragen wird. Hier eine einfache Reihe von Nahrungsmitteln, nach abnehmender Verdaulichkeit und zunehmender Zeitdauer im Magen geordnet: Früchte, Gemüse, Getreide, Hülsenfrüchte, Körner, Nüsse, Milchprodukte, Fleisch.

Die richtige Nahrungszusammensetzung für einen ganzen Tag kann etwa folgendermaßen aussehen: Magst du zum Frühstück Müsli oder andere Proteinträger, solltest du diese eine halbe Stunde nach den Früchten essen. Zum Mittagessen könntest du Salat, Gemüse, ein Milchprodukt sowie Fleisch oder Getreide essen; das alles verträgt sich ziemlich gut miteinander. Zum Abendessen ist Vollgetreide oder Reis mit gekochtem Gemüse und/oder einem Rohkostsalat zu empfehlen; das sättigt, ist nahrhaft und läßt sich gut verdauen. Fleisch, Käse oder Eiergerichte lassen sich mit Gemüse oder Salat ebenfalls gut verbinden.

Früchte am Morgen und Gemüse am Nachmittag ist ein Motto, das ich selbst befolge, aber ein Imbiß aus Früchten am Abend oder vor dem Zubettgehen ist besser, als dann noch irgendwelche schwereren Speisen zu essen. Gemüse lassen sich mit den meisten anderen Nahrungsmitteln gut verbinden und wirken basisch.

Saure und alkalische Kost

Es wird heutzutage viel von »schleimloser Diät« und von saurer oder alkalischer Kost (*Yin*- und *Yang*-Kost) geredet. Jedes Nahrungsmittel wird im Metabolismus des Körpers in saure oder alkalische Elemente aufgespalten. Der Körper ist normalerweise leicht alkalisch; das Blut hat einen pH-Wert von 7,41.

Man nimmt an, daß die Schleimerzeugung im Körper mit säureerzeugenden Nahrungsmitteln, die man auch schleimerzeugend nennt, zusammenhängt. Der Körper braucht eine bestimmte Menge Schleim, um richtig zu funktionieren. Ist jedoch eine Kost zu reich an säureerzeugenden Substanzen, kann der Körper zu sauer werden. Er produziert dann Schleim im Überfluß, und dieser kann zum Nährboden für Bakterien und Viren werden. Ein Übermaß an Schleim kann außerdem zu Stauungen und Verstopfungen führen, die Ursache für viele Krankheiten sind. Der Versuch des Körpers, solche Verstopfungen durch Ausscheidung von Schleim und sauren Elementen selbst zu beseitigen, wie etwa durch Erkältungen, Stirn- und Nebenhöhlen-

Saure und alkalische Nahrungsmittel

Der Körper scheint am besten mit einer Ernährung arbeiten zu können, die vorwiegend basenerzeugende Nahrungsmittel enthält – jene Nahrungsmittel, die alkalische Elemente freisetzen, wenn sie für die Verdauung aufgespalten werden. Eine Kost, die 70–80% basenerzeugende Nahrungsmittel enthält, ist ideal für ein gesundes Leben.

Früchte	Getreide	Nüsse	Zucker
sauer:	*sauer:*	*sauer:*	*sauer:*
Preiselbeeren	Brauner Reis	Cashewnüsse	Brauner Zucker
Granatäpfel	Gerste	Walnüsse	Weißer Zucker
Erdbeeren	Weizen	Haselnüsse	Milchzucker
gegorene Früchte	Hafer	Erdnüsse	Rohrsirup
	Roggen	Pekannüsse	Malzsirup
alkalisch:	Brot		Ahornsirup
Äpfel		*alkalisch:*	Melasse
Bananen	*alkalisch:*	Mandeln	
Zitrusfrüchte	Hirse		*alkalisch:*
Datteln	Buchweizen	**Samenkörner**	Honig
Weintrauben	Mais	*sauer:*	
Kirschen	Getreidekeimlinge	Kürbiskerne	**Öle**
Pfirsich		Sesam	*sauer:*
Birnen	**Fleisch und**	Sonnenblumen	Nußöle
Pflaumen	**Milchprodukte**	Leinsamen	Butter
Papayas	*sauer:*		Sahne
Mangos	jedes Fleisch	*alkalisch:*	
Ananas	Fisch	alle gekeimten	*alkalisch:*
Himbeeren	Eier	Samen	Olivenöl
Brombeeren	Käse		Sojaöl
Heidelbeeren	Milch	**Hülsenfrüchte**	Sesamöl
Holunderbeeren	Yoghurt	*sauer:*	Sonnenblumenöl
Kaki	Butter	Linsen	Maisöl
Aprikosen		Weiße Bohnen	Margarine
Oliven	*alkalisch:*	Aduki-Bohnen	
Kokosnuß	Magermilch	Nierenbohnen	
Feigen			
Rosinen		*alkalisch:*	
Melonen		Sojabohnen	
		Limabohnen	
		Bohnensprossen	

Gemüse
Alle Gemüse sind alkalisch (einschließlich stärkehaltiger Gemüse wie Kartoffeln und Kürbisse).

erkrankungen oder Hautausschlag, wird oft als die eigentliche Krankheit mißverstanden. Das Problem liegt jedoch mehr in der Ernährung.

Es ist interessant, daß die saure beziehungsweise alkalische Wirkung nicht unbedingt davon abhängig ist, wie die Nahrungsmittel schmecken. Zum Beispiel schmecken Zitrusfrüchte sauer, erzeugen jedoch Basen und sind deshalb gesund. Weitere alkalische Nahrungsmittel sind Buchweizen, Hirse, Limabohnen und Sojabohnen, Honig, Samenkörner und Gemüseöle. Die meisten Proteinträger hingegen – Fleisch, Fisch und andere Meerestiere, Eier und Milchprodukte, Butter und Sahne, Nüsse und Nußöle, viele Getreidearten und Zucker – erzeugen Säure im Körper.

Eine Kost, die zu siebzig bis achtzig Prozent aus basen-erzeugenden Nahrungsmitteln besteht, erhält die Ausscheidungssysteme und das Nervensystem bei Kräften. Bei einer solchen Ernährung wirst du arbeitsfreudig sein und dich leicht entspannen können; auf diese Weise bleibt der gesunde Körper in einem harmonischen Gleichgewicht. Das heißt also: du solltest viele Früchte und Gemüse essen!

Erkältungen und Infektionen und sogar chronische degenerative Erkrankungen werden vermieden oder zurückgegeben, wenn du dich einer mehr alkalischen Kost zuwendest. Auch wenn du nicht krank bist, wirst du infolge einer solchen Ernährung eine wohltuende Veränderung feststellen. Auch hier geht probieren über studieren.

Milz und Bauchspeicheldrüse

»In der Theorie der Fünf Elemente steht die Milz in der Mitte; wenn die Milz krank ist, dann ist im Grunde der ganze Körper krank. Heutzutage sind Erkrankungen der Milz keine Seltenheit – wir essen zu viele süße Nahrungsmittel.«
Naboru Muramoto

Die Milz ist das zweite Organ des Erdelements. Sie speichert Blut und zerstört alte Blutzellen, und sie ist das Reserveorgan für Blutbildung beim Erwachsenen. Im Fötus ist sie ein wichtiges Organ für die Blutbildung, vor allem der roten Blutkörperchen. Die Milz besteht auch aus lymphatischem Gewebe und produziert Plasmazellen, die Antikörper herstellen; dadurch ist die Milz ein Teil des Immunsystems und ist an der Abwehr von Krankheiten beteiligt.

Die Bauchspeicheldrüse ist in der chinesischen Medizin als Erd-Organ mit der Milz verbunden. Sie sekretiert Hormone ins Blut und reguliert damit den Glukoseverbrauch des Körpers. Insulin, das Haupthormon der Bauchspeicheldrüse, senkt den Blutzuckerspiegel, indem es den Glukoseverbrauch in den Zellen anregt, oder die Bauchspeicheldrüse sekretiert das Hormon Glukagon ins Blut und hebt damit den Blutzuckerspiegel.

Die andere Funktion der Bauchspeicheldrüse ist die Sekretion der Bauchspeichel-Enzyme direkt in den Dünndarm, wodurch die Verdauung von Fetten, Proteinen und Kohlehydraten unterstützt wird.

Der süße Geschmack ist mit dem Erd-

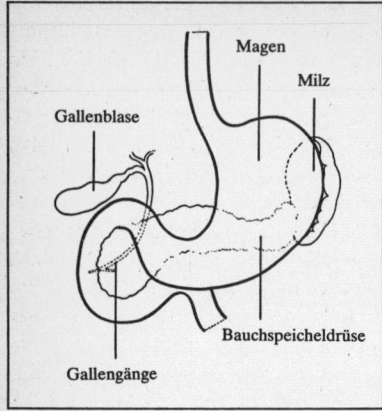

Magen

Milz

Gallenblase

Bauchspeicheldrüse

Gallengänge

element verbunden; eine kleine Menge Süßes stimuliert die Milz und die Bauchspeicheldrüse, während zu viel Süßes sie schädigen und ihr Energieniveau senken kann. Das läßt vermuten, daß ein langfristiger übermäßiger Zuckergenuß die Bauchspeicheldrüse überlastet und damit schwächt und so zu unzureichendem Insulinaufkommen führt. Die Folge ist, daß der Zucker im Blut nicht mehr gereinigt und verbraucht werden kann: Es kommt zu »hohem Blutzucker« – Diabetes. Eine Überreaktion der Bauchspeicheldrüse auf Zucker und andere Nahrungsaufnahme, also die Ausschüttung von zu viel Insulin, ist derjenige Mechanismus, der bei der Erkrankung an niedrigem Blutzucker – Hypoglykämie – beteiligt ist. Sei also vorsichtig mit Süßem, da es deine Zähne schädigen und deine Verdauung durcheinanderbringen kann.

Der Körper produziert seinen eigenen Zucker – Glukose, den Brennstoff, der den Körper in Gang hält – aus all den Nahrungsmitteln, die du zu dir nimmst. Proteine in der Form von Aminosäuren, Fette als Fettsäuren und Stärke als einfache und komplexe Kohlehydrate können alle in Glukose umgewandelt werden, welche die Körpermaschine antreibt. Falls nötig, gibt es einen Umkehrungsprozeß, bei dem Glukose zurückverwandelt wird: zu Glykogen, das in der Leber gespeichert wird, zu Aminosäuren, die in der Muskulatur gespeichert werden, oder zu Fettsäuren, die das Fettgewebe speichert. Ein Überschuß (Mißbrauch) von Zucker führt hauptsächlich zur Produktion von Fett, das als erstes in den inaktivsten Bereichen gespeichert wird, vor allem am Unterleib, an den Schenkeln und am Gesäß; später – bei chronischem Überschuß – in den inneren Organen, in den Blutgefäßen, im Herzen oder in den Nieren. Umgekehrt ermöglicht eine niedere Zuckerzufuhr dem Körper, überflüssiges Fett in Glukose umzuwandeln und zum Gebrauch bereitzustellen; dann verschwinden diese schlaffen Rundungen.

Zentrieren

Was bedeutet »zentriert sein«, und wie kann man es erreichen? Zentriert sein heißt, Boden unter den Füßen zu haben oder in Kontakt mit der Erde zu sein. Wir sind die Mittler zwischen Himmel und Erde, denn wir bestehen aus Geist und aus Erde. Zentrieren, wie ich es verstehe, hat etwas damit zu tun, daß wir ein Gleichgewicht finden, in dem wir uns unserer polaren Aspekte bewußt werden, der *Yin*- und *Yang*-Eigenschaften von Erde und Himmel, links und rechts, innen und außen.

Wir können uns diese »Mitte« als einen Punkt in uns selbst vorstellen, in dem sich die Linien eines dreidimensionalen Kreuzes treffen. Die horizontale Linie erstreckt sich nach links und rechts und verbindet unsere beiden Seiten miteinander. Sie steht für die Integration der Funktionen der linken und der rechten Gehirn-Hemisphäre. Zur Zentrierung gehört, daß man sich sowohl der linearen, logischen, zeitorientierten und verbalen Funktionen der linken Gehirnhälfte als auch der zeitlosen, intuitiven, im Raum existierenden Bilder der rechten Gehirnhälfte bewußt ist. Unsere Erziehungssysteme betonen fast ausschließlich die Entwicklung der linken Gehirnhälfte. Die Beruhigung dieser denkenden Seite und die Anregung der Aktivität der rechten Hälfte geschieht durch Entspannung – Entspannung ist also nötig zur Zentrierung. Musizieren, Malen oder Tanzen regen die Bewußtheit der rechten Gehirnhälfte an. Träume aus dem tiefen Schlaf ins Wachbewußtsein zu bringen, ist ebenfalls eine Hilfe zur Aktivierung der rechten Gehirnhälfte.

Die vertikale Linie von oben nach unten repräsentiert Geist und Körper. Der Geist umfaßt dein Denken und der Körper deine Sinne. Damit du jedoch durch deine Sinne wahrnehmen kannst, muß die Information deinem Gehirn mitgeteilt werden. Geist und Körper können leicht miteinander in Streit geraten. Bis zu einem gewissen

Grade hat der Geist die Macht, den Körper zu »überstimmen«, doch führt das meist nur dazu, daß der Körper in einem seiner Teile verärgert darauf reagiert, was schließlich zu Krankheiten führt. Die Balance dieser beiden Pole ist der Schlüssel zu bleibender Gesundheit.

Die dritte Linie unseres dreidimensionalen Kreuzes verläuft von innen nach außen – im Zentrum stehst du. Die äußere Welt, die Umgebung in der Form von Natur und anderen Menschen, und die innere Welt der Sinne, Gefühle, Gedanken und inneren Gestimmtheiten müssen ständig miteinander kommunizieren. Durch das Zentrum integrieren wir diese beiden Welten. Der Punkt, an dem die drei Linien der Lebenserfahrung sich kreuzen, ist deine Mitte.

Die Chinesen beurteilen das Energieniveau und die Balance (Zentrierung) im Körper durch das Ertasten der Stärke und der Position des Pulses am Nabel. Dazu steht man an der rechten Seite des Patienten, der flach auf dem Rücken liegt. Man drückt die Endglieder von Daumen, Zeige-, Mittel- und Ringfinger (nicht des kleinen Fingers) leicht zusammen, so daß sie ein Viereck bilden. Diese Fingerspitzen legt man so auf den Nabel, daß er genau zwischen den Fingern liegt. Nun drückt man sanft und langsam, aber fest auf den Bauch, bis der Puls spürbar wird. Dort spüren wir den Puls in der abdominalen Aorta, jenem großen Blutgefäß, das vom Herzen bis in die Beine führt. Der Puls sollte in der Mitte stark schlagen. Ist das nicht der Fall, ist er mehr links oder rechts, oben oder unten zu spüren. Ein Puls, den man zum Beispiel rechts über dem Nabel spürt, kann darauf hindeuten, daß die Energie eines Menschen mehr in die aktive Seite (rechts) gelenkt wird, wobei der Geist (oberer Bereich) eine starke Rolle spielt.

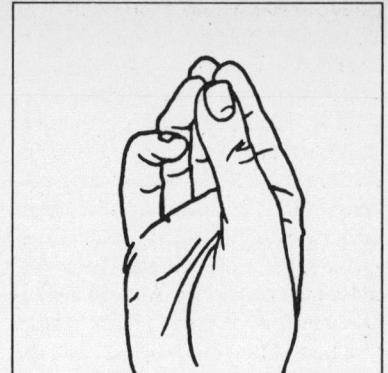

Wo immer der Puls auch spürbar ist – du kannst dazu beitragen, daß er in die Mitte wandert, indem du etwa fünf Minuten lang sanft aus der Richtung, in der der Puls liegt, zur Nabelmitte hin massierst. Das sollte helfen, die Energie einer Person zu zentrieren. Wenn du Gelegenheit dazu hast, kannst du den Puls etwas später oder nach ein paar Tagen noch einmal überprüfen. Ist er noch an derselben Stelle oder an einer anderen zu spüren? In welchem Verhältnis steht deiner Meinung nach die Plazierung des Pulses zum Energieniveau dieses Menschen? Du kannst diese Erfahrung natürlich auch an dir selbst machen.

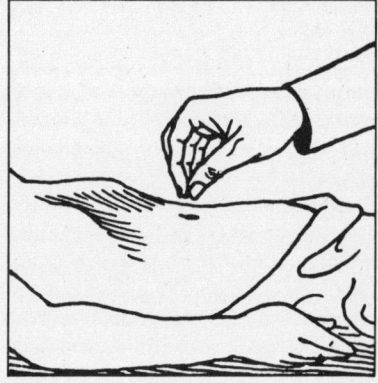

Welche Möglichkeiten gibt es außerdem noch, um sich zu zentrieren? Genaugenommen lautet die Frage: Wie kannst du in der Mitte bleiben (oder dorthin zurückkehren – da sie, wie ich glaube, dein Ausgangspunkt ist)? Deine Geburt, dein Handeln, deine Beziehungen, deine Arbeit usw. lassen dich kleine Ausflüge aus dieser Heimstatt heraus unternehmen, aber du mußt immer wieder dorthin zurückkehren, um dich zu entspannen und zu erneuern. Es gibt viele Wege, das zu tun; manche praktizieren »Meditation«, andere machen »Übungen«. Du als Individuum mußt zu jeder Zeit aus einer Vielzahl von Möglichkeiten deinen eigenen Weg aussuchen.

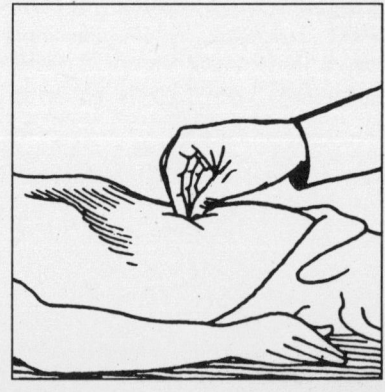

Eine oder viele der Methoden der Zentrierung können wirken, und das, was wirkt, kann sich ebenso ändern, wie du dich änderst. Das ist zu begrüßen, weil es dir erlaubt, immer neue Lebenserfahrungen zu machen. Beharre nicht auf der Meinung, du oder sonst irgend jemand hätte »es« ein für allemal gefunden. Die Fähigkeit, hinzuhören und zu sehen, sich dem ständig in Veränderung begriffenen Augenblick zuzuwenden und mit ihm in Beziehung zu kommen – das ist der Schlüssel. Es kann eine genau geregelte Übung sein, die dir hilft, der Weisheit deines Herzens, der Tiefen deines Bewußtseins gewahr zu werden und die Sinne deines Körpers zu öffnen, doch es gibt auch andere Möglichkeiten. Sich einfach hinzulegen, sich zu entspannen und tief zu atmen, kann eine Hilfe sein. Tanzen kann es sein oder Spaziergehen oder Laufen; mit einem Freund zusammensein; ein Liebesakt; ein Bild malen; Musik hören; ein Gebet; Imagination; die Aufmerksamkeit nach innen oder auf ein bestimmtes Objekt richten; gesammelt deine Arbeit tun; oder irgend etwas, was dir Freude macht – solange es dir hilft, Spannungen zu lösen und Widerstände abzubauen, trägt es zur Zentrierung bei.

Spätsommerkost

»Iß langsam, kaue dein Essen gut und ÜBERLADE DICH NICHT. Iß nur einfache Nahrung, reich an frischen Gemüsen, Salat und reifen Früchten. Schwerere Speisen jedoch, wie Fleisch, Eier, Stärke, Süßes usw. sollten in bescheidenen Maßen genossen werden – und nur im angemessenen Verhältnis zur Arbeit. Auf diese Weise kann die Ernährung richtig ausbalanciert werden, und die Verdauung ist vollständiger. Wenn man sich nicht an diese einfachen, natürlichen Regeln hält, führt das schrittweise zum Operationstisch, aber die Operation wird die dahinter liegenden Ursachen nicht beseitigen und dementsprechend nicht die erhoffte Erleichterung bringen.«

»Goldene Gesundheitsregel«, aus: Elaine Muhr: *Herbs*

Der Spätsommer ist der Beginn der Erntezeit. Die Früchte fallen reif zu Boden, und das Gemüse wächst groß und dick in den Gärten. Äpfel, Weintrauben, Tomaten, Bohnen und Zucchini sind zu dieser Jahreszeit einige der Gaben der Natur; Kürbisse und Melonen sind dabei, auszureifen, und das Korn wird bald geerntet. Sollte das Wetter es erlauben, können wir noch immer eine möglichst leichte Kost essen, doch wenn wir uns der Herbst-Tagundnachtgleiche nähern, beginnt die Dunkelheit im Zyklus von *Yin* und *Yang* zu dominieren, und auch in uns selbst verlagert sich das Gleichgewicht. Das ist eine Zeit, in der du mit einem Aufbau- und Tonisierungsprogramm beginnen kannst, zu dem vor allem richtige Ernährung und Bewegung gehören.

Eine aufbauende Kost enthält einen

größeren Anteil an proteinreichen Nahrungsmitteln, ein bißchen mehr Fett als im Frühling und Sommer und viel wärmenden Brennstoff durch Vollgetreide. Für Vegetarier können Vollgetreide und ein kleiner Teil Hülsenfrüchte die Basis bilden; dazu kommen viele frische und gekochte Gemüse. Eine kleine Menge Samenkörner und Keimlinge, Nüsse, Bohnen, Milchprodukte und Eier sollten auch dabei sein. Solltest du keine Milchprodukte und Eier essen, kannst du dich mehr auf Hülsenfrüchte in Form von Keimlingen, gekochten Bohnen oder anderen Produkten wie Tofu verlegen. Beim Aufbau helfen auch Samenkörner und Nüsse (oder Nußmilch usw.). *Tahini* (Sesampaste) ist eine protein- und kalziumreiche Butter aus Sesamkörnern, die ebenfalls gut geeignet ist. Fleischesser haben es leichter in dieser Zeit; sie können ihren Fisch- und Geflügel-Konsum steigern und rotes Fleisch in sehr geringen Mengen dazunehmen. Diese Kost kann bis in den Herbst und den Winter beibehalten werden, um genügend Wärme und Kraft zu sichern.

Wenn du zu dieser aufbauenden Kost übergehst, empfehle ich, daß du dir allmonatlich ein paar Tage – oder sieben Tage in der Herbstmitte, bevor es zu kalt wird – Zeit für eine Saft-Kur nimmst, damit die Toxine dieser reichhaltigen, aufbauenden Nahrungsmittel ausgeschieden werden können. Erleichtert wird uns das durch die Vielzahl von frischen Früchten und Gemüsen dieser Jahreszeit, aus denen man wohlschmeckende Säfte machen kann.

Bewegung

Entschlackungskuren werden weniger häufig notwendig sein, wenn du außerdem ein gutes Bewegungsprogramm hast, das dich regelmäßig zum Schwitzen bringt; auf diese Weise werden die Ausscheidung und die Entschlackung des Körpers unterstützt. Ein aufbauendes Bewegungsprogramm kann sein: mit Gewichten arbeiten, Wiederholungsübungen wie Aufsitzen, Beine heben, Liegestütze, und auch Schnelllauf, Schwimmen und andere Sportarten. Ebenso wie die Natur sich in ihrem Zyklus jetzt nach innen wendet, wirst auch du feststellen, daß du dich zusammenziehst, vor allem, wenn es kalt wird. Achte darauf, daß du jetzt und im Herbst und Winter mit lockernden und dehnenden Übungen ein Gleichgewicht schaffst, damit deine Gelenke geschmeidig bleiben. Sich vorbeugen und die Zehen berühren, sich nach hinten biegen, die Seiten dehnen, die Beine spreizen – alle Übungen dieser Art sind jetzt gut.

Gehst du langsam vor und strapazierst dich nicht über deine Grenzen hinaus, so wirst du sehen, daß der Körper beginnt, sich zu dehnen und zu öffnen. Es ist wichtig, die Muskulatur in einer kraftvollen und entspannten Verfassung zu halten, um Schmerzen und Schädigungen zu vermeiden. Beweglichkeit, Ausdauer und Kraft sind eine gute Voraussetzung hierfür und resultieren aus einem wohlausgeglichenen Bewegungsprogramm.

Nahrungsmittel unter der Lupe

Es gibt drei Substanzen, die in der Ernährung in den Industriestaaten fast überall üblich sind; eine Verringerung des Anteils gerade dieser Substanzen in deiner Ernährung wird deine Gesundheit wesentlich verbessern und vielleicht sogar dein Leben verlängern. Diese Substanzen sind: raffinierter Zucker (Rohr- und Rübenzucker, Sukrose), Kuhmilch und Alkohol. Ich habe selbst die Erfahrung gemacht, daß der Verzicht auf diese Substanzen oder ihre weitgehende Reduktion mein Energieniveau und mein Befinden positiv verändert hat. In Maßen genossen, kann der Körper sie alle verarbeiten, aber mit Sicherheit beeinflußt ein hoher Verbrauch dieser drei, vor allem, wenn er chronisch ist, deine Gesundheit in Relation zur zugeführten Menge.

Das Zucker-Netz

Der Genuß von Zucker ist ein sehr wichtiger Punkt, denn seine Risiken sind den Verbrauchern im allgemeinen nicht bekannt. Vielmehr ist unser Alltag von Plakat-, Fernseh- und Zeitschriftenreklamen für Zuckerprodukte erfüllt, von Frühstücks-Kornflocken bis zu Limonaden und Schokoladenriegeln. Ich glaube, daß der verbreitete Gebrauch von raffiniertem Zucker in unserer Kultur eine Hauptbedrohung der Volksgesundheit darstellt. Sein hoher Verbrauch ist eine primäre Krankheitsursache, sowohl körperlich wie geistig, und wirkt sich auf Kinder und Erwachsene aus. Er ist der wichtigste verursachende Faktor bei den beiden heute häufigsten Krankheiten: Zahnverfall und Fettleibigkeit. Verzicht auf Zucker, eine Einschränkung der Zufuhr von behandelten Nahrungsmitteln und reichliche Verwendung von komplexen Kohlehydraten, wie sie im Vollgetreide enthalten sind, sind von größter Wichtigkeit für eine gesunde Ernährung.

In seinem Buch *Sugar Blues* setzt sich William Dufty nachdrücklich für die Beseitigung von raffiniertem Zucker aus unserer Kost ein. Er erzählt von seiner eigenen dramatischen Veränderung, als er den Zucker aufgab, rekonstruiert die Geschichte des Zuckers von den Anfängen der Produktion von raffiniertem Zucker an und berichtet von der Auswirkung seines Gebrauchs auf verschiedene Gesellschaften. Mit zahllosen Beispielen belegt er, daß mit der Zunahme der Verwendung von raffiniertem Zucker zugleich die Rate der Infektionskrankheiten und Diabetes rapide anstieg und das allgemeine Gesundheitsniveau der Bevölkerung

»Nach Jahren des Zuckermißbrauchs sind geschädigte Nebennieren das Endprodukt (jene lebenswichtigen Organe, die uns helfen, mit Streß und Krisen fertig zu werden)... Werden wir mit Streß konfrontiert, so fallen wir auseinander, weil wir kein gesundes endokrines System mehr haben, um ihm zu begegnen. Tag für Tag nimmt die Leistungsfähigkeit ab, wir sind immer müde, scheinen nichts mehr zu schaffen. Dann haben wir den Zucker-Blues.«

William Dufty: *Sugar Blues*

entsprechend abnahm. Die Anfänge der Zuckerindustrie stehen in engem Zusammenhang mit der Sklaverei im Amerika des sechzehnten und siebzehnten Jahrhunderts, und es gibt eine gutbelegte Korrelation zwischen zukkerfermentiertem Tabak und Lungenkrebs (das gilt nicht für einen auf natürliche Weise fermentierten und getrockneten Tabak).

Die körperlichen Hochs und Tiefs, die vom Zucker verursacht werden, und die daraus resultierende geistige Unausgeglichenheit – Depression, Angst und Reizbarkeit – haben möglicherweise den Bedarf nach den ersten Nervenheilanstalten im Frankreich des siebzehnten Jahrhunderts hervorgerufen. Die Gehirnzellen reagieren am empfindlichsten auf Veränderungen des Blutzuckerspiegels. Die degenerativen Wirkungen des Zuckers sind auch in solchen Ausnahmesituationen nachweisbar, in denen der Zucker die Hauptnahrungsquelle war. Diese geistigen Extreme und die körperlichen Verfallserscheinungen lassen sich medizinisch verstehen, wenn wir uns vor Augen halten, wie der Zucker zu einer Erschöpfung vieler der wichtigsten Nährstoffe im Körper beiträgt – wie Protein, Vitamin B, Zink, Chrom und Magnesium, die alle wichtig für das geistige und emotionale Funktionieren sind, und deren Mangel mit Depression, Müdigkeit und niedrigem Blutzuckerspiegel in Verbindung gebracht wird.

Raffinierter Zucker trägt wahrscheinlich auch zu Menstruationsschmerzen und anderen Schwierigkeiten im weiblichen Zyklus bei, da sich der Metabolismus in dieser Zeit verändert. Im Rahmen des chinesischen Systems ist das leicht zu verstehen, da die Gesundheit der Milz hier in Zusammenhang mit der Balance der süßen Nahrungsmittel und der Regelmäßigkeit der Menstruation gesehen wird. Ein Übermaß an Süßem (Zucker) kann eine Unausgeglichenheit der Milz verursachen, und dies wiederum führt zu Menstruationsstörungen.

Es gibt verschiedene Arten von Zucker, die alle schließlich in Glukose umgewandelt werden. Am Glukosegehalt wird der »Blutzucker«-Spiegel bestimmt. Glukose selbst ist im allgemeinen zusammen mit anderen Zuckerarten in Früchten und Gemüsen enthalten. Diese anderen Zuckerarten sind: Fruktose (in Früchten), Maltose (in Malz), Laktose (in Milch), Dattelzucker, Ahornsirup und Honig, den die Bienen aus Blumenpollen herstellen. Ich glaube, daß die Zuckerarten aus naturbelassenen Lebensmitteln und diejenigen, die auf einfache Weise entzogen wurden, so daß sie noch einen großen Anteil der ursprünglichen Nahrungsmittel enthalten, die Bauchspeicheldrüse oder das hormonelle System nicht so überanstrengen, wie das beim raffinierten Zucker der Fall ist. Saccharose ist raffinierter Zucker, der aus Zuckerrohr und Zuckerrüben gewonnen wird; er hat Kalorien-Energie, aber keinen Nährwert. Zuckerrohr und Zuckerrüben sind ganzheitlich Nahrungsmittel. Bei der Herstellung von raffiniertem Zucker werden jedoch etwa neunzig Prozent der Pflanze beseitigt. Melasse ist der nährstoffreiche Sirup, der extrahiert wird und die

Kristalle zurückläßt, die dann zu »weißem Zucker« gebleicht werden. Diese Substanz überreizt den Körper und laugt ihn aus. Brauner Zucker ist raffinierter weißer Zucker mit etwas Karamelbeigabe.

Führst du deinem Körper raffinierten Zucker zu, so entgeht dieser dem Verdauungsprozeß, da er deiner eigenen innerlich erzeugten Glukose sehr ähnlich ist. Er wird durch den Darm direkt ins Blut geleitet, wo der Glukosespiegel in einem exakten Gleichgewicht zum Sauerstoff gehalten wird. Nun steigt jedoch der Glukosespiegel rapide an, das Gehirn registriert die Störung des Gleichgewichts und schickt Botschaften zu den Nebennieren und zur Bauchspeicheldrüse, damit sie Hormone ausschütten (Substanzen, die *unmittelbar ins Blut* sekretiert werden und den Metabolismus beeinflussen).

Nun fällt der Blutzuckerspiegel sehr schnell, da viel Zucker in die Zellen dringt, und wir erleben ein »Hoch«, einen Schwall von Energie. Dann jedoch sinkt der Blutzucker zu weit ab (Rückschlageffekt), wir haben jetzt einen zu niedrigen Blutzuckerspiegel, und es erfolgt die nächste hormonale Krise. Innere Feedbackmechanismen bremsen die Insulinausschüttung und stimulieren andere Nebennieren- und Bauchspeicheldrüsen-Hormone, um den Blutzucker auf sein homöostatisches Niveau anzuheben. Dein Körper und deine Zellen sagen: »Wir können nicht mehr, wir brauchen mehr Zucker/Energie«, und du erlebst eine Entzugserscheinung im Kleinformat. Das ist das »Tief« – dieses Gefühl von Mü-

digkeit, verlangsamter Gehirntätigkeit und das Zittern, Schwitzen und die Nervosität, die auftreten, während der Körper darum ringt, sein Gleichgewicht wiederzufinden.

John W. Tintera, ein Endokrinologe, schreibt:

»*Du hast die Möglichkeit, deine Disposition zu verbessern, deine Leistungsfähigkeit zu steigern und deine Persönlichkeit zum Besseren hin zu verändern; die Methode besteht darin, Rohr- und Rübenzucker in jeder Form und Verbindung zu meiden.*«

Hier ist ein Zitat aus dem Jahr 1912 von Dr. Robert Bresler, einem Zahnarzt aus New Jersey, das uns noch mehr zu sagen hat:

»*Die moderne Zuckerherstellung hat völlig neue Krankheiten hervorgebracht. Der Handelszucker ist nichts anderes als konzentrierte kristallisierte Säure. In früheren Zeiten, als der Zucker so kostbar war, daß nur die Reichen ihn sich leisten konnten, fiel er, aus einsichtigen ökonomischen Gründen, nicht ins Gewicht. Aber heutzutage ist der Zucker billig und hat eine Degeneration der Bevölkerung verursacht; es ist an der Zeit, daß eine allgemeine Einsicht sich durchsetzt.*«

Weitere Informationen zum Thema »Zucker« finden wir bei Sir Frederick Banting, der anno 1929 in Panama feststellte, daß Plantagenbesitzer, die ihren raffinierten Zucker in großen Mengen konsumierten, Diabetes hatten, wohingegen sich bei den Zuckerrohr-

pflückern, die nur reines Zuckerrohr
aßen, keinerlei Anzeichen dafür fanden. In den dreißiger Jahren unseres
Jahrhunderts reiste ein als Zahnarzt
ausgebildeter Forscher um die Welt
und beschrieb danach in seinem Buch
*Nutrition and Physical Degeneration:
A Comparison of Primitive and Mo-
dern Diets and Their Effect* (Ernährung
und körperliche Degeneration: Ein
Vergleich von primitiven und modernen Ernährungsweisen und ihrer Wirkungen) die zerstörerischen Auswirkungen von behandelten Nahrungsmitteln und raffiniertem Zucker auf
eingeborene Bevölkerungen:

*»Menschen, die unter sogenannten pri-
mitiven Bedingungen lebten, hatten
hervorragende Zähne, und ihr allgemeiner Gesundheitszustand war ausgezeichnet. Sie aßen natürliche, unbehandelte Nahrungsmittel aus ihrer eigenen
Gegend. Sobald behandelte, mit Zuk-
ker versetzte Nahrungsmittel als Ergeb-
nis des Kontakts mit der Zivilisation im-
portiert worden waren, setzte eine körperliche Degeneration ein, die in einer
einzigen Generation eindeutig zu beobachten war.«*

Schließlich noch ein Zitat aus *You Are
All Sanpaku*, einem Buch, das 1964
von Sakurazana, einem japanischen
Naturheiler, verfaßt wurde:

*»Die westliche Medizin und Wissen-
schaft haben erst begonnen, Alarmsi-
gnale wegen der phantastischen Zunahme des Zuckerkonsums, vor allem
in den USA, laut werden zu lassen. Ihre
Forschungen und Warnungen kom-*
*men, wie ich befürchte, um einige Jahr-
zehnte zu spät... Ich bin überzeugt,
daß die westliche Medizin eines Tages
anerkennen wird, was man in Asien
schon längst weiß: Zucker ist fraglos
der Mörder Nummer eins in der Geschichte der Menschheit...«*

Wenn du zu den Zuckersüchtigen gehörst (Zucker kann körperlich süchtig
machen wie eine Suchtdroge), kann
diese Aussage dich vielleicht dazu inspirieren, den Versuch zu unternehmen, den Zucker aus deiner Kost aus-
zuklammern. Beobachte, wie du dich
dann fühlst; ich denke, du wirst eine
erstaunliche Veränderung feststellen.
Ich selbst habe die »Zucker-Sucht« vor
einigen Jahren abgelegt. Der Erfolg
war eine Gewichtsabnahme von etwa
zwanzig Kilo – und die beste, ausgegli-
chenste und produktivste Energie, die
ich jemals erlebt hatte. Die Hochs und
Tiefs, die der Zucker in meinem Körper verursacht hatte, verschwanden,
und ebenso der Heißhunger auf Zuk-
ker und ähnliche Substanzen. Ich habe
inzwischen mehr Vergnügen am Essen, esse qualitativ bessere und wohl-
schmeckendere Gerichte als jemals zuvor und fühle mich nach den Mahlzeiten viel eher erfrischt und erneuert als
schlapp, inaktiv und gereizt. Jeden
Morgen erwache ich frisch und klar
und fühle mich dem Tag vollauf ge-
wachsen.
Gute Alternativen zu weißem Zucker
und anderen raffinierten Süßmitteln
sind Honig und reiner Ahornsirup in
kleinen Mengen. Honig ist nahrhaft
und kann in der Küche anstatt des
Zuckers verwendet werden; man

nimmt davon etwa die halbe oder zwei Drittel der vorgesehenen Zuckermenge, da er süßer und konzentrierter ist.

Ein guter Ersatz für Schokolade ist Johannisbrot. Es wächst an hohen Bäumen und ist seit Tausenden von Jahren bekannt. Diese schmackhafte und nährende große braune Frucht in der Form einer Bohnenschote kann ganz gegessen werden, oder man verwendet sie in gemahlenem Zustand als Süßmittel für Kornflocken, Milchmixgetränke oder zum Backen. Johannisbrot enthält sechs Prozent Protein und sechzig Prozent Kohlehydrate, außerdem Kalzium, Phosphor und etwas Eisen. Es hilft auch bei Verdauungsstörungen und wirkt als leichtes Abführmittel.

Milch

Fast jeder westliche Mensch wächst mit der Überzeugung auf, Milch sei eine der großen Gaben der Natur. Und sie ist es, wenn das Kleinkind sie von der Mutter bekommt. Aber der übermäßige Gebrauch von Kuhmilch, wie er in unserer modernen Zivilisation üblich ist, ist etwas ganz anderes.

Ich wurde mit der Vorstellung großgezogen, daß Milch das »vollkommene Nahrungsmittel« für jeden sei und daß alle Jungen und Mädchen täglich ihre drei Gläser kalter, pasteurisierter, homogenisierter Milch trinken sollten. Aber drei oder vier Erkältungen im Jahr wurden ebenfalls als normal angesehen. Keine von beiden Vorstellungen ist zutreffend! Milch mag gut für starke Knochen sein, aber es gibt eine

Menge anderer Kalzium- und Phosphor-Lieferanten. Seit neuestem vertreten einige Mediziner die Ansicht, Kuhmilch sei allein für Kälber da und menschliche Muttermilch für Babies und Kleinkinder bis zu zwei oder drei Jahren. Das ist das entgegengesetzte Extrem; für jeden von uns gilt es, zwischen den beiden Extremen einen Ausgleich zu finden.

Viele Menschen können diverse Kuhmilchprodukte verarbeiten; Ziegenmilch ist allerdings für den Menschen leichter verdaulich, da sie in ihrer Zusammensetzung der Muttermilch ähnlicher ist. Mehr als die Hälfte der Weltbevölkerung empfindet Kuhmilch als unverdaulich: Diese Menschen haben nicht die passenden Enzyme in ihrem Körper, um sie zu verarbeiten. Es scheint wahr zu sein, daß die hocherhitzte, pasteurisierte, homogenisierte, mit Vitaminen angereicherte »Milch« aus dem Supermarkt tatsächlich an allen möglichen durch Stauung bedingten Unpäßlichkeiten schuld ist – von der üblichen Erkältung bis zu vielen chronischen Krankheiten. Ich glaube, daß ein mehr als nur sehr mäßiger Gebrauch von Milch und ihren Produkten in unserer Kost ungesund ist.

Menschliche Milch hat eine viel niedrigere Protein- und Kohlehydrat-Rate als Kuhmilch, zweieinhalb mal weniger Kalzium und viele Antikörper, um Infektionen abzuwehren. Kuhmilch ist ein großartiges Aufbaumittel, aber sie hat ihren Preis. Glukose im Übermaß wird als Fettsäure am Unterleib, an den Schenkeln und am Gesäß gespeichert, so daß Fettleibigkeit in enger Verbindung mit dem Konsum von

Kuhmilch mit ihrem hohen Gehalt an gesättigten Fetten und Fettsäuren gesehen werden kann, wenn auch Zucker, Kuchen und andere Nahrungsmittel ihren Teil dazu beitragen.

Gewöhnlich wird die positive Seite der konzentrierten »Kraft«-Nahrung Milch mehr betont als die Schwierigkeiten, die sie für die Verdauung bietet, und die Probleme, die sich bei einem langzeitigen oder übertriebenen Konsum ergeben. Das Kaseinogen-Protein kann der erwachsene Mensch nur schwer verdauen. Kuhmilch ist ein verbreiteter Allergienerzeuger, selbst bei Babies unter einem Jahr, die Antikörper gegen die großen Proteinmoleküle der Milch bilden können. Sei dir dessen bewußt, daß unser wunderbar widerstandsfähiges System fast alles verarbeiten kann, wenn es sich nur um kleine Mengen handelt. Für große Mengen oder langzeitlichen Gebrauch bestimmter Substanzen jedoch muß der Körper seinen Zoll zahlen.

Milch hat auf viele Menschen die Wirkung, ihre Sinne abzustumpfen; das läßt sich an der Müdigkeit der Schulkinder nach dem Genuß von Brötchen und Milch ablesen. Sie kann auch Stauungen in den Schleimhäuten verursachen, indem sie zur Verdickung der Sekretion führt. Dieser überflüssige Schleim kann der Ansatzpunkt für Infektionen sein. Chronischer hoher Konsum von Milch und Milchprodukten wie Käse, Butter, Sahne und Yoghurt hängt eng mit Arteriosklerose zusammen, und ich habe das Gefühl, daß er die Hauptursache für arthritische Stauungen und Gelenkversteifung ist.

Willst du andere kalziumreiche Nahrungsmittel als Ersatz für Milch zu dir nehmen, so sind hier ein paar Vorschläge: Mandeln und Sesamsamen haben einen sehr hohen Kalziumgehalt. Den höchsten Kalziumanteil im Verhältnis zum Gewicht haben die Meeresalgen. Auch einige Gemüse wie Kohl, Steckrüben, Löwenzahn und Broccoli sind gute Kalziumlieferanten. Es ist zudem ganz einfach, die kalziumreiche Nußmilch herzustellen. Mandeln, Kokosnuß, Cashewnüsse und auch Sesamkörner ergeben eine schmackhafte Milch. Gib ein halbes bis ein Pfund Mandeln, Kokosnußstücke oder ungesüßte Kokosflocken in einen Mixer; dazu kommt die doppelte Menge Wasser, außerdem ein Eßlöffel Honig oder purer Ahornsirup, eine Prise Meersalz, und dann wird alles gemixt. Gieße die Flüssigkeit (Nußmilch) ab und mixe die Nußsubstanz mit derselben Menge Wasser noch einmal durch. Nochmals abgießen und die gewonnene Nußmilch mit der ersten mischen. Das ist ein schmackhaftes, protein- und kalziumreiches Getränk. Wenn du es in den Kühlschrank stellst, hält es sich mehrere Tage lang. Am besten ist es jedoch ganz frisch zubereitet.

Alkohol

Die dritte Substanz, deren Konsum man ebenfalls einschränken sollte, ist Alkohol (Äthanol), der heutzutage nur noch selten auf natürlichem Wege hergestellt wird. Selbst die potentiellen Nährstoffe alkoholischer Getränke sind »wegbehandelt«, und einige Produkte haben chemische Zusätze. Es scheint jedoch, daß kleine Mengen anregend wirken, den Kreislauf unterstützen, die Wangen rosig färben, und eine gute Qualität hat wahrscheinlich auch einigen Nährwert. Im Übermaß genossen, fordert der Alkohol jedoch seinen Preis. Körperliches Altern, vor allem der Haut, des Gesichts und der Augen, Gastritis und Blutungen, Neuritis und Gehirnsyndrome sind einige der daraus resultierenden akuten und chronischen Probleme. Viele Krankenhäuser sind hauptsächlich mit Patienten belegt, deren Krankheiten mit chronischem Alkoholmißbrauch zusammenhängen. Dieses Problem grassiert in allen Bevölkerungsschichten. Verbreitet sind auch Unfälle »unter Einfluß« dieses abstumpfenden und lähmenden »Dämpfers« des zentralen Nervensystems. Auch für den emotionalen Haushalt ist der Alkoholmißbrauch sehr schädlich. Also sollten wir unsere Sinne beisammenhalten und daran denken, daß ein Gläschen zwar entspannend wirkt und den Kreislauf und den Appetit anregt, daß zuviel jedoch eine ganze Menge Probleme mit sich bringen kann.

Kräuter

Genug der Kritik an unseren Ernährungsgewohnheiten. Kommen wir zurück zu den Freuden des Altweibersommers und zu Milz, Magen und den Verdauungsorganen, so müssen wir auch von einigen Kräutern sprechen,

welche die Harmonie in diesen Bereichen unterstützen.

Kräuter waren nicht nur in den alten Naturheilmethoden von Bedeutung; auch in der modernen Medizin spielen sie eine Rolle. Die menschliche Spezies hat immer Kräuter zum Heilen benützt. Dies scheint ein instinktives Wissen unseres Körpers zu reflektieren. Die heutige Wissenschaft hat es ermöglicht, die aktiven Ingredienzen der Kräuter zu isolieren, und war mit ihrem Wissen in der Lage, den wirksamen Teil der Pflanzen sowohl zu extrahieren als auch ähnliche Medikamente mit stärkeren Wirkungen synthetisch herzustellen. Trotzdem ist es wohl noch immer hilfreich, für viele kleinere Beschwerden oder zur Vorbeugung gegen Krankheiten die ganzen Kräuter zu verwenden – sie haben nämlich sehr wenig Nebenwirkungen.

Bei niederem Säurespiegel und zur Anregung der Salzsäurebildung im Magen kannst du einen milden Tee aus Rosmarin, getrockneter Orangenschale und/oder reifen Wacholderbeeren bereiten und eine halbe Stunde vor den Mahlzeiten eine kleine Tasse davon trinken. Am besten überbrühst du diese Mischung mit kochendem Wasser und läßt das Ganze in einem bedeckten Topf fünfzehn bis zwanzig Minuten ziehen. Bei schlechter Verdauung solltest du es vermeiden, kalte Speisen zu essen und zu den Mahlzeiten zu trinken. Bittere Nahrungsmittel, wie Endivien, Löwenzahnblätter oder Chicorée, fördern ebenfalls die Verdauung.

Bei Blähungen oder Übersäuerung hilft dir ein Tee aus Fenchel-, Anis-

oder Kardamomsamen. Man sollte ihn in einem zugedeckten Topf fünfzehn Minuten ziehen lassen, bevor man ihn trinkt. Einige dieser Samen, vor allem Fenchel oder Anis, kann man auch nach dem Essen als Verdauungshilfe zerbeißen.

Süßholzwurzel *(Glycyrrhiza glabra)*, von den Chinesen »der große Friedenmacher« genannt, wirkt besänftigend auf den Verdauungstrakt und allgemein beruhigend und ist ein mildes Abführmittel. Da sie sanft wirkt, kann man sie auch gut bei Kindern anwenden. Man nimmt sie auch gegen Halsentzündungen, Husten und Erkältungen. Süßholzwurzel mit Pfefferminze und Heusamen ergibt einen guten Tee nach dem Essen. Ein Kraut, das ebenfalls hervorragend geeignet ist, um einen nervösen Magen zu beruhigen, ist die Echte Katzenminze *(Nepeta cataria)*. Überbrühe einen Teelöffel davon mit einer Tasse Wasser, laß den Tee zwanzig Minuten ziehen und trinke ihn warm. Einige andere Magenkräuter sind Thymian, Zimt, Kamille, Ginseng, Gewürznelken und Kümmel.

Um die Milz gesund zu erhalten, das Immunsystem und die Widerstandskraft gegen Krankheiten aufzubauen, kannst du es mit frischem Lattich, Petersilie und/oder Selleriesaft versuchen. Letzterer beruhigt außerdem die Nerven. Gemüsesäfte, auch aus Beinwellblättern und Quecken, sind frisch zubereitet sehr energiefördernd und heilend. Bist du auf Reisen, so kannst du deine Abwehrkräfte gegen Krankheiten stärken, indem du täglich mehrmals drei oder vier reife Wacholderbeeren ißt.

Zwei gute Kräuter für den allgemeinen Gebrauch und zur Reinigung und Tonisierung der Milz sind Petersilie und Kamille. Petersilieblätter *(Petroselinum hortense)*, frisch im Salat oder als Tee aufgebrüht, wirken harntreibend und schleimlösend und unterstützen die Entschlackung der Nieren, der Milz und des Darms; sie sollen auch bei Frauenbeschwerden, Gallensteinen und Leberstörungen helfen. Petersilie hat einen hohen Gehalt an Kalium, Eisen, Vitamin A und C, Mangan und Kupfer. Es ist ein allgemein heilsames Kraut und kann uneingeschränkt verwendet werden. Überbrühe ein Sträußchen Petersilie mit zwei bis drei Tassen Wasser und trinke diesen Sud über den Tag verteilt.

Gut für Magen und Milz sind Kamillenblüten *(Matricaria chamomilla)*. Kamille ist eines der ältesten und populärsten Heilkräuter. Die deutsche oder ungarische Art ist die verbreitet-

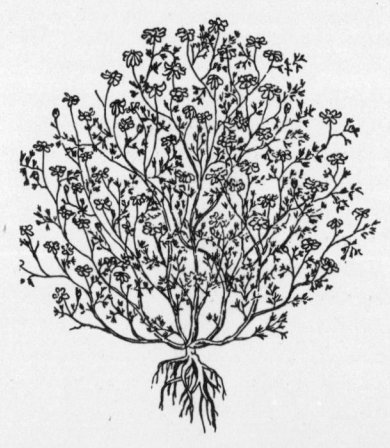

Kamille
(Matricaria chamomilla)

ste; sie wirkt beruhigend auf den Magen, regt den Appetit an und dämpft Unruhe im Nervensystem.

Kamille findet bei Milzerkrankungen und Unregelmäßigkeiten des Menstruationszyklus wie auch als Haarspülung, in Badezusätzen und in Hautlotionen Verwendung; sie hält Gewebe und Haut glatt und strafft und beseitigt Erschlaffung. Besonders gut ist sie zusammen mit Pfefferminze als Fußbad. Kamillentee eignet sich auch hervorragend als Augenbad bei müden und überreizten Augen. Kamille wird als Heilmittel für die Nieren, bei Blasenstörungen, Erkältungen und nervösen Störungen betrachtet und soll auch helfen, Würmer auszutreiben. Andere Kräuter für die Milz sind Fenchel, Tausendgüldenkraut, Löwenzahn, Eichenrinde und Zichorie.

Zusammenfassung

Der Spätsommer oder Altweibersommer ist die Zeit des Übergangs in der Natur und der Angleichung in unserem Leben. Er ist gekennzeichnet durch die Verschiebung vom Nachaußengerichtetsein des Frühlings und Sommers zum Nachinnengerichtetsein des Herbsts und des Winters. Diese Zeit ist mit dem Erdelement verbunden, welches das stabile Zentrum unserer Existenz repräsentiert – fruchtbar und auf Form und Manifestation ausgerichtet.

Verändern wir unsere bisher leichte Kost etwas mehr zu schwereren Nahrungsmitteln hin, die uns mehr Brennstoff liefern, werden wir uns wahrscheinlich kräftiger und arbeitsfähiger fühlen. Ein solches Aufbauprogramm kann schwerere Proteine und fette Nahrungsmittel, Vollgetreide, Samenkörner, Nüsse und Hülsenfrüchte enthalten. Denke jedoch daran, daß deine Kost immer auch einen ausreichenden Anteil an frischen Früchten und Gemüsen braucht, damit ein gutes alkalisches Gleichgewicht sichergestellt ist. Es ist dies eine passende Zeit, um sich mit Nahrungsmittelkombinationen und der Veränderung von Eßgewohnheiten zu befassen.

Du kannst jetzt auch anfangen, dein Bewegungsprogramm mehr auf den Aufbau von Kraft auszurichten. Die Arbeit mit Gewichten, Gymnastik und isometrische Übungen sind solche Bewegungsprogramme, aber du solltest dabei deine Aktivitäten im Freien und deine sportlichen Betätigungen so lange wie möglich beibehalten. Die tägliche Bewegung hilft dir, dein Gewicht zu regulieren und die Tendenz auszugleichen, im Herbst und Winter ein paar Pfunde zuzunehmen.

Magen und Milz sind die Organe, die mit dieser spätsommerlichen Zeit und mit dem Erdelement verbunden sind. Diese beiden arbeiten zusammen, um die Nahrung zu verdauen und die daraus entnommene Energie an den Körper auszuteilen. Die Ernährung ist wichtig für dein Energieniveau und dein Wohlbefinden; deshalb ist das richtige Funktionieren dieser beiden Organe unbedingt notwendig, damit du dich gesund fühlst und genügend Widerstandskräfte gegen Krankheiten hast. Deine Eßgewohnheiten sind der Schlüssel zu einer guten Verdauung, einem starken Magen und einer gut arbeitenden Milz.

Eine reine Kost wird dir durch viele äußere Probleme und durch die jahreszeitlichen Veränderungen hindurchhelfen. Die Ernährung wirkt sich auf alle Aspekte deines Lebens aus – auf die Arbeit, den Schlaf und die Träume, darauf, wie du dich tagtäglich fühlst, auf deinen Gesundheits- oder Krankheitszustand und darauf, wo du in deinem Geist und auf der Erde lebst. Die Mitte ist der Ort, an den wir uns begeben müssen, um einen Blick auf das Lebenstheater werfen zu können; was wir tun müssen, ist einzig und allein, im Fluß zu bleiben. Das ist der wahre Weg der Entwicklung.

Herbst

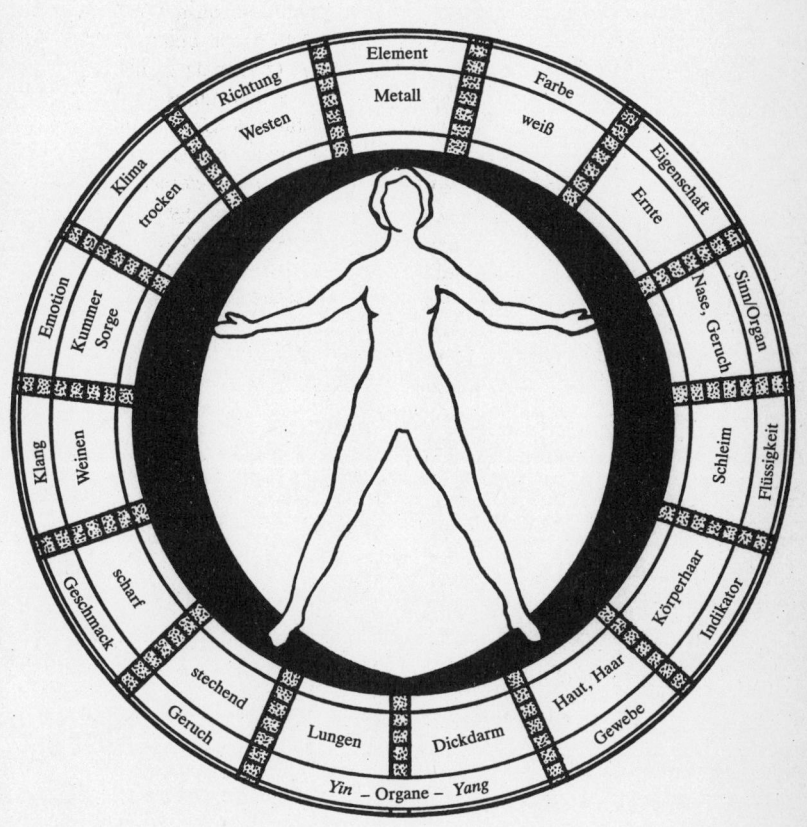

Element
Metall

Richtung
Westen

Farbe
weiß

Klima
trocken

Eigenschaft
Ernte

Emotion
Kummer
Sorge

Sinn/Organ
Nase, Geruch

Klang
Weinen

Schleim

Flüssigkeit

Geschmack
scharf

Körperhaar

Indikator

stechend

Haut, Haar

Geruch

Lungen

Dickdarm

Gewebe

Yin – Organe – Yang

Erntezeit

Hallo Freunde – willkommen im Herbst! Dies ist die Jahreszeit der Ernte, der Frucht allen Wachstums in Frühling und Sommer. Das gilt auch für uns, da wir jetzt den Nutzen aus unserer Arbeit, unseren Projekten, unseren Beziehungen und unseren Bemühungen um unsere Gesundheit ziehen dank der Energie, die wir in den vergangenen sechs Monaten in diesen Bereichen investiert haben. Die Samen sind aufgegangen, jetzt können wir ernten.

Der Herbst ist die Jahreszeit, in der die Erzeugnisse der Natur eingesammelt werden, bevor die Ruhe des Winters einkehrt. Früchte, Gemüse, Nüsse und Getreide sind im Überfluß vorhanden; zum Beispiel Zitrusfrüchte, Trauben, Äpfel, Birnen, Tomaten, Walnüsse, Sonnenblumenkerne, brauner Reis, Mais und Weizen.

Wir speichern den Überfluß für den langen Winter, der vor uns liegt. Jetzt ist es wichtig, Früchte und Gemüse einzukochen und einzulegen, Getreide und Samenkörner zu speichern und Holz oder anderen Brennstoff wie auch warme Kleidung für die kalten, dunklen Monate bereitzuhalten. Auch wenn wir nicht unsere eigenen Nahrungsmittel anbauen, ist der Herbst doch eine Zeit der Vorbereitung auf die Jahreszeit der Ruhe.

Der Herbst markiert für das Individuum den Beginn einer Zeit der Wende nach innen; sein erster Tag, der 23. September, ist die Tagundnachtgleiche, wenn die Dunkelheit der Nacht wieder die Länge des Tages erreicht hat. Danach werden die Nächte länger als die Tage, bis zur Wintersonnenwende, der längsten Nacht, am 21. Dezember. Im Herbst scheint unsere Zeit mehr auf unsere Arbeit, unsere Familie und unsere Projekte zu Hause ausgerichtet zu sein.

Diese Tage der jahreszeitlichen Veränderung um die Tagundnachtgleiche herum sind eine ausgezeichnete Zeit, um deinen Körper zu entschlacken und dir für die Arbeit im Herbst die nötige Leichtigkeit zu geben. Ebenso wie das Frühjahr ist der Spätherbst eine für Entschlackungskuren geeignete Zeit, aber danach kann deine Kost voller, reicher und mehr wärmeerzeugend sein als im Frühling, um dich gegen die Kälte des Spätherbsts und des Winters zu wappnen.

Es ist dies die Zeit, um abgeschlossene Unternehmungen beiseite zu räumen und sich für die innere Weisheit zu öffnen, die in Aktivitäten wie Kontemplation, Schreiben, Lesen und in der Fürsorge für deine Familie als Teil deiner Vorbereitung auf den tiefen Winter erlebbar wird. Dann wirst du dich wesentlich besser fühlen, und diese potentiell schwierige Übergangszeit wird leichter zu meistern sein.

Veränderung ist ein natürlicher und selbstverständlicher Teil unseres Lebens und möglicherweise das einzige »Bleibende« im Universum. Wenn du dich den Veränderungen anpaßt, welche die Jahreszeiten mit sich bringen, wirst du gesund bleiben. Du mußt die Kontrolle über dein inneres Klima (die Emotionen) erlangen und dich vor dem äußeren Klima schützen. Ein guter Gesundheitszustand beruht vor allem auf dem Gleichgewicht von äußeren Aktivitäten und regelmäßigen nach innen gerichteten Aktivitäten.

Mittels einer täglichen Disziplin der inneren Aufmerksamkeit und der körperlichen Bewegung erreichst du, daß dein Körper offener und elastischer, dein psycho-physischer Zustand entspannter und deine Widerstandskraft gegen Krankheiten stärker wird. Gib deinem Körper die Möglichkeit zu tanzen, Yoga oder T'ai Chi zu üben oder sich mit Seilspringen und anderen Soloübungen zu vergnügen; lerne außerdem, ruhig zu atmen und dich zu entspannen, dann wirst du diese Tage in einer ausgeglicheneren, offeneren Verfassung beginnen. Körperliche Aktivität und Anstrengung verhelfen dir außerdem zu tieferer Entspannung und erfrischenderem Schlaf.

Das Element Metall

»Die Lungen sind die Verwalter, die für ordnungsgemäße und gesetzestreue Führung verantwortlich sind.«
Chinese Folk Medicine

»Die unteren Därme sind wie die Beamten, die den Rechten Lebensweg verkünden, und die für Entwicklung und Veränderung sorgen.«
Nei Ching

Das Metall ist im chinesischen System der Fünf Elemente mit dem Herbst verbunden und repräsentiert die mineralischen Vorkommen und Salze der Erde. Ihre Funktion sind Strukturierung und Kommunikation. Zum Beispiel stellen Metalldrähte Kommunikationsverbindungen her und leiten Elektrizität. Unser Gehirn und Nervensystem zeigen Parallelen zum elektrischen Leitungssystem. Die meisten Formen der Kommunikation – wie Telefon und Fernsehen – und des Transports basieren auf diesem Element.

Die Chinesen beziehen das Element Luft in ihr System der Fünf Elemente – im Gegensatz zu anderen Systemen – nicht mit ein. Das wird oft als verwirrend empfunden, doch haben die Assoziationen mit Metall im chinesischen System viel Ähnlichkeit mit den Aspekten der Luft im System der Astrologie und auch in den indischen und indianischen Systemen. Die Energien von Luft und Metall äußern sich in der Form der inneren Wirkungen und Aktivitäten des Geistes, im Entwickeln von Ideen, im Schreiben und im Sprechen. Man kann die Grade geistiger Klarheit mit den verschiedenen Erscheinungsformen des Metalls vergleichen, die vom ungereinigten Rohzustand bis zu durchscheinender Kristallklarheit reichen.

Dem Metallelement entsprechen die westliche Richtung und die Farbe Weiß. Ein bleicher Schimmer im Gesicht, vor allem um die Augen und auf den Wangen, kann auf eine Metallunausgeglichenheit hindeuten. Das ist hauptsächlich bei schweren Erkältungen und bei akuten oder chronischen Lungenerkrankungen zu sehen, aber auch bei jemandem, der große Sorgen oder Kummer hat, da die Emotionen mit dem Metallelement in Beziehung stehen.

Solche Gefühle können eine ganz gesunde Reaktion sein, aber wenn sie extrem heftig sind oder zu lange anhalten, können sie die Lungen oder den Dickdarm schädigen – die beiden Körperorgane, die mit dem Metallelement verbunden sind. Sorgen können zu kurzem, flachem Atem oder zu verminderter Ausscheidung führen, das heißt dazu, daß Lungen oder Dickdarm nicht richtig funktionieren. Charakteristisch für Metall ist auch der Klang oder die Äußerung von Weinen oder Klagen, die eine Abreaktion von Kummer und Sorgen sein können.

Das dem Metallelement zugeordnete Sinnesorgan ist die Nase, und die Sinnesfunktion das Riechen. Der mit diesem Element verbundene Geschmack ist beißend und würzig, wie der Geschmack gewisser aromatischer Käsesorten (zum Beispiel Roquefort und Camembert), oder verschiedener Pfefferarten, des Senfs und anderer Ge-

würze. Dieser Geschmack »öffnet« die Sinne, reinigt die Stirn- und Nebenhöhlen und regt die Lungen an, aber zuviel davon kann die Lungen auch schädigen. Ein heftiges Verlangen nach würzig-scharfen Nahrungsmitteln oder andererseits ein deutlicher Widerwille dagegen können auf eine Unausgeglichenheit des Metallelements hinweisen.

Die Körperflüssigkeit des Metallelements ist der Schleim, und das zugeordnete Klima ist die Trockenheit. Extreme Trockenheit kann jedoch dieses Element schädigen, ebenso wie das entgegengesetzte Klima, die Feuchtigkeit. Wer eine starke Vorliebe für trockenes Wetter und einen ausgeprägten Widerwillen gegen feuchtes Wetter empfindet, zeigt damit möglicherweise ein gestörtes Gleichgewicht des Metallelements.

Die Schleimhäute enthalten zwei Arten von Zellen: seröse Zellen, die eine wäßrige Flüssigkeit produzieren, und Schleimzellen, die eine dickere Sekretion hervorbringen. Es ist der Schleim, der die Schleimhautwände schützt und auskleidet, während die seröse Flüssigkeit zum Beispiel Ablagerungen und Bakterien aus diesen empfindlichen Membranen herauswäscht. Normalerweise ist der Prozentsatz an serösen Zellen in den Schleimhäuten höher. Übermäßige Schleimproduktion ist eigentlich ein relativer Trockenheitszustand, der von unzureichender Wasseraufnahme, von zu viel schleimerzeugender Nahrung oder von einer Unausgeglichenheit des Metallelements herrührt. Dieser im Übermaß erzeugte Schleim kann zu Stagnation

führen und damit einen guten Nährboden für Mikroorganismen bilden.
Der Zusammenhang zwischen Metallunausgeglichenheit und einer laufenden Nase, Stirn- und Nebenhöhlener-
krankungen, Husten und Erkältungen
ist unübersehbar.

Wird ein Mensch, dessen Metallelement unausgeglichen ist, mit Aufre-
gung oder anderen Veränderungen
konfrontiert, so reagiert er mit Husten. Husten treibt den Schleim aus
den Luftwegen und den Lungen, kann
aber auch in einem bereits entzünde-
ten Atemtrakt noch stärkere Reizung
verursachen. Auf symbolischer Ebene
bedeutet Husten Widerstand und den
Versuch, etwas Unerwünschtes loszuwerden: Kommunikation, Emotionen
oder eine unwillkommene Veränderung.

Zum Atmen gehört sowohl die Zufuhr
frischer Luft (Energie) während des
Einatmens als auch die Beseitigung der
alten Luft, die nicht mehr gebraucht
wird, beim Ausatmen. Dieser Vorgang
erinnert an Leben und Tod, und eben
dies ist das Atmen, vom ersten Atemzug beim Eintritt in die Erdatmo-
sphäre bis zum letzten bei unserem
Tod. Die Buddhisten betrachten jeden
Einatem als neues Leben und jeden
Ausatem als kleinen Tod. So kann sich
deine innere Haltung dem Leben und
Sterben gegenüber auf deinen At-
mungsvorgang und auf die Gesundheit
des Metallelements in deinem Körper
auswirken.

Du kannst jeden Atemzug, jede Veränderung betrübten Sinnes als Verlust
erfahren, wenn du den Blick auf das
richtest, was du nicht mehr haben

wirst. Du kannst jedoch auch offen
und heiter sein und jeden Atemzug
und jede Veränderung in deinem Leben willkommen heißen, indem du der
neuen Erfahrung und Entwicklung
freudig entgegensiehst, die damit verbunden sind. Versteifst du dich auf die
Melancholie, wirst du prädestiniert
sein für eine Schädigung des Metallelements und dementsprechend zu Erkältungen, Lungenerkrankungen und
Verdauungsproblemen neigen.

Deine Stuhlgang-Gewohnheiten mögen deine Haltung gegenüber Veränderungen spiegeln. Zum Beispiel ist es
möglich, daß jemand den Kot zurück-
hält, manchmal sogar so lange, bis es
schmerzt, anstatt diese Abfallprodukte leicht abgehen zu lassen. Dieses
»Zurückhalten« findet nicht einfach
nur im Enddarm statt, sondern im gesamten Körper; dazu gehören auch
Muskelverhärtungen und andere Ein-
schränkungen körperlicher Funktionen. Es ist vielleicht nötig, daß du dich
wieder darin übst, deine Nahrung,
deine Gedanken und deine Emotionen
leichter und wirkungsvoller zu verarbeiten.

Die Gewebe des Körpers, die vom Metallelement beherrscht werden, sind
die Haut und die Körperhaare. Demnach kräftigt dieses Element Haut und
Haare, und deren Gesundheit spiegelt
oft die der Lungen und des Dickdarms.
Tatsächlich hat die Haut ja auch die
Funktion einer dritten Lunge.

Sowohl in der chinesischen als auch in
der westlichen Medizin werden Lun-
gen- und Hauterkrankungen in engem
Zusammenhang gesehen. Asthma,
Ekzeme und Hautausschlag gehen oft

mit Erkältungen und Lungeninfektionen einher. Zu trockene oder zu fette Haut kann ebenfalls auf eine Unausgeglichenheit hinweisen. Ebenso wie der Dickdarm ist auch die Haut ein wichtiges Ausscheidungsorgan. Die Haut hilft mit, einen Überfluß an Schlackstoffen zu beseitigen. Akne und Pusteln sind verbreitete Beispiele für diese Art der Ausscheidung, und sie können verstärkt auftreten, wenn du eine Saftkur durchführst.

Das Körperhaar, der »Indikator« des Metalls, ist ein diffizileres Diagnoseinstrument. Ich verstehe die von den Chinesen in diesem Bereich gesehenen Zusammenhänge noch nicht recht und habe noch keine Erfahrung mit ihrer diagnostischen Funktion gemacht. Jedenfalls können wir durch gebührende Aufmerksamkeit gegenüber Veränderungen am Körperhaar und der Gesundheit und Spannkraft der Haut Hinweise auf den Zustand des Metallelements erhalten.

Lungen und Dickdarm

»Die Lungen sind die Herrscher über den Herbst. Da die Lungen mit dem Dickdarm in Verbindung stehen, müssen beide Organe gemeinsam behandelt werden. Die Lungen sind die Domäne und die Wurzel des Atems. Ihr Zustand manifestiert sich in der Haut und im Körperhaar.«

Chinese Folk Medicine

Im chinesischen System ist das Metallelement mit Lungen und Dickdarm und mit dem Herbst verbunden. So ist der Herbst eine geeignete Zeit, um daran zu arbeiten, diese Organe kräftig und gesund zu erhalten. Gehörst du zu den Menschen mit einer Biographie voller Verdauungsprobleme oder Darmträgheit oder mit langen Wintern voller Erkältungen und Lungenerkrankungen, dann ist dies die richtige Zeit, um die nötigen Vorbereitungen zu treffen, damit du Herbst und Winter gesund überstehst.

Die Lungen und der Dickdarm sind zwei Bereiche deines Körpers, die sauber bleiben müssen, um gut funktionieren zu können, und die oft Schwierigkeiten machen, wenn sie durch die Umweltgifte der Städte, durch Rauchen und durch Ernährungsexzesse verunreinigt werden. Probleme mit diesen Organen lassen sich beseitigen, indem man die Zufuhr schädlicher Stoffe vermeidet und den Körper entschlackt. Du wirst dich vielleicht erst einmal dazu überwinden müssen, aber dieser Einsatz lohnt sich, denn er wird zu Veränderungen in deiner gesamten geistigen und körperlichen Verfassung führen. Unsere Lungen stellen die Verbindung zwischen der inneren und äußeren Atmosphäre her und sind ein Schlüsselorgan für unsere Existenz. Bei der lebenswichtigen Funktion der Atmung tauschen die Lungen in den Lungenkapillaren (in den zarten Membranen, in denen Blut und Luft einander begegnen) Sauerstoff gegen Kohlendioxyd aus. Wir nehmen Sauerstoff (O_2) auf und verbrauchen ihn und scheiden Kohlendioxyd (CO_2) aus. Als unsere ökologische Ergänzung atmen Pflanzen CO_2 ein und geben O_2 ab. Die Lungenatmung ist allerdings nur die äußerliche Form der Atmung des Körpers; seine innere Atmung findet statt, wenn jede Zelle Sauerstoff aufnimmt, der durch den Blutkreislauf herbeitransportiert wurde, und Kohlendioxyd abgibt, das dann vom Blut zu den Lungen zurückgebracht wird.

Im Ruhezustand atmet der Mensch im Durchschnitt zwölf- bis fünfzehnmal

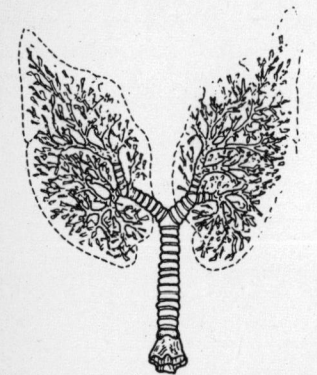

Die Lungen inhalieren Sauerstoff und geben Kohlendioxyd ab. Pflanzen inhalieren Kohlendioxyd und geben Sauerstoff ab. Der Baum aus Bronchialarmen und -ästen spiegelt die Gestalt seiner Partner im Kreislauf der Atmung.

pro Minute. In tiefer Entspannung senkt sich die Rate, in der Bewegung, bei Nervosität oder in anderen Situationen mit erhöhtem Sauerstoffbedarf steigert sie sich.

Ebenso, wie eine angemessene Nahrung nötig ist, um deine Energie und Gesundheit aufrechtzuerhalten, sind tiefer Atem und gute Luft von größter Wichtigkeit für das Leben.

Die feinen Membranen der Lungen sind nicht für Rauch irgendwelcher Art geschaffen. Wir müssen alles tun, was in unserer Macht steht, um möglichst reine Luft zu atmen – es gibt sie immer noch. Manchmal müssen wir deshalb vielleicht unbequem sein und unsere Freunde und die Gesellschaft bitten, sie nicht zu verschmutzen.

Die Lungen mögen kein kaltes, feuchtes Wetter; deshalb solltest du dich warm halten und Brust, Nacken und Füße durch trockene Wärme schützen, um Erkältungen vorzubeugen.

Der Dickdarm ist ein weiteres wichtiges Organ – und in unserer Gesellschaft eines der am meisten überlasteten Organe. Er ist etwa anderthalb Meter lang und besteht aus: 1. Coecum (Blinddarm), dem mit dem Wurmfortsatz verbundenen Teil; 2. Colon, dem aufsteigenden, querliegenden, absteigenden und gekrümmten Dickdarm; und 3. dem Enddarm (Rectum). Seine Hauptfunktion ist die Absorption von Wasser, aber er vervollständigt auch die Absorption von Nährstoffen – wie von Natrium und anderen Mineralstoffen – und beherbergt körperfreundliche Bakterien, welche die Aufspaltung der Nahrung und die Synthese der Vitamine unterstützen. Dieses Organ hat

Lungen und Dickdarm

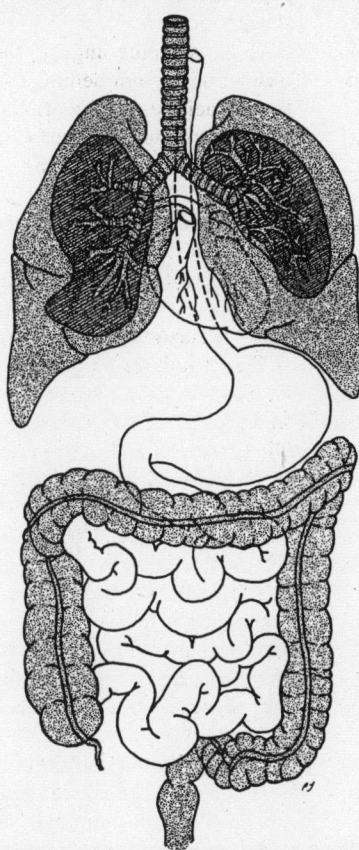

Lungen – der Atem des Lebens

Durch ihre feine Struktur
und den starken Blutdurch-
fluß dienen die Lungen als
Mittler zwischen der Luft
außerhalb unseres Körpers
und der Luft innerhalb unseres Blutstroms.

Dickdarm – die Quelle der Jugend

Dieses Organ ist haupt-
sächlich mit der Ausscheidung fester Abfälle aus
dem Körper befaßt.

auch die Aufgabe, den Kot zu bilden, zu speichern und auszuscheiden.

Die normale Durchgangszeit, das heißt die Zeit, welche die Nahrung braucht, um den Weg vom Mund bis zum After zurückzulegen, beträgt vierundzwanzig bis sechsunddreißig Stunden, wobei allerdings manche Nahrungsmittel schneller transportiert werden, während andere länger im Colon bleiben. Eine Studie über die Durchgangszeiten und Ernährungsweisen in verschiedenen Kulturen hat gezeigt, daß die Natürlichkeit der Kost und des Lebensstils einen großen Einfluß auf die Ausscheidungszeit und das Volumen des Kots hat. Diese stehen wiederum mit dem Auftreten bestimmter Krankheiten in Zusammenhang, wie etwa der Divertikulitis und möglicherweise dem Dickdarmkrebs.

Regelmäßige Darmentleerung findet natürlicherweise nach den Mahlzeiten statt, da der gastrokolische Reflex als Antwort auf die Ausdehnung des Magens die Kontraktion des Enddarms auslöst. Das gilt vor allem für Kinder; wenn wir jedoch älter werden, beeinträchtigen oft die neue Situation in der Schule und der Arbeitsplatz diese natürliche, leichte Entleerung. Stopfende Kost mit einem hohen Anteil an Fleisch, Milchprodukten und behandelten Nahrungsmitteln, dazu schlechte Eßgewohnheiten, wie schnelles Hinunterschlingen, beeinträchtigen ebenfalls eine regelmäßige Darmentleerung.

Stauungen im Dickdarm, seien sie akut oder chronisch, führen oft zu einer Verlagerung und zum Verlust der Spannkraft dieses Organs und sind die Ursache vieler Schmerzen und Erkrankungen. Allgemeine Unterleibsbeschwerden und Schmerzen im unteren und mittleren Rücken sind oft auf eine Schwellung des Dickdarms zurückzuführen. Im chinesischen System bezieht der Energiekanal oder Meridian des Dickdarms auch Kopf, Nase und Stirn- und Nebenhöhlen mit ein. Druck in Kopf und Stirn und/oder Nebenhöhlen, Kopfschmerzen, Halsentzündungen, aber auch Reizbarkeit, Energiemangel und sogar der Verlust der Lebensfreude können von einer Stauung in diesem Organ herrühren.

Die Leber und die Gallenblase überwachen die Verdauung der Nahrung und sind wichtig für ein reibungsloses Funktionieren des Darms. Übermäßiger Genuß von Nahrungsmitteln und die Aufnahme von schwer verdaulichen Substanzen wie Alkohol, fetten Speisen, gebratenem Öl und Chemikalien/Konservierungsmitteln sind in unserer Gesellschaft üblich und selbstverständlich. Diese Gewohnheiten können zu einer überlasteten, träge arbeitenden Leber führen, und damit auch zu einer geschwächten Darmfunktion. Das bedeutet, daß noch mehr Giftstoffe ins System gelangen. Diese Situation kann dazu führen, daß man etwa am Morgen mit diversen Symptomen des Gestautseins erwacht – mit Verschleimung der Kopfhöhlen oder Steifheit des Rückens, mit Bauchschmerzen oder Krämpfen –, und es kann uns unter diesen Umständen schwerfallen, den Tag zu bewältigen.

Eine Kost, die viele natürliche Nahrungsmittel enthält – frische Früchte, rohe oder leicht gedämpfte Gemüse und Vollgetreide –, unterstützt eine gute Ausscheidung und hält die Spannkraft des Darms aufrecht. Eine fettarme Ernährung mit einem hohen Anteil an faserhaltigen Nahrungsmitteln (Ballaststoffen) wie Grüngemüse, Salate und Getreide, ist nicht nur hilfreich für eine gute Ausscheidung, sondern kann auch vor Darmkrebs schützen.

Die Lungen haben mit dem Gleichgewicht im Körper zu tun und achten darauf, daß unter allen Organen ein gerechter Ausgleich herrscht. Die Lungen sind auch die Empfänger der Energie des Himmels; mit jedem Einatem atmen wir den reinen Geist des Himmels ein.

Der Rhythmus des Atems beherrscht auch die anderen rhythmischen Zyklen im Körper. Deine Atmung bestimmt die Geschwindigkeit und den Rhythmus des Herzens und des Blutkreislaufs. Die Atmung versorgt uns zudem nicht nur mit Sauerstoff, sondern auch mit der grundlegenden Lebensenergie – sie ist also in jeder Hinsicht lebenswichtig.

Lungen- und Dickdarm-Meridiane

Lunge – 11 Punkte

Der Lungen-Meridian beginnt im oberen Brustbereich direkt unter dem Schlüsselbein und verläuft über den Innenarm, den Daumenballen und den Daumen und endet am Daumennagel.

Dickdarm – 20 Punkte

Der Dickdarm-Meridian beginnt am Nagel des Zeigefingers, verläuft zwischen Daumen und Zeigefinger, über die Außenseite des Unterarms und Oberarms, über Schulter und Hals, dann über das Gesicht und endet hinter dem Nasenflügel.

(Die Meridiane verlaufen auf beiden Seiten des Körpers.)

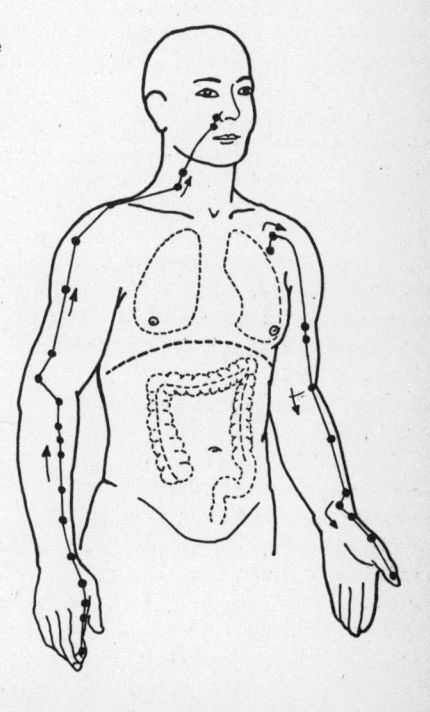

Der Dickdarm läßt uns wissen, ob wir in unserem Leben »richtig liegen«. Unsere Fähigkeit auszuwählen, was wir zu unserer Ernährung benötigen, das herauszuziehen, was wir verbrauchen müssen, und die Abfälle auszuscheiden, ist wichtig, damit wir uns entwickeln und »Evolution und Veränderung« ermöglichen können.

Erkältungen

Ist deine Fähigkeit zur Ausscheidung der Abfälle schwach, oder nimmst du mehr zu dir, als du brauchst, so können sich innerhalb des Dickdarms Abfälle ansammeln; dann müssen sich andere Bereiche des Körpers mit der Ausscheidung befassen. Die übliche Erkältung scheint den Symptomen nach oft eine Störung in den Stirn- und Nebenhöhlen oder in den Lungen zu sein, aber diese Erscheinungen stehen in Wirklichkeit in engem Zusammenhang mit dem Dickdarm und mit schlechter Ausscheidung der Abfälle aus dem Körper.

Der Dickdarm ist eines der Hauptausscheidungsorgane; er befreit den Körper von Giftstoffen, wobei ihn die Lungen, die Nieren und die Haut unterstützen. Eine Schwäche des Darms kann die Folge einer Ernährung mit unnatürlichen, konservierten oder behandelten Nahrungsmitteln sein; auch stark schleimerzeugende Nahrungsmittel wie Fleisch, Milchprodukte, Süßigkeiten und Stärke (Brot, Nudeln) belasten den Darm, ebenso wie Nervo-

sität und Niedergeschlagenheit. Dann kommt es zu Fäulnisprozessen und/oder Gärung, wodurch das System noch mehr toxisch belastet wird.

Schleim im Darm führt nicht nur zu schlechter Auswertung, sondern bietet auch einen Nährboden für Bakterien und Viren, wie das auch in anderen Teilen des Körpers, etwa in Stirn- und Nebenhöhlen und im Atemtrakt, der Fall ist. Wird dein Körper mit den Giftstoffen nicht auf dem Wege der normalen Ausscheidungssysteme fertig, ist es

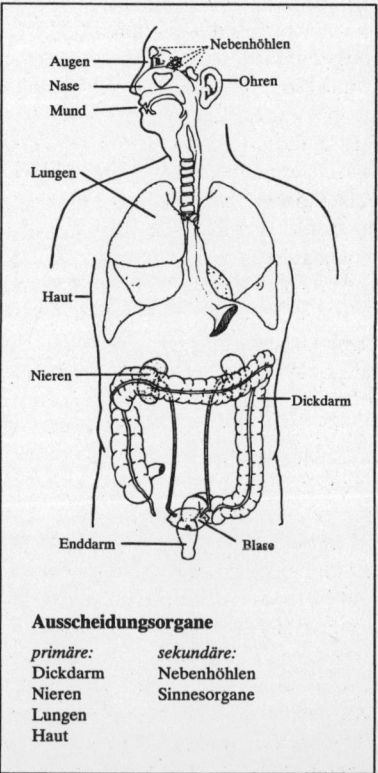

Ausscheidungsorgane

primäre: *sekundäre:*
Dickdarm   Nebenhöhlen
Nieren   Sinnesorgane
Lungen
Haut

gut möglich, daß der Überschuß an Toxinen und Schleim aus den Kopfhöhlen
auszufließen beginnt. Der Schleimfluß
ist in Wirklichkeit ein Reinigungspro-
zeß; aber ein schwerer Kopf, ein träger
Geist und ein völliger Mangel an Energie können damit einhergehen, bis dieser Prozeß abgeschlossen ist. Du
kannst diesen Reinigungsvorgang be-
schleunigen, indem du viel Flüssigkeit
zu dir nimmst – Wasser, Säfte, Tees
und Suppen – und indem du genügend
ruhst und dich warm hältst. Das ist wesentlich besser, als diese Ausscheidung
zu blockieren, indem du Grippetablet-
ten nimmst und verstopfende Nahrungsmittel ißt.

Unausgedrückte Gefühle und blok-
kierte kreative Energien tragen ebenfalls zu diesen Verstopfungen im Kopf
bei und können deine körperliche Widerstandskraft schwächen. Eine ver-
minderte Widerstandskraft aber ermöglicht es den Erkältungsviren, in
unsere Zellen einzudringen und sich zu
vermehren, wobei sie dieses »grip-
pige« Gefühl erzeugen. Solch ein anfälliger Zustand kann auch von Über-
arbeitung, geistiger Verwirrung, Kon-
flikten, schlechtem Schlaf und emotionalen Belastungen herrühren.

Die Krankheit bringt dich genau dahin, wo du hingehörst: ins Bett. Du
solltest still liegen, damit der Kopf wieder klar werden kann, und du die Ruhe
und Erholung bekommst, die du
brauchst. Die körperliche Therapie bei
Erkältungen besteht aus Ruhe, Flüs-
sigkeitszufuhr und Schwitzen – kurz-
um, aus einem Reinigungs- und Wie-
derherstellungsprozeß, um die Ausscheidung zu verstärken und neue

Kraft freizusetzen. Viren können einen gesunden menschlichen Organismus nicht angreifen. Oft läßt sich der
Selbstreinigungsprozeß im Körper dadurch unterstützen, daß wir Beziehung
zu unseren Gefühlen aufnehmen und
sie zum Ausdruck bringen, oder daß wir
uns um das kümmern, was wir beiseite
geschoben haben.

Die Vorbeugung gegen die übliche Erkältung und auch deren Heilung besteht darin, daß du mit dem Rhythmus
deines Lebens mitgehst und eine vernünftige Aufmerksamkeit für deine
Ernährung, deine körperlichen Aktivitäten, deine emotionale Verfassung
und für die nötige Ruhe und Entspannung entwickelst. Es ist wichtig, daß
du lernst, dich selbst und diejenigen,
die du liebst, zu lenken und zu erziehen.

Maßhalten ist der Schlüssel zur Vorbeugung gegen Krankheiten und zur
Stabilisierung der Gesundheit. Ein
Gleichgewicht in der Nahrungsaufnahme und der Energieausgabe in
Form von Arbeit oder Bewegung wird
sich auf deine tägliche Gesundheit auswirken.

Denke daran, daß Extreme im allgemeinen ihr Gegenteil hervorrufen. Extreme Aktivität fordert als Ausgleich
verlängerte Ruheperioden, und Fasten
kann zu nachfolgender Gefräßigkeit
führen. Es ist sehr wichtig, ein neues
Verständnis für Nahrungsmittel als
Energielieferanten zu entwickeln, dafür, wie sie wirken und in welcher
Weise du von ihnen beeinflußt wirst.
Damit deine Energie im Fluß bleiben
kann, ist es unbedingt notwendig, daß
du lernst, dich geistig zu entspannen

und deine Gefühle zum Ausdruck zu
bringen.

Herbst-Entschlackung

MOKU-YOKU SHIN-TAI TOGAN
SHU-JO SHIN-JIN MU-KU NAIGE-KO
KETSU
von der Mauer
des Zen Mountain Center,
Tassajara

(Indem ich diesen Körper bade,
gelobe ich mit allen fühlenden Wesen
von diesem Körper und Geist
allen Staub
und alle Verwirrung
hinwegzuwaschen
und mich gesund und sauber zu fühlen,
innen so wie außen.)

Eine etwa einwöchige Saftkur zu
Herbstanfang verhilft dir zu einem gewaltigen Energiezuwachs und kann la-
tente Krankheiten beseitigen, die du
vielleicht beiseite gedrängt hast; das
geschieht sowohl dadurch, daß überflüssige Substanzen ausgetrieben werden, als auch durch die Verbesserung
der Organfunktionen. Im Herbst gibt
es natürlich eine Menge Früchte und
Gemüse zum Entsaften. Auch der Super-Reiniger (s. S. 52) ist jetzt wieder
gut einzusetzen; du kannst aber auch
Apfel-Birnen-Saft, Orangensaft oder
andere Fruchtsäfte am Morgen und
Gemüsesäfte aus Karotten, roter Bete,
Sellerie, Zucchini oder Petersilie am
Nachmittag und Abend zur Entschlak-
kungskur verwenden.
Der Herbst ist die Zeit der Weinlese,
und die Weintraube ist ein hervorra-

gendes Mittel zur Entschlackung und
zur Harmonisierung des Körpers; außerdem stärkt sie die Lungen und den
Dickdarm. Fünf bis sieben Tage lang
frischen Traubensaft trinken (dazu
brauchst du einen Entsafter) ist eine
köstliche Herbst-Entschlackungskur;
du kannst auch einfach eine Woche
lang Weintrauben essen – das wirkt
Wunder. Vielleicht magst du täglich
ein paar Gläser Zitronensaft zum Ge-
schmacksausgleich dazu trinken, falls
dir die Trauben zu süß werden. Nimm
außerdem zweimal täglich einen Eßlöffel kaltgepreßtes Olivenöl und eine
Tasse Tee aus Abführkräutern beim
Aufstehen und vor dem Schlafengehen
zu dir, damit die Darmentleerung gut
funktioniert.
Es ist gut, die meisten Fruchtextrakte
mit etwas Wasser zu mischen und sie
sogar ein wenig zu »kauen«, um die en-
zymatische Speichelreaktion im Mund
zu ermöglichen. Dein Mund und deine
Zähne sind deine Verdauungsinstru-
mente Nummer eins, und Zähne und
Zahnfleisch benötigen regelmäßige
Pflege, zumal während der Entschlak-
kungskur, bei der auch deine Zunge einen stärkeren Belag als sonst aufwei-
sen kann. Sorge für ständige Reinigung mit Bürste und Zahnseide. Laß
nicht die Mahlzeiten vom Vortag zwischen Zähnen und Zahnfleisch nisten,
sonst leiden diese darunter.
Während der Entschlackung solltest
du unbedingt täglich baden und deine
Haut mit einem Badeschwamm oder
einer Badebürste abrubbeln, um tote
Zellen zu beseitigen und die Haut von
ausgeschiedenen Giftstoffen zu reinigen. Die Gesundheit deiner Haut ist

wichtig für die Lungen, und ihre regelmäßige Pflege unterstützt die allgemeine Ausscheidung. Körperliche Bewegung mit reichlicher Schweißproduktion ist ausgezeichnet geeignet, um die Haut- und Körperentschlackung vor dem Bad zu erleichtern.

Nach dem Baden oder Duschen ist die Anwendung von kaltem Wasser zu empfehlen. Es schließt die Poren und verhindert Wärmeverlust und die Neigung zu Erkältungen und regt auch die Durchblutung der Haut an. Das ist um so wichtiger, als das Wetter jetzt kühler wird; wenn man nach einem heißen Bad ins Kalte kommt, sind die Poren sonst offen und lassen die Kälte tiefer eindringen.

Eine angenehme Auffrischung für Haar und Kopfhaut ist eine Weizenkeimölkur über Nacht. Massiere das Öl reichlich in Haar und Kopfhaut ein, bevor du zu Bett gehst. Wickle ein Handtuch locker um den Kopf. Mache dir am Morgen ein bißchen Bewegung und wasche dir dann das Haar.

Knoblauch

Ein weiteres wichtiges Mittel für die Lunge, das ebenfalls die Entschlackung und auch die Heilung fördert, ist Knoblauch – eine Gewürz- und Medizinpflanze, die schon seit Jahrhunderten in vielen Kulturen verwendet wird. Der Knoblauch ist auch bekannt dafür, daß sein Geruch ebenso stark ist wie seine Heilkräfte. Er enthält ein wenig Protein, Kalzium, Kalium und Phosphor und die Vitamine B und C, aber seine Hauptwirkung verdankt er der Allyl-Schwefel-Verbindung, die den starken Schwefelgeruch verbreitet und zu der keimtötenden Wirkung beiträgt. Knoblauch wirkt als Heilmittel anregend, harntreibend, schweißtreibend, schleimlösend, antiseptisch, desinfizierend sowie als Keim- und Wurmtöter.

Der Knoblauch steht auch im Ruf, Vampire und böse Geister zu vertreiben. Zudem gibt es viele Geschichten darüber, daß er roh oder in Essig oder Öl eingelegt als Vorbeugemittel gegen die Pest und andere Infektionen diente. Jahrhundertelang wurden Erkältungen, Husten und Halsentzündungen mit Knoblauch behandelt, und man verwendete ihn bei allen Arten von Lungenerkrankungen, einschließlich Bronchitis, Lungenentzündung, Asthma und Tuberkulose.

Innerlich angewendet kann er ein gutes Mittel gegen alle möglichen Hautprobleme wie Furunkel und Schuppenflechte sein, und äußerlich wirkt er als Desinfektionsmittel für offene Wunden. Trage den Knoblauch jedoch nicht direkt auf die Haut auf, denn dann kann er Bläschen verursachen. Zerdrückst du Knoblauch in ein wenig Olivenöl, ist er äußerlich besser anzuwenden. Im ersten Weltkrieg wurden in England knoblauchgetränkte Verbände für offene Wunden benützt, um Infektionen zu verhindern und den Heilungsprozeß zu unterstützen.

Heutzutage verwendet man den Knoblauch gegen Bluthochdruck, als Wurmmittel und gegen Erkältungen und andere Lungenerkrankungen. Als regelmäßiger Bestandteil der täglichen Kost kann er tatsächlich die Vorbeugung gegen Erkältungen, Grippe und andere Infektionen unterstützen. Sieh zu, daß du jeden Tag ein paar Knoblauchzehen zu dir nimmst, ausgepreßt in Wasser oder Saft oder auch als Knoblauchkapseln (zweimal täglich zwei Kapseln). Er ist ein gutes Entschlackungsmittel für den Körper und ein nützliches pflanzliches Vorbeugungsmittel. Das Kauen von Petersilie hilft gegen den starken Mundgeruch. Bist du nicht an Knoblauch gewöhnt, so fange mit kleinen Mengen an und gewöhne deinen Geschmacks- und Geruchssinn allmählich daran. Man sagt, daß der Körper den Knoblauchgeruch durch die Poren ausscheidet, wenn er genug davon hat.

Knoblauch kann man leicht im Garten ziehen, und er hilft außerdem, Insekten zu vertreiben. Er liebt feuchte, sandige Erde und braucht viel Sonne. Als wirkungsvolles Insektenmittel dient er, wenn du einige Zehen mit Wasser in einem Mixer zerkleinerst, das Ganze durch ein Tuch seihst und deine Pflanzen damit einsprühst.

Der Geruch und die Heilkräfte des Knoblauchs sind in seinem Öl enthalten. Du kannst es leicht in Olivenöl extrahieren. Dieses Knoblauchöl ist dann für viele Zwecke verwendbar: als Beigabe zur Salatsauce, bei Erkältungen zum Einreiben der Brust, oder zum Massieren der Fußsohlen, um Erkältungen vorzubeugen oder sie im Frühstadium zu heilen. Schäle und hacke genügend Knoblauchzehen, um ein Viertelliterglas damit zu füllen. Bedecke den Knoblauch gut mit Olivenöl und stelle das Glas für fünf bis sieben Tage an ein sonniges Fenster, wobei du das Ganze täglich einmal durchschütteln solltest. Seihe die Mischung dann durch ein Tuch, und du hast ein stark riechendes Knoblauchöl! Den gebrauchten Knoblauch kannst du kalt stellen und zum Kochen nehmen; das Knoblauchöl hält sich monatelang und kann innerlich und auch äußerlich angewendet werden, wenn dich die starke Geruchsentwicklung nicht stört.

Darmspülung

Die Darmspülung ist eine nützliche und nichttoxische Methode zur Entschlackung des Dickdarms mit Wasser. Sie wurde jahrtausendelang als natürliches inneres Bad angewendet, vor langer Zeit in der Weise, daß man bei einem Bad in einem See oder Fluß ein hohles Rohrgras oder ein Bambusrohr benutzte, um Wasser in den Enddarm eindringen zu lassen. Heutzutage nimmt man dazu einen Darmspülungsapparat, der den Druck und die Temperatur des Wassers reguliert. Die Hindu-Schriften berichten von der Praxis und dem Nutzen von Einläufen und Darmspülungen, und schon im Evers-Papyrus, einem medizinischen Dokument aus dem 15. Jahrhundert vor Christus, ist die genaue Anwendung beschrieben. Hippokrates, Galen und Paré waren frühe Verfechter der Einlauf-Therapie.

Viele Ärzte bestätigen, daß Verstopfung eine der Hauptursachen für Krankheiten ist, und ich glaube, daß Altern und Tod ihren Anfang im Dickdarm nehmen. Dr. Ann Wigmore, die Gründerin des Hippokrates Health Institute in Boston, schrieb in der Zeitschrift *Naturana Health Care:*

»Hippokrates behauptete, chronische Erkrankungen seien die Folge von Autointoxikation, das heißt Selbstvergiftung durch Verstopfung. Die Ablagerungen von angesammelten Abfällen im Dickdarm geben Toxine frei, die zu Nervenentzündungen führen und Rheumatismus, Neuralgien, Melancholie, Hysterie, Ekzeme, Akne, Kopfschmerzen und viele, viele andere Beschwerden verursachen. Hippokrates lehrte auch die Methode, wie man mit Krankheiten fertig wird: ›*Laßt die Nahrung eure Medizin sein.*‹*«*

Darmspülungen waren mehrere Jahre lang Teil meines eigenen Gesundheitsprogramms; nachdem ich sie anfänglich allwöchentlich angewandt hatte, ging ich dazu über, anderthalb Jahre lang einmal im Monat eine Darmspülung vorzunehmen. Heute wende ich sie in jeder Jahreszeit einmal an. Es ist keine besonders unangenehme Erfahrung, ist grundsätzlich giftfrei und hat große Wirkungen, vor allem auch dadurch, daß die Spannkraft des Dickdarms verbessert wird. Die tiefe Darmspülung unterscheidet sich von einem Einlauf insofern, als du dabei bequem auf dem Rücken liegst, während ein kurzes Rohr mit einem Eingang für Wasser und einem Ausgang für Kot in den unteren Enddarm eingeführt wird. Das sollte von einem erfahrenen Therapeuten vorgenommen werden, der deinen Unterleib massieren und dir damit helfen kann, Blähungen und Krämpfe loszuwerden. Wenn du irgendeine Krankheit oder spezielle Dickdarmprobleme hast, solltest du zuvor einen Arzt konsultieren, der sich mit Darmspülungen auskennt, damit er dich eventuell an einen geübten Fachmann überweisen kann.

Du wirst dich danach viel wohler fühlen. Trinke ein wenig Orangensaft, Tee oder Brühe, dazu ein wenig Acidophilus-Yoghurt, in dem lebende Laktobazillen enthalten sind, um möglicherweise verlorengegangene Dickdarmbazillen zu ersetzen. Nach einer Darmspülung kann es vorkommen, daß du dich kurzfristig ein wenig schwindlig oder schwach fühlst. Doch das vergeht nach einer kurzen Ruhepause.

Diese Darm-Hydrotherapie hat viele Vorteile, und bis wir wirklich ganz schlackenfrei leben, ist sie notwendig und eine große Hilfe. Sie befreit uns von Blähungen und Krämpfen im Darm, sie unterstützt die Ausheilung von Verdauungsstörungen und erlöst uns von vielen Rücken- und Muskelschmerzen, die oft durch den Druck vom Darm her verursacht werden. Der größte Wert der Darmspülung liegt jedoch in der Beseitigung von Giftstoffen aus dem Dickdarm, in der Entlastung der Leber und in der Verbesserung der Funktion von Lymphen und Kapillaren. Weitere Vorteile sind darin zu sehen, daß der Atem besser, die Haut reiner und die Sinne schärfer werden. Fängst du an, deine Kost

durch mehr natürliche und pestizid-
freie Nahrungsmittel zu verbessern
und Toxine durch Entschlackungskuren und Darmspülungen zu beseitigen,
wirst du jünger, kräftiger und schöner
werden.

Dein Körper ist in ständiger Selbster-
neuerung begriffen; er erzeugt seine
Bestandteile ständig neu. Täglich werden neue Blutzellen hergestellt, und
das Blut erneuert sich alle einhundert-
zehn Tage vollständig; die subkutanen
Gewebszellen werden alle zwölf Wochen ersetzt und die Knochenzellen
alle zwölf Monate. Die ältesten Zellen
im Körper sind vermutlich nicht älter
als sieben Jahre.

Meditation

»Meditation ist eine Erfahrung, die dich
zu vielem befähigt. Anstelle des engen
Weges, der dem oberflächlichen Geist auf
seinen Reisen zur Verfügung steht, mit
seinen vielen endlosen Schlingen und
Sackgassen, ist Meditation eine Reise ins
Überall des Universums, in das Nir-
gendwo des unendlich kleinen Punkts im
Zentrum des individuellen Bewußtseins,
wo es sich mit dem Überall und dem Nir-
gendwo verbindet und deutlich macht,
daß beide eins sind.«
      Dr. med. Brugh Joy: *Joy's Way*

»Der Arzt der Zukunft wird zwei große
Ziele haben. Das erste wird sein, dem Patienten zu helfen, Kenntnis von sich selbst
zu erlangen, und ihm jene grundlegenden
Fehler aufzuzeigen, die er begehen mag,
die Unzulänglichkeiten seines Charakters,
die er ausgleichen sollte, und die Mängel
seines Wesens, die beseitigt und durch die
entsprechenden Tugenden ersetzt werden

müssen. Solch ein Arzt muß die Gesetze,
welche die Menschheit und menschliches
Wesen beherrschen, ernsthaft studieren,
so daß er in jedem, der zu ihm kommt,
jene Elemente erkennen kann, die einen
Konflikt zwischen der Seele und der Persönlichkeit verursachen. Er muß fähig
sein, dem Leidenden zu raten, wie die er-
forderliche Harmonie am besten erreicht
werden kann, welche Handlungen gegen
die Einheit er aufgeben muß und welche
notwendigen Tugenden er entwickeln
muß, um seine Mängel auszulöschen.«
      Edward Bach: *Blumen,*
      die durch die Seele heilen

Da wir uns in diesem Abschnitt mit der
Beziehung zwischen dem Metallelement und dem Bewußtsein befassen,
scheint es angemessen, über die Praxis
der Meditation zu sprechen.
Dein Bewußtsein hat viele Dimensio-
nen, dank seiner Fähigkeit, seine Aufmerksamkeit auszuweiten, sie auszurichten, sie zu begrenzen und sogar sie
auszuschalten. Dein Bewußtsein ist die
Sendestation deines Körpers und auch
der Empfänger. Was in deinem Bewußtsein geschieht, wirkt sich darauf
aus, wie du dich emotional und körperlich fühlst. Die Weisheit des Altertums
sagt uns: »Wie oben, so unten«, und
dementsprechend beeinflußt das, was
du in deinem Kopf erlebst, deinen physischen Körper und umgekehrt, da sich
dein körperlicher Zustand auch auf die
Funktion deines Geistes auswirkt. Ich
habe auf diese Wechselwirkung schon
im Zusammenhang mit der Atemfunk-
tion der Lungen und der Ausschei-
dungsfunktion des Dickdarms hingewiesen: Sowohl das Einatmen von
schädlichen Gasen als auch der Zustand der Verstopfung beeinflussen

deine geistigen Fähigkeiten. Ebenso kann sich dein geistiger Zustand im guten Funktionieren deines Darms und in der Leichtigkeit deines Atmens spiegeln.

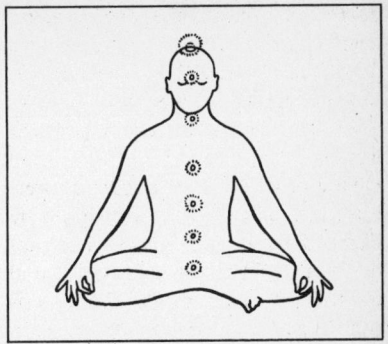

Deine Art zu atmen bestimmt, wie gut du dich zentrieren und somit entspannen kannst. Allein das Bewußtsein deines Atems kann dir helfen, körperliche Verspannungen zu erkennen und dann zu lösen und deinen Geist für die Lösung von Problemen zu öffnen. Der Atem ist die Basis der Meditation.

Über das Thema Meditation wurde schon so viel geschrieben, und es gibt eine solche Vielzahl von Definitionen und Übungen, daß allein schon der Versuch, all das zu verstehen, den Geist aus der Fassung bringen kann. Ich will hier nur meine eigenen Erfahrungen mitteilen, und ich hoffe, daß diese dich dazu inspirieren, den denkenden Geist für eine Weile beiseite zu schieben und eine neue Offenheit für Informationen von innen zuzulassen. Von den Wissenschaftlern hören wir, daß wir nur einen kleinen Prozentsatz unseres Gehirnpotentials benützen. Es muß also für jeden von uns noch eine ganze Menge zu erfahren geben. Meditation ist ein Weg des Empfangens, des Sehens. In gewissem Sinn befördert sie uns an einen Platz, der vom denkenden Geist praktisch losgelöst ist und von dem aus wir unsere geistigen Vorgänge beobachten können. Die Wahrnehmung rückt in den Hintergrund, und du wirst zum Zuschauer der Vorgänge in deinem Bewußtsein. Viele beschreiben die Meditation als einen Zustand, in dem nichts geschieht. Im Kapitel über die »Grundla-

gen« habe ich die zwei Hauptfunktionen unseres menschlichen Computers beschrieben, Denken und Empfinden, die nach empirischer Erkenntnis mit den Funktionen der linken und der rechten Gehirnhemisphäre in Beziehung stehen.

Diese bimodale Eigenschaft des Gehirns ist entscheidend dafür, wie wir das Leben erfahren, und auch für die Praxis der Meditation. Der eine Modus ist aktiv, denkend, zeitorientiert und versucht, unsere Welt zu organisieren und zu manipulieren. Der andere ist empfangend, zeitlos und erfährt und versteht unsere äußere und innere Welt ohne Beurteilung.

In unserer technologischen, manipulativen und überaktiven Kultur hat Meditation die Wirkung, Energie aus dem Modus des Denkens in den anderen, empfangenden, wahrnehmenden hinüberzuziehen. Das mag bedrohlich erscheinen, da sie unsere Konditionierung, jederzeit zeitorientiert zu sein, durchbricht und unsere üblichen Schemata von Ausbildung und Arbeit umzukehren scheint. Wenn du jedoch deine Bewußtheit auf andere Bereiche des Gehirns ausdehnst, gibst du dir die Möglichkeit, eine bestimmte Art von Wissen, die dir im üblichen, aktiven Zustand nicht zugänglich ist, wahrzunehmen.

Die Meditation bringt dich in ein neues Gleichgewicht, das weder aktiv noch rezeptiv ist, sondern dich ins Zentrum der Erfahrung beider Bereiche versetzt. In der Zen-Meditation gibt es das »Sitzen und sein«, wobei die Aufmerksamkeit nur auf die Erfahrung des Atems im Augenblick gerichtet ist. Keine anderen Ziele werden angestrebt, da dies die Aufmerksamkeit auf die ablaufende Zeit richten und damit innere Aktivität erzeugen würde. Für den Augenblick werden die Suche nach Befriedigung und das Vermeiden von Schmerz hintangestellt und die gesamte Aufmerksamkeit dem Ein- und Ausströmen des Atems zugewandt.

Schon seit Jahrtausenden hat der Mensch die Meditation praktiziert, um seine Bewußtheit zu intensivieren und seine Wahrnehmung der Umgebung und des eigenen Selbst zu verändern. Meditation ist wichtig für das Aufrechterhalten der Gesundheit, da sie eine bessere Kommunikation zwischen unserer inneren und äußeren Welt und einen tiefen Zustand der Ruhe und Erholung ermöglicht. Physiologisch gesehen verlangsamt die Meditation die Atmung, verstärkt die Frequenzen der Alphawellen im Gehirn und erleichtert muskuläre Entspannung.

Die Wirkungen speziell der Transzendentalen Meditation (TM) sind ausführlich untersucht worden. Tests zeigen, daß bei Meditierenden eine erhöhte Intelligenz (psychologische Tests) und Lernfähigkeit (Erinnerungs-Tests) festzustellen sind, außerdem bessere Leistungen in der Schule (besserer Klassendurchschnitt), kürzere Reaktionszeiten, verstärkte Produktivität, verbesserte Berufsleistung und Befriedigung durch die Arbeit und bessere Beziehungen am Arbeitsplatz. Rein körperlich unterstützt TM den Abbau von Streß – möglicherweise durch eine Senkung des Milchsäurespiegels im Blut; sie hilft gegen Schlaflosigkeit, verlangsamt die Herzaktivität und normalisiert den Blutdruck. Regelmäßig Meditierenden verhilft sie auch zu größerer Anpassungsfähigkeit und Stabilität. Wie der Torrence Creativity Test zeigt, scheint auch die Kreativität verstärkt zu werden und ebenso die Persönlichkeitsentwicklung *(Personality Orientation Index)*. Grundsätzlich versetzt die Meditation dich (Körper und Geist) in einen Ruhezustand, in dem du alle Arten von neuen Informationen und Perspektiven aufnehmen kannst.

Meditation ist kein Ziel, sondern ein Prozeß, eine Art von Bewußtheit, die nicht etwas völlig Fremdes, sondern Teil deiner eigenen Natur ist. Meditation ist nichts, was du *machen* kannst, sondern vielmehr ein Vorgang, den du *zulassen* mußt und an den du mit möglichst wenigen Vorstellungen herangehen solltest. Es geht dabei nicht darum, irgendwohin zu gehen; es ist ein Zustand des Seins.

Alles, was du tun kannst, ist nur, dir die Zeit für die Erfahrung zu nehmen. Ich finde, daß der frühe Morgen die beste Zeit ist; auf diese Weise kommen

Klarheit und Energie in meinen Tag. Auch später ist es gut, aber vermeide es, mit vollem Magen zu meditieren. Es ist besser, nach dem Essen drei Stunden zu warten. Auch vor dem Abendessen oder vor dem Schlafengehen könnte eine passende Zeit für die Meditation sein. Du kannst auf dem Boden sitzen, auf einem Sitzkissen oder auf einem Stuhl sitzen, aber lehne dich nicht an, und vor allem lege dich nicht nieder zum Meditieren; behalte dir diese Stellung für Ruhe oder Schlaf vor.

Beschäftigt wie wir alle sind, können wir im allgemeinen dennoch fünfzehn bis dreißig Minuten einmal oder zweimal am Tag erübrigen, um das Bewußtsein zu entspannen und unseren Geist von alten und angestauten Gedanken zu befreien. Du wirst wahrscheinlich feststellen, daß vieles, was du meintest tun zu müssen, sich oft von selbst erledigt. Du kannst lernen, deine Energien zu lenken, anstatt das Opfer deiner Impulse zu sein. Leider wurden wir dazu konditioniert, in einer Welt außerhalb unserer selbst zu leben und dort riesige Besitztümer aufzubauen, während wir innerlich in unwirtlichen Öden leben. So wird niemals Glück entstehen.

Es gibt zwei Hauptwege meditativer Praxis. Der eine, die Kontemplation, besteht aus einem Ausrichten der Aufmerksamkeit, wobei du ruhig atmest, dich entspannst und deine Aufmerksamkeit auf deinen Atem, einen Klang, ein Wort *(Mantra)*, ein Bild, eine Kerze oder auf ein inneres Bild richtest. Der andere ist die freifließende Art, wobei du sitzt und atmest und lediglich beobachtest, was geschieht, ohne zu versuchen, es im geringsten zu manipulieren.

Oft macht körperliche Bewegung es leichter, in den meditativen Zustand zu kommen. Yoga und T'ai Chi Ch'uan sind Beispiele hierfür, aber auch Läufer und Athleten von heute berichten von intensiven und tiefgründigen Erfahrungen während und nach ihren sportlichen Aktivitäten.

Der Atem ist die Basis vieler Meditationsformen. Setze dich nieder, entspanne dich, schließe die Augen und atme ruhig. Du kannst den Vorgang formaler gestalten, indem du beim Einatmen bis 7 zählst, den Atem anhältst und dabei wieder bis 7 zählst, und dann bis 7 ausatmest. Du kannst mit kürzerem Atemanhalten beginnen, aber je mehr du dich entspannst, desto leichter wird dir dieses Atemmuster fallen. Atme sanft durch die Nase ein und laß den Atem durch den Mund ausströmen (bei anderen Praktiken atmet man durch die Nase ein und aus). Tu das ein paar Minuten lang, und schon wirst du dich an dieses regelmäßige Atemmuster gewöhnt haben. Sitze dann einfach da und beobachte dein Bewußtsein. Betrachte deine Gedanken als vorbeiziehende Wolken an einem weiten blauen Himmel. Laß dich nicht auf sie ein, schaue nur zu. Wenn du hinweggetragen wirst, so kehre zu deinem Atem zurück und zähle.

Eine andere Übung, die während des Tages immer wieder einmal angewandt werden kann, sieht so aus, daß du dich hinsetzt und mit der Wahrnehmung des gegenwärtigen Augenblicks verbindest. Was geschieht *jetzt* gerade? Keine Vergangenheit oder Zukunft, alles geschieht in der Gegenwart. Auf diese Weise kannst du lernen, bewußter wahrzunehmen, daß du zum Beispiel Sorgen hast, »fertig« bist oder in Gedanken verstrickt über das, was du hättest tun können oder sollen, oder was jemand dir angetan hat. Vielleicht wird dir auch deutlich, daß du dich unsicher fühlst, oder daß du deine Bedürfnisse in zukünftige Vorstellungen und Pläne projizierst.

Diese Art von Bewußtheit ist ein wichtiger Schritt dahin, Frieden und Freude in der Welt des Jetzt zu finden. Möglicherweise gelingt es dir, diese ständige »Meditation in Bewegung« in alle Aspekte deines Lebens einzubeziehen.

Wie und was du denkst, beeinflußt alles um dich herum und deine Erfahrung von der Welt. Die Verschmutzung des Planeten Erde erstreckt sich auf die Luft, das Wasser, den Erdboden und unsere Nahrung. Aber darüber hinaus gibt es auch eine Verschmutzung des Bewußtseins. Stopfst du dich zum Beispiel mit den Medien-Bildern von Zerstörung und Krieg voll, dann werden diese Bilder zur Begrenzung deiner inneren Erfahrung.

Daß Krieg, Hungersnöte und Zerstörung unvermeidlich sind, ist nicht wahr; sie basieren auf der Unausgeglichenheit des aktiven, manipulierenden Modus, zu dem Macht, Gier, Angst und ein gedankliches Modell der Welt gehören, in dem das individuelle menschliche Leben weniger gilt als das Ideal der Lebensqualität oder des Glaubenssystems eines Individuums

oder eines Landes. Ich bin der Meinung, daß alles, was jeder einzelne von uns denkt, das kollektive Bewußtsein beeinflußt. Durch die Praxis der Meditation wirst du vielleicht ein Gefühl dafür bekommen, daß deine Gedanken die Kraft haben, die Welt zu verändern, und daß du keineswegs hilflos deinen persönlichen Schwierigkeiten oder den Problemen der Welt ausgesetzt bist.

Drogen

Meditation ist ein natürlicher Vorgang, der deine Wahrnehmung verändert, indem er die Aufmerksamkeit vom aktiven Modus abzieht und dem rezeptiven zuwendet. Der üblichere Weg hierzu ist in unserer ungeduldigen Gesellschaft der Gebrauch von Medikamenten und Drogen. Täglich werden natürlich gewachsene und synthetisch hergestellte Substanzen dazu verwendet, die körperliche, geistige und psychische Energie zu verändern. Drogen verschaffen uns einen einfachen Zugang zum rezeptiven Modus, und oft wird der Zustand der Meditation mit Hilfe von Alkohol, Sedativa und Tranquilizern, mit Haschisch und »psychedelischen« Drogen wie Lysergsäurediäthylamid (LSD) und Meskalin simuliert.

Der Mißbrauch dieser und anderer Drogen kann gefährlich sein, doch wurden sie auch erfolgreich zur Behandlung diverser Schwierigkeiten verwendet und haben manchen Menschen die Erfahrung einer Veränderung ihrer Wahrnehmung ermöglicht, die sie dann auch ohne Drogen zu wiederholen versuchten. Ich betrachte das als eine Übergangssituation in kleinen subkulturellen Bereichen des Westens. Inzwischen suchen viele Menschen auf natürliche Weise nach solchen Einsichten, indem sie lernen, ein Gleichgewicht zwischen der aktiven und der rezeptiven Funktion des Bewußtseins von einem Augenblick zum nächsten aufrechtzuerhalten.

Genaugenommen leben die meisten von uns noch immer in einer drogenorientierten Gesellschaft. Viele Drogen werden benutzt, um Krankheiten zu heilen, aber viele erzeugen ihrerseits »iatrogene« (von ärztlicher Behandlung *verursachte*) Krankheiten. Kinder wachsen mit der Gewohnheit der Eltern vor Augen auf, sowohl die Gesellschaftsdrogen zu konsumieren als auch verordnete und frei käufliche Arzneimittel bei jedem Symptom und jeder Erkrankung als unvermeidliche Erste Hilfe einzusetzen. Der Gebrauch von Drogen als Heilmittel gehört in dieselbe Schublade wie der Gebrauch von Drogen zur Veränderung des psychischen Zustands. Es ist an der Zeit, solche Gewohnheiten zu durchbrechen. Das Verständnis für deine natürlichen Zyklen wird dir helfen einzusehen, wie wichtig es ist, durch gute Ernährung, körperliche Bewegung und die Beseitigung von Giftstoffen aus unserem Leben einen gesunden Körper zu schaffen. Genußdrogen sind eine faule Methode, um deine Energie zu verändern und zu steuern. Der Körper wird nicht in der Lage sein, diesen

entspannten oder angeregten Zustand ohne Drogen zu reproduzieren, solange du dir nicht die Zeit nimmst, deine Maschine in ihren bestmöglichen Zustand zu setzen. Je aufmerksamer du jeder Substanz gegenüber bist, die du deinem Körper zuführst, desto mehr lernst du, auf den leichtfertigen Gebrauch von synthetischen Arzneimitteln bei jeder kleinen Erkrankung zu verzichten und dich mehr den natürlichen Heilmitteln zuzuwenden.

Einige allgemeingebräuchliche Drogen, die zur Manipulation unseres Energiezustandes verwendet werden, sind Koffein, Nikotin, Zucker, Alkohol und Haschisch, außerdem Tranquilizer wie Valium und Librium. Weniger verbreitet sind Anregungsmittel wie Kokain und Amphetamine, Barbiturate und Opiate einschließlich Codein, Opium, Morphium, Heroin und Methadon und die psychotropen Drogen wie Meskalin (Peyotl-Kaktus), Psilocybin (Teonanacatl-Pilz) und LSD. Einige dieser Drogen kann man in Apotheken kaufen; andere werden synthetisiert und auf dem Schwarzmarkt durch Dealer verkauft. Sie alle sind jedoch in unterschiedlichen Graden suchterzeugend, physisch wie psychisch.

Die verbreitetste Suchtdroge, die in der gesamten Nahrungsmittelindustrie großzügig verwendet wird und damit jedermann gefährdet, ist raffinierter Zucker. Die Zuckergewöhnung ist tatsächlich ein besonders schwer auszumerzendes Suchtverhalten.

Koffein, eine Droge der Xanthin-Gruppe wie Aminophyllin und Theophyllin, die bei Asthma verwendet werden, ist in Getränken wie Kaffee, Tee, Kakao und Cola enthalten. Koffein ist nicht nur ein Stimulans für das zentrale Nervensystem und das Atemsystem, das »aufweckt«, sondern es stimuliert auch die Aktivität der Glatten Muskulatur und regt die Darmentleerung an, erweitert die Bronchialtuben und stimuliert das Herz. Es wird von der Leber umgewandelt und durch die Nieren ausgeschieden. Es wirkt aber auch als Peitsche, indem es die Leber dazu anregt, ihre gespeicherte Energie zu verbrauchen und sie eventuell ganz zu erschöpfen. Da die Leber die Quelle jener Energie ist, die uns zu Taten ermuntert, wird Koffein sehr häufig als Morgenstimulans benützt. Es ist vielleicht sicherer als andere Anregungsmittel, aber es kann auch unsere natürlichen Energiereserven angreifen und die Gesundheit der Leber gefährden.

Andere Anregungsmittel wie Kokain und die Amphetamine sind sehr giftig für den Körper und nutzen ihn ungeheuer schnell ab. Beim Medizinstudium erfuhr ich, daß das durchschnittliche Lebensalter eines Kokainsüchtigen fünfundvierzig Jahre beträgt, da diese Droge den Körper rapide verfallen läßt. Die südamerikanischen Eingeborenen kauen die ganzen Cocablätter, ohne allzu große Schädigungen davonzutragen, aber deren Wirkung unterscheidet sich von derjenigen der aktiven Kristalle, die extrahiert und mit anderen Substanzen »verschnitten« als »Kokain« gehandelt werden. Darum hüte dich vor dieser Genußdroge! Dein Körper wird deine Abstinenz sehr zu schätzen wissen.

Amphetamine, die zum Teil als »Schlankheitspillen« benützt werden, scheinen dank der wachsenden Erkenntnis, daß ihr Gebrauch den Konsumenten in Wirklichkeit schwächt, aus der Mode zu kommen. Das Schlagwort *»speed kills«* hat eine biologische Grundlage. Willenskraft und Veränderungen in der Ernährung bewirken, wenn auch langsamer, so doch besser als irgendeines dieser Mittel das Schlankerwerden.

Das Zigarettenrauchen ist ebenfalls ein verbreiteter Drogenkonsum. Nikotin wirkt sich unmittelbar und vielfältig auf das Herz und die Blutgefäße aus und reizt die Schleimhäute, die Bronchialwege und die Lungen; chronisches Zigarettenrauchen steht eindeutig mit Herz- und Blutgefäßerkrankungen und mit Lungenkrebs in Verbindung.

Meinem eigenen Gefühl nach wirkt das Rauchen auch als Blockierung der zwischenmenschlichen Kommunikation. Es ist eine Art Verteidigung – von Rauchwolken umgeben vermeidet man allzu große Nähe zu anderen. Es kommt auch dem Bedürfnis anderer Menschen in die Quere, saubere Luft zu atmen. Diese Sucht ist schwer auszumerzen, aber es ist gewiß den Versuch wert. Valium und Librium sind überaus häufig verschriebene Drogen. Das kommt wahrscheinlich daher, daß die Ärzte nicht die Zeit haben, sich mit den verbreiteten geistigen und emotionalen Problemen ihrer Patienten auseinanderzusetzen, und die meisten Patienten sind zu faul, um genügend Zeit oder Verantwortung aufzubringen oder die notwendigen Veränderungen vorzunehmen, die nötig sind, um Streß und Konflikte zu verringern.

Valium und Librium haben eine subtile und noch weitgehend unbekannte Wirkung auf das Nervensystem und den allgemeinen Seinszustand. Jedenfalls beeinträchtigen sie den normalen Schlaf, indem sie die Traumphase des Schlafs (REM-Phase) reduzieren. Ich glaube, daß diese Drogen auch die Kreativität beeinträchtigen und dem Konsumenten wie auch seinem Arzt ein falsches Gefühl von Erleichterung geben. Unsere tieferen Harmoniestörungen werden nicht angemessen behandelt, indem wir lediglich äußere Spannungen beruhigen. Wir müssen unsere Konflikte an die Oberfläche bringen und sie lösen.

Drogen wie Alkohol, Barbiturate und Opiate/Narkotika, die eine sedativ-hypnotische Wirkung haben und das zentrale Nervensystem dämpfen, »regen ab« und erzeugen ein Gefühl der Entspannung. Deshalb werden sie vornehmlich verwendet, um emotionale Schwierigkeiten zu unterdrücken. Langfristiger Alkoholkonsum hat viele zerstörerische Wirkungen. Und während die Barbiturate und Opiate zwar nicht unmittelbar toxisch sind und in klar abgegrenztem medizinischen Rahmen sinnvoll verwendet werden – etwa bei Epilepsie, Schlaflosigkeit oder starken Schmerzen –, verursacht ihr langzeitlicher Gebrauch emotionale Blockierung und charakterliche Reduktion und Abspaltung. Ihre größte Gefahr liegt in der lähmenden Wirkung auf Körper und Atmung, die zum Tod führen kann.

Marihuana oder Khif *(Cannabis sativa* und *Cannabis indica)* mit seinem Harzbestandteil, dem Haschisch, ist eine traditionelle Heilpflanze, wurde aber in den westlichen Gesellschaften zu einer verbreiteten Genußdroge. Wenn man die Blätter und Blütenspitzen oder das Harz raucht, hat das eine euphorisierende Wirkung und stimuliert die empfangende, rezeptive Funktion des Bewußtseins. Cannabis scheint nicht besonders toxisch zu sein, doch kommt es zu einer Reizung der Lungen und Bronchien, die zum »Cannabis-Husten« führen kann, und über die Langzeitwirkungen ist noch wenig bekannt. Es gibt zwar keine Beweise dafür, daß es Chromosomenschädigung oder Sterilität verursacht, doch scheint es die Leber zu schwächen und vermindert möglicherweise die Abwehrkraft gegen Krankheiten. (Alles, was gewohnheitsmäßig gebraucht wird, kann zur Krücke werden und unsere Bewußtseinsklarheit und unsere Persönlichkeitsentwicklung beeinträchtigen.)

Psychoaktive oder »psychedelische« Drogen bewirken eine starke Veränderung der Realitätswahrnehmung. Sie können sogar zu psychotischen Erscheinungen führen. Psilocybin-Pilze und Peyotl-Kakteen (Meskalin) wachsen in der Natur, wohingegen LSD im Labor hergestellt wird. Die beiden ersteren werden in Stammesriten und bei religiösen Zeremonien der indianischen Urbevölkerung Amerikas verwendet; ihr heutiger Gebrauch im Westen scheint sich, wie auch der Gebrauch von LSD, auf die Interessen und den Lebensstil der Konsumenten auszuwirken. Diese Drogen verstärken die rezeptive Funktion des Bewußtseins und erhöhen die sinnliche Wahrnehmungsfähigkeit; sie setzen die Neigung zu zielgerichteten Aktionen herab und entgrenzen das Bewußtsein, so daß das Selbst und die Umgebung sich zu vermischen scheinen und das Gefühl von »alles ist eins« entsteht. Obwohl einige dieser Wirkungen den positiven Ergebnissen der Meditation sehr ähnlich zu sein scheinen, werden durch den Gebrauch dieser Drogen die körperlichen Systeme stark ausgelaugt. Langfristiger Gebrauch führt zu psychischer Abnutzung und Labilität.

Es hat oft den Anschein, als hätten Drogen eine nützliche kurzfristige Wirkung. Anregungsmittel mögen zeitweilig helfen, wenn jemand müde ist oder wenig Energie hat, und Sedativa mögen für einen gestreßten oder angespannten Menschen eine temporäre Hilfe bedeuten. Trotzdem habe ich das Gefühl, daß Drogen kaum die richtige Antwort auf unsere Probleme sind. Sie alle beeinflussen deine körperlichen, geistigen und emotionalen Zustände. Kurzfristiger Gebrauch führt möglicherweise zu geschwächter Abwehrkraft gegen Krankheiten und macht dich anfälliger für Erkältungen, Grippe, Hepatitis und Lungen- und Hauterkrankungen, während langfristiger Konsum zur Ablagerung von Toxinen und zur Schwächung bestimmter Organe und Systeme führt und damit degenerative und chronische Erkrankungen fördert. Zudem kann der Drogengebrauch deine geistige und emotionale Stabilität beeinträchtigen. Du solltest vorsichtig mit allem sein, was du zu dir nimmst; die Suche nach ständiger Sensation und Veränderung kann dich irgendwohin bringen, von wo du nur noch schwer zu einem Leben zurückfindest, in dem die Sonne scheint und die Natur wächst und blüht.

Herbstkost

Falls du bestimmte Gewohnheiten oder ein bestimmtes Suchtverhalten entwickelt hast, die du loswerden möchtest, kann die Veränderung anderer Aspekte deines Lebens, wie der Ernährung, der Bewegung und selbst gewisser Verhaltensmuster, eine große Hilfe sein.

Oft wirken sich die Willenskraft und die Anstrengung, die du in den Neubeginn investierst, auch positiv auf solche alten Gewohnheiten aus. Allein schon, daß du dich selbst anders siehst – ohne Zigarette oder in einer neuen Situation –, ist sehr wichtig als Unterstützung beim Ausräumen alter Gewohnheiten.

Am besten beginnst du den Herbst mit einer einwöchigen Entschlackungs-Diät, das heißt mit Frucht- und Gemüsesäften oder mit einer Trauben-Kur. Im allgemeinen basiert die Herbst-Kost jedoch auf dem Aufbau-Prinzip des Spätsommers. Für die Nichtvegetarier gehören dazu auch mehr Fleisch und Milchprodukte, während Vegetarier viel Getreide essen, dazu geringe Mengen von Nüssen, Hülsenfrüchten und Samenkörnern sowie mehr Milchprodukte und Eier, falls du daran gewöhnt bist. Da du jetzt immer weniger Früchte ißt, kannst du zu mehr Gemüse und Getreide übergehen, vor allem, wenn das Wetter kälter wird.

Du kannst gesund bleiben, wenn du dir der umfassenden Wirkungen der Nahrungsmittel bewußt wirst, wenn du beobachtest und lernst, wie sie sich in deinem Körper auswirken. Die Menge der Nahrungsmittel und ihr Verhältnis zueinander in deiner Kost sind von großer Bedeutung. Zum Beispiel wird eine Ernährung, die hauptsächlich aus Käse und Brot besteht, welche beide verstopfend wirken, deinen Darm nicht freihalten können. Fleisch ist konzentrierte Energie und nicht leicht zu verwerten, und es erzeugt mehr Dichte und Körperwärme als Früchte und Gemüse. Wenn du zu viele stopfende Nahrungsmittel oder einfach überhaupt zu viel ißt, hat das die Tendenz, deine innere Situation auf der Ebene von körperlichen Sensationen und Genußsucht festzuhalten.

Du solltest wissen, daß Früchte und Gemüse im allgemeinen den Körper entschlacken, aber daß Bananen stopfen und Avocados und Pilze eher aufbauend wirken. Die hauptsächlichen Aufbaumittel für den Körper sind Fleisch, Fisch, Milchprodukte, Nüsse, Hülsenfrüchte, Samenkörner und Getreide in der genannten Reihenfolge, aber denke auch daran, daß diese Nahrungsmittel in unterschiedlichem Maße verstopfend wirken können. Andere stopfende Nahrungsmittel sind Nudeln, Kartoffeln, Brot, Kuchen, Gebäck und alle Mehl-, Zucker- und chemischen Produkte.

Vollgetreide ist reich an Vitamin B, und seine Zellulosebestandteile unterstützen deinen Darm, indem sie eine gute Entleerung anregen. Eine Kost, die hauptsächlich aus entschlackenden Substanzen besteht, zusammen mit Vollgetreide und ein wenig Aufbaunahrung und eine beschränkte Zufuhr von stopfenden Substanzen hält dich in einer klaren, kräftigen und guten Verfassung. Zu den Gleitmitteln gehören Oliven-, Sesam- und Sonnenblumenöl, Margarine und Butter, und ein wenig davon brauchst du, um alles in Bewegung zu halten.

Die Ernährung ist etwas ganz Individuelles und steht in Beziehung zu deinem Charakter, deinen Aktivitäten und zu dem Klima, in dem du lebst. Da die Nahrung dein Energieniveau und dein Wohlbefinden beeinflußt, kannst du durch eine entsprechende Ernährung und durch deinen Lebensstil beeinflussen, wie gut du lebst.

Das frische Herbstwetter ist eine gute Zeit für Suppen. Klare Gemüsebrühe ist eine Köstlichkeit und hält dich durch und durch warm. Gib ein bißchen Wurzelgemüse wie Karotten, Steckrüben, Zwiebeln und Knoblauch in die Brühe und laß sie leicht kochen. Ein wenig Grünes wie Sellerie, Beinwell, Löwenzahn, Kohl, Wasserkresse oder Spinat wird nach dem Kochen hinzugefügt. Laß die Suppe etwas ziehen. Algen und Miso geben der Brühe Geschmack. Gewürze wie Rosmarin, Cayennepfeffer, Ingwer, oder was immer du bevorzugst, geben noch eine besondere Note dazu.

Bewegung

Der Herbst ist gut geeignet für Sportarten wie Fußball, Basketball usw.,
und du kannst dich schon für die Win-
terfreuden auf Skiern oder Schlittschu-
hen trainieren. Doch im allgemeinen
wirst du wohl feststellen, daß du dich
mehr nach innen richtest, daß das *Yin*
stärker wird und dich zur Konzentrie-
rung hindrängt. So hast du vielleicht in
zunehmendem Maße das Bedürfnis,
unbeschäftigt und entspannt zu sein.
Dehnungsübungen, Gymnastik, Laufen und Wandern sind gute Möglichkeiten, das zu erreichen. Ein Kräfti-
gungsprogramm mit Gewichten oder
isometrischen Übungen setzt die pro-
teinreicheren Speisen in mehr Muskeln um. Körperliche Bewegung hält
auch dein Gewicht trotz der schwereren Herbstkost in Balance. Es ist ganz
natürlich, im Herbst und Winter ein
paar Pfund zuzunehmen; einige davon
sollten in die Muskeln gehen, und ein
bißchen mehr Fett dient dazu, dich
warm zu halten.

Kräuter

Je weiter der Herbst voranschreitet,
desto mehr zieht sich die Energie der
Pflanzen in die Wurzeln zurück. Die
Blätter fallen, und die Lebenskräfte
streben nach innen. Wenn auch wir anfangen, uns weniger aktiv zu fühlen,
wenden wir uns den Wurzelkräutern
zu. Zwei Wurzeln, die häufig verwen-

det werden und die eine heilsame Wirkung auf Haut und Lungen haben, sind
Klettenwurzel und Beinwellwurzel.
Um ihre Essenz herauszuziehen, muß
man Wurzeln im allgemeinen zwanzig
bis dreißig Minuten lang leicht kochen;
danach kann man noch Blattkräuter in
dem Sud ziehen lassen.

Klettenwurzel *(Arctium lappa)* ist ein
tonisierendes, harntreibendes und ge-
sundheitsförderndes Mittel. Sie wird
bei chronischen Hautleiden wie Ekzemen und Akne, bei Furunkeln und
auch bei Lungenerkrankungen angewendet.

Beinwell *(Symphytum officinale)*, von
dem man sowohl die Wurzeln als auch
die Blätter verwendet, ist als eine der

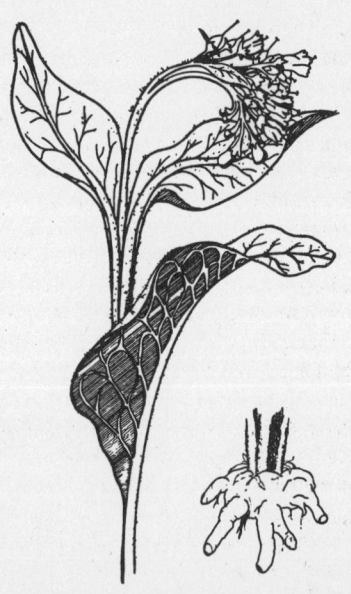

Beinwell
(Symphytum officinale)

großen Heilpflanzen bekannt. Es ist reich an Protein, Vitaminen und Mineralstoffen, wirkt schleimlösend, unterstützt das Zellwachstum, heilt Körpergewebe und Knochen und reinigt Wunden. Gemahlene Beinwellwurzel als Breiumschlag stillt Blutungen; ich habe das oft selbst beobachten können, wenn Beinwell bei Wunden und blutendem Zahnfleisch angewendet wurde. Die frischen Blätter eignen sich gut zur Behandlung von Verstauchungen und anderen Verletzungen. Lege zuerst einen kalten Umschlag (eventuell mit Eis) auf, um Schwellungen zu beseitigen; wickle dann ein paar Beinwellblätter um die verletzte Stelle und bedecke sie mit einem feuchten Tuch und einem Handtuch darüber. Hat eine Verletzung jedoch starke oder lang anhaltende Schmerzen oder Schwellungen zur Folge, solltest du natürlich einen Arzt aufsuchen. Nimmt man die Wurzel täglich als Tee ein, wirkt sie auch tonisierend auf die Darmwände, die Schleimhäute und die Lungen.

Auch Huflattichblätter sind ein Kräftigungsmittel für die Lungen. Alle tonisierenden Kräuter haben eine langsam aufbauende Wirkung, wenn man während eines Zeitraums von einem bis drei Monaten zweimal täglich eine Tasse Kräutertee trinkt (ein Teelöffel des Krauts auf eine Tasse Wasser). Einige andere schleimlösende und für die Lunge heilsame Kräuter sind: Süßholzwurzel, Wildkirschrinde, Königskerze (Wollkraut), Weißer Andorn und Irisch Moos, eine Algenart.

Für bessere Körperwärme und freiere Lungen ist Ingwerwurzel, in Scheiben geschnitten und fünfzehn bis zwanzig Minuten gekocht, in einer Mischung mit anderen Kräutern ein großartiges tägliches Anregungsmittel. Auch ein mit Ingwerwurzeltee getränktes Handtuch, auf verstopfte oder kalte Körperteile gelegt, kann sehr gut für den Kreislauf sein. Cayennepfeffer in deinen Mahlzeiten und in deinen Socken kann dir helfen, dich gut warm zu halten, und versetzt dich in einen angeregten Zustand mit tanzenden, warmen Füßen!

Viele Kräuter tonisieren den Dickdarm und stimulieren ihn ein wenig. Eines davon ist Cascara sagrada *(Rhamnus purshiana)*, ein bitteres, aber wirkungsvolles Abführmittel und Tonikum. Süßholzwurzel, ein mildes Abführmittel, ist gut für Kinder.

Zusammenfassung

Mit dem Herbst beginnt die dunkle *Yin*-Periode des jahreszeitlichen Zyklus, in dem der Tag kürzer als zwölf Stunden währt. Er beginnt nach der Herbst-Tagundnachtgleiche und erreicht seinen Höhepunkt zur Wintersonnenwende. Diese *Yin*-Periode dauert bis zur Frühlings-Tagundnachtgleiche, zu der Tag und Nacht wieder gleich lang sind. Die Herbsttage bringen inspirierende Gedanken, Schulaktivitäten und wachsende Bewußtheit für innere Vorgänge mit sich. Jetzt ist eine gute Zeit, um Projekte abzuschließen, die im Frühling oder Sommer begonnen wurden, und sich mehr inneren und häuslichen Angelegenheiten zuzuwenden. Der Herbst ist die Periode der Vorbereitung auf die Ruhezeit des Winters, die bis zur Wiedergeburt des Frühlings dauert.

Im chinesischen System wird der Herbst von der Energie des Metallelements beherrscht, das mit Kommunikation und der Arbeit des Geistes in Verbindung steht. Zum geistigen Wohlbefinden gehören ein positives Selbstbild und das Gefühl von Glück. Du kannst diese innere Situation herstellen, wenn du die Verantwortung für dein Glück übernimmst und gut für dich selbst und andere sorgst und wenn du das tust, was dir innere Befriedigung verschafft und zugleich für deine Umgebung förderlich ist. Es ist wahr, daß in Wirklichkeit niemand anders dich glücklich machen kann; Glück muß aus dir selbst kommen. Doch die Menschen um dich herum können dein Glücklichsein sehr wohl unterstützen. Wenn du mit deinen Gefühlen in Verbindung bist und andere an ihnen teilhaben läßt, wirst du das Gefühl von Einsamkeit oder von Getrenntsein verlieren und statt dessen die Verbundenheit aller Dinge erleben.

Klares Denken, Offenheit für neue Ideen und die Fähigkeit, sich zu entspannen, sind wichtige geistige Qualitäten, die gepflegt werden müssen. Du kannst sie kultivieren, indem du dir selbst die Möglichkeit schaffst, die ruhige, gesammelte Geisteshaltung zu erfahren, die in den östlichen Kulturen in Jahrhunderten der Meditation entwickelt wurde. Durch diese Praxis, den denkenden Geist auszuschalten – nur zu sein –, kannst du dich selbst ins Gleichgewicht bringen und dir deiner beiden geistigen Bereiche bewußt werden: des bewußten, rationalen Denkens, das auf die äußere Welt gerichtet ist (aktiver Modus), und der kreativen, raumorientierten, bildhaften Wahrnehmung der inneren Welt (rezeptiver Modus).

Das Metallelement beherrscht die beiden Organe Dickdarm und Lungen. Ein Gleichgewicht in dem, was du zu dir nimmst – durch das Einatmen und die Nahrung –, und dem, was du ausscheidest – durch Ausatmen, Aktivität und Ausscheidung –, ist von größter Wichtigkeit, um gesund zu bleiben. Die Lungen sind anfällig bei kaltem und feuchtem Wetter, das die Voraussetzungen für Erkältungen und Lungeninfektionen schaffen kann. Die Nase ist der Eingang zu den Lungen und zugleich das dem Metallelement zugeordnete Sinnesorgan; der Geruchssinn ist die zugeordnete Sinnesfunktion.

Durch Spülungen mit Salzwasser kannst du Nase, Stirnhöhle und Nebenhöhlen sauberhalten und von überflüssigem Schleim befreien. Gegen Schleimansammlungen nimmt man einen Teelöffel Meersalz auf einen halben Liter Wasser, um damit zu gurgeln und es in die Nase hochzuziehen, wobei es auch wieder durch die Nase ausgeschnaubt wird. Du kannst diese Spülung auch morgens beim Duschen oder Waschen mit klarem Wasser vornehmen.

Hast du eine Erkältung oder Schwierigkeiten mit den Lungen, dann brauchst du Ruhe und mußt viel Flüssigkeit trinken; Zitrussäfte sind besonders gut bei Fieber. Kräutertees, heiße Fußbäder, ein warmer Kräutereinlauf oder eine Darmspülung können ebenfalls helfen. Gut sind auch Kostveränderungen, um weiteren Erkrankungen vorzubeugen.

Verstopfung ist ein sehr verbreitetes Problem und tritt oft in Verbindung mit Erkältungen und Lungenerkrankungen auf. Der Hauptgrund ist jedoch eine falsche Ernährung. Entvitalisierte Nahrungsmittel, zu viel Fleisch oder andere stopfende Speisen, zu viel Nahrung auf einmal oder Mangel an Ballaststoffen oder auch die Nebenwirkungen von Medikamenten und Drogen – all das sind Faktoren, die zu Verstopfung beitragen können. Verstopfung kann zu einer Ablagerung von Toxinen im ganzen Körper führen und sich auf die Muskulatur und die Nervensysteme auswirken; das äußert sich dann als Anspannung und Erschöpfung. Schlechte Darmentleerung kann auch den Zustand der Haut beeinflussen – ein weiterer Bereich des Körpers, der vom Metallelement beherrscht wird. Du kannst tatsächlich nach der Gesundheit der Haut die Gesundheit dieses Elements beurteilen. Eine Entschlackungskur im Frühherbst hilft dir, deine Ernährung zu regulieren und für verstärkte Ausscheidung zu sorgen, um den Körper von latenten Krankheiten zu befreien. Das *Nei Ching* sagt: »Der Enddarm ist wie Beamte, die eine rechte Lebensweise propagieren; er fördert Entwicklung und Veränderung.« Das ist sehr wichtig.

Eß- und Lebensgewohnheiten sind von größter Bedeutung für dein Wohlbefinden und deine Entwicklung. Es ist an der Zeit, voll und ganz die Verantwortung dafür zu übernehmen, wie es dir tagtäglich geht. Gesundheit beginnt damit, daß du dir deiner Energie und deren Ausgleich bewußt wirst – dessen, was du zu dir nimmst und was du von dir gibst. Wichtig ist vor allem, daß du lernst, dir selbst innerlich zuzuhören, so daß du nicht erst krank werden mußt, damit sich dein Leben ändert. Halte deinen Körper und deinen Geist offen und klar, das gibt positiven Gedanken und Eingebungen den Weg frei, und die Liebe deines Herzens wird jeden Teil deiner selbst erfüllen.

»...eine ehrliche Selbstprüfung wird uns das Wesen unserer Irrtümer enthüllen. All unsere spirituellen Ratgeber, wahren Ärzte und nahen Freunde sollten dazu beitragen können, daß wir ein gewissenhaftes Bild unserer selbst erlangen: aber die vollkommene Methode, dies zu erlernen, ist: durch ruhiges Gedankenleben und Meditation und dadurch, daß wir uns in eine solche Atmosphäre des Friedens stellen, daß unsere Seele zu uns durch unser Gewissen und unsere Intuition sprechen und uns entsprechend ihrer Wünsche führen kann. Wenn wir nur jeden Tag eine kurze Zeit einräumen, ganz allein und an einem Platz, der so ruhig wie möglich ist, frei von Störungen, und lediglich ruhig sitzen oder liegen, entweder das Gemüt – also Gefühle und Gedanken – freizuhalten versuchen, oder ruhig an die eigene Aufgabe im Leben denken, werden wir nach einiger Zeit feststellen, daß wir in solchen Augenblicken große Hilfe erfahren und uns Erkenntnisblitze und Führung gegeben wird.«

Edward Bach: *Blumen, die durch die Seele heilen*

Winter

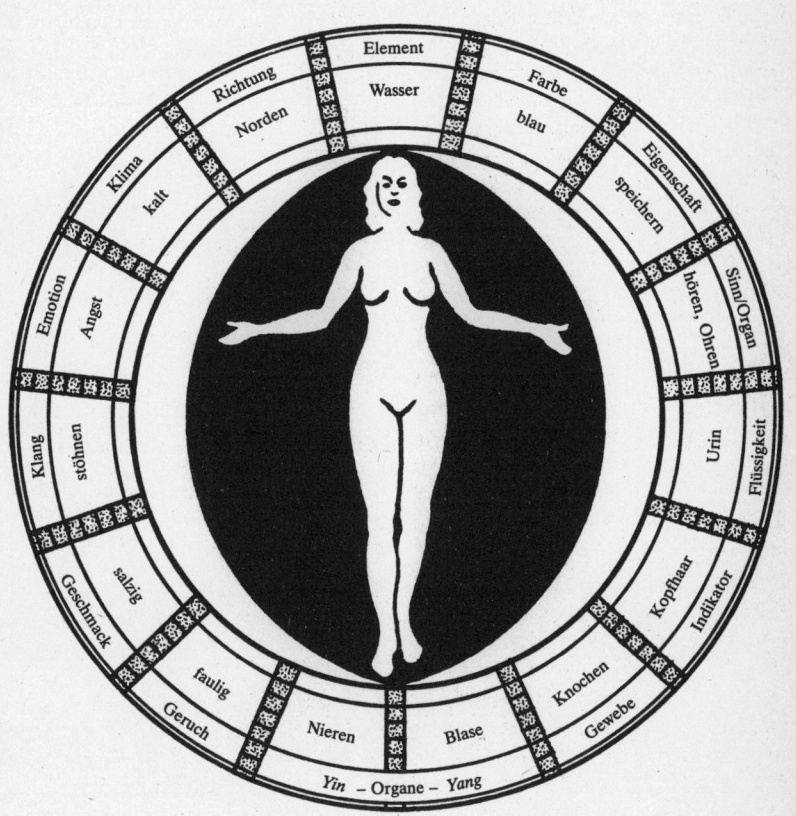

Element
Wasser

Richtung
Norden

Farbe
blau

Klima
kalt

Eigenschaft
speichern

Emotion
Angst

Sinn/Organ
hören, Ohren

Klang
stöhnen

Flüssigkeit
Urin

Geschmack
salzig

Indikator
Kopfhaar

Geruch
faulig

Gewebe
Knochen

Nieren   Blase

Yin – Organe – *Yang*

Wintergefühle

»(Im Winter) sollten die Menschen früh
zu Bett gehen und spät am Morgen aufstehen, und sie sollten auf das Aufgehen
der Sonne warten.«

Nei Ching

Bist du in diesen Tagen stärker von
Gefühlen beherrscht? Wenn ja, dann
liegt das auch am Winter, der eine
mehr nach innen gerichtete, sensibili-
sierende Zeit ist. Die Natur ist in ihrer
Ruhephase, still, zurückgezogen, tief
in der Erde und in den Wurzeln, war-
tend auf den Frühling. Auch du hast
dich vielleicht tiefer in dich selbst zu-
rückgenommen, suchst Erholung,
Ruhe, stille Betrachtung und bist dir
deiner Sinne stärker bewußt. Wenn dir
das winterliche Wetter mit seiner Kälte
und Nässe (Schnee, Regen oder Ne-
bel) in die Knochen dringt, ziehe dich
in die Wärme zurück und verbringe
mehr Zeit zu Hause mit Familie und
Freunden.

Der einundzwanzigste Dezember ist
der Zeitpunkt der Wintersonnenwende; das ist der erste Wintertag und
der Tag mit der längsten Nacht. Von
jetzt an kommt wieder mehr und mehr
Licht.

Der Winter scheint eine Zeit zu sein, in
der man aktiv bleiben sollte, um den
Körper warm und die Energie im Fluß
zu halten; er ist aber auch eine Zeit für
viel Ruhe, gute Ernährung, Entspannung und Schlaf. Daß du dir genügend
Zeit zum Träumen nimmst, ist sehr
wichtig für deine Erneuerung.

Das Element Wasser

»Die Nieren sind die Herrscher über den
Winter. Nieren und Blase stehen miteinander in Verbindung und müssen in der
Akupunktur als eines behandelt werden.
Innerhalb der Nieren wird die ›Essenz‹
gespeichert, und sie herrschen über alles,
was zurückgezogen ist, was schläft und
was gehortet ist. Ihr Zustand wird deutlich an den Knochen und am Kopfhaar.«

Chinese Folk Medicine

Dem chinesischen System der Fünf
Elemente nach ist der Winter mit dem
Element Wasser verbunden. Ist dir
klar, daß der Wasseranteil auf diesem
Planeten seit seinen Anfängen der-
selbe geblieben ist? Energie kann weder erschaffen noch zerstört werden –
sie ist nur umwandelbar. Wasser ist in
der Luft, auf und in der Erde, und es
stellt den Hauptbestandteil aller leben-
den Materie dar. Diese Flüssigkeit ist
sehr anpassungsfähig, nimmt die Form
ihres Behälters an und verändert ihre
Form je nach Temperatur. Sie trägt
deine Existenz – als Getränk, aber
auch, wenn du mit einem Boot oder
Floß fährst oder schwimmst.

Wasser ist das essentielle Medium deines Körpers, durch das alle anderen
Dinge hindurchgehen. Dieses Wasser

des Lebens ist wichtig für Funktionen wie den Blutkreislauf, der Wärme und Nährstoffe durch den Körper transportiert; für den Fluß der Lymphe, mit deren Hilfe Abfälle verarbeitet und ausgeschieden werden und die uns befähigt, Infektionen abzuwehren; für den Fluß von Urin, Speichel, Schweiß, Tränen und Geschlechtsflüssigkeiten.

Da ich am Meer lebe, kann ich seine sich ständig verändernden Zustände beobachten und seine Kraft, sein Fließen, seine potentielle Gewalt und seinen Frieden erleben. Wasser kann warm und liebevoll oder kalt und furchterregend sein. Es pflegt, erfrischt und stärkt. In bezug auf das Element Wasser kannst du die Analogie zwischen dem menschlichen Körper und dem Planeten Erde erkennen. Beide bestehen aus siebzig bis achtzig Prozent Wasser. Meerwasser ist tatsächlich fast identisch mit dem Blutplasma. Wasser ist das Kreislaufsystem der Erde. Wolken, der Schnee der Berge, Seen, Flüsse, Ströme und die Ozeane sind alle Teil dieses Wasserkreislaufs.

Der Winter ist die Jahreszeit, in der das Wasserelement dominiert. Die Blase und die Nieren, die mit dem Wasser des Körpers zu tun haben, sind die Organe, die dem Wasserelement und dem Winter zugeordnet sind.

Die Kraft des Winters ist tief und *yin*. Es ist eine Zeit, um Energie und Reserven zu sammeln und deine aktive, nach außen gerichtete *(Yang-)*Energie nicht zu verschwenden. Du brauchst besondere Pflege in Form von Nahrung, Wärme und Ruhe.

Das mit dem Wasserelement verbundene Klima ist kalt, und seine Richtung ist dementsprechend der Norden. Die Funktion der Nieren wird von kaltem Klima gefördert, aber extreme Kälte oder Nässe kann sie schädigen. Du mußt dich warm und trocken halten, vor allem im Winter, denn diese kalten, nassen Tage können eine tiefe Steifheit oder Schmerzen, vor allem im Rücken, mit sich bringen.

Der diesem Element zugeordnete Geschmack ist salzig. Tatsächlich ist das meiste Wasser salzig; selbst das Wasser in deinem Körper enthält viele Mineralsalze. Wenn jemand sehr gierig nach dem Geschmack von Salz ist, oder ihn gar nicht mag, kann das auf eine Wasser-Unausgeglichenheit zurückzuführen sein. Ißt man zuviel Salz, so entsteht ein heftiges Bedürfnis nach Wasser, und die Nieren können auf diese Weise geschädigt werden. Das *Nei Ching* sagt, daß zuviel Salz »das Blut schädigt«, und das Blut ist mit dem Feuerelement und dem Herzen verbunden; das Herz aber beeinflußt unmittelbar die Nieren. Auch in der westlichen Medizin wird ein Zuviel an Salz als die Ursache von Ödemen, Bluthochdruck und Nieren- und Herzbeschwerden betrachtet.

Man kann das Wasserelement ganz allgemein mit den Emotionen in Verbindung bringen, aber die spezifische emotionale Unausgeglichenheit, die der Wasserenergie zugeordnet wird, ist die Angst. Das kann sich als bestimmte Phobien, als allgemeine Ängstlichkeit dem Leben gegenüber oder als Paranoia oder Negativität manifestieren, wobei man immer das

Schlimmste erwartet. Angst kann entweder eine Ursache oder eine Folge von Wasser-Unausgeglichenheit sein. Eine Krankheit, welche die Funktion von Blase oder Nieren beeinträchtigt, kann angstvolle Gefühle auslösen; und Angst kann, dem chinesischen System nach, ihrerseits diese Organe schädigen. Bei Aufregungen oder Veränderungen kann jemand, dessen Wassergleichgewicht gestört ist, mit Zittern reagieren. Dieses Zittern repräsentiert ein Freisetzen von angstvoller Energie und Spannungen. Und obwohl Angst die Äußerung von Liebe blockieren kann, können Liebe und Vertrauen die Angst verwandeln. Die Ohren sind das mit dem Wasser verbundene Sinnesorgan, und seine Sinnesfunktion ist das Hören. Erinnere dich daran, daß Wasser das empfangende Element ist, das dem Klang lauscht und für das Einströmen der Energie offen ist. Es ist interessant, daß die Nieren und die Ohren ähnlich geformt sind, ebenso wie auch der menschliche Embryo. Der Embryo, und später der Fötus, wachsen im Medium Wasser auf, durch das die Töne in seine sich entwickelnden Ohren dringen. In der traditionellen chinesischen Medizin werden Probleme mit den Ohren oder mit dem Hören als mögliche Harmoniestörung des Wasserelements betrachtet.

Ebenfalls in Verbindung mit dem Wasserelement stehen der Klang des Stöhnens und die Knochen des Körpers. Stöhnen oder Ächzen kommen von tief innen, und wenn man in der Stimme eines Menschen Untertöne dieser Art hört, kann man eine Unausgeglichenheit des Wasserelements vermuten. Knochen und Knochenmark sind Körperteile, die von diesem Element beherrscht werden. Dazu gehören Knochen aller Art: der Schädel, die Extremitäten und die Wirbelsäule wie auch die Zähne und das Knochenmark (das Innere der Knochen, wo Zellen produziert und zum Wachstum und zur Erneuerung unseres Körpers verwendet werden).

Es heißt, daß die Nieren die gespeicherte Lebenskraft in Knochen und Knochenmark beherrschen. Menschen mit Knochenproblemen haben möglicherweise eine Wasser-Unausgeglichenheit, während ein gesundes Wasserelement die Knochen in einem guten und kräftigen Zustand hält. Aussprüche wie »Es sitzt mir in den Knochen«, oder »Es ging mir durch Mark und Bein« weisen auf den Zusammenhang zwischen Knochen und tiefen emotionalen Erlebnissen hin. Der Winter ist eine gute Zeit, sich nach einer tieferen und intensiveren Körpertherapie umzusehen; mit ihrer Hilfe kann man an diese tiefen emotionalen Ebenen herankommen.

Das Wasserelement steht auch zu den Sexualorganen und den Sexualfunktionen im Körper in Beziehung. Es beherrscht die genitalen und reproduktiven Organe und die Harn- und Darmöffnung. Es ist zudem mit dem Harn und mit den Geschlechtssekreten verbunden. Die Gesundheit des Wasserelements beeinflußt den Energiefluß beim Geschlechtsakt und die Gesundheit der Reproduktionsfunktion. Sexualflüssigkeiten dienen als Gleitmittel und schützen Spermien und Ei. Probleme wie Impotenz oder Unfruchtbarkeit können ihren Grund in einer Wasser-Unausgeglichenheit haben. Ein Übermaß an sexueller Aktivität und eine daraus resultierende Stauung wie auch ein Mangel an sexueller Energie können sich auf die Nieren und auch auf das Gleichgewicht des Wasserelements auswirken. Gesunde sexuelle Beziehungen setzen ein Geben und Empfangen – oder *Yang*- und *Yin*-Zusammenspiel – beider Partner voraus.

In jedem der zwölf Meridiane hat der Energiefluß jeweils zwei Stunden lang während des Tages oder der Nacht seinen Höhepunkt. Die Zeit der Blase ist 15–17 Uhr, die der Nieren 17–19 Uhr (zu den Zeiten der anderen Meridiane siehe das Diagramm auf S. 38). Diese Vier-Stunden-Periode des Tages ist jene Übergangszeit, in der man aus der Schule oder von der Arbeit kommt, und diejenige Zeit, zu der die Sonne untergeht und wir uns auf die Nacht vorbereiten. Zu dieser Zeit des Tages brauchen wir oft ein wenig Entspannung, um empfänglicher zu werden. Für manche von uns kann es auch eine emotional betonte Zeit sein. Menschen, denen diese Tageszeit Schwierigkeiten bereitet, können damit eine Wasser-Unausgeglichenheit erkennen lassen, während jene, die den späten Nachmittag/frühen Abend genießen, wahrscheinlich in diesem Element gesund sind.

Mond-Wasser-Emotionen

Wasser muß in Bewegung bleiben; es hat einen Rhythmus, einen Zyklus, der hauptsächlich von der Bewegung und der Anziehungskraft des Mondes beherrscht wird. Die tägliche Bewegung der Ozeane in den Gezeiten ist sozusa-

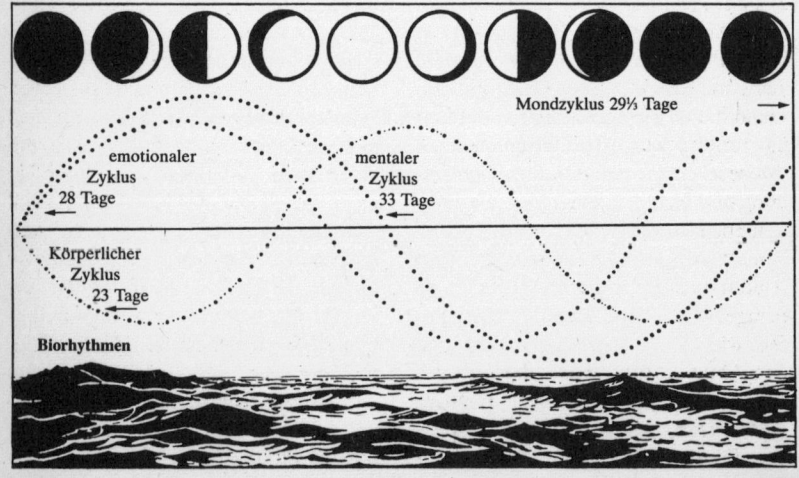

Mondzyklus 29⅓ Tage

emotionaler
Zyklus
28 Tage

mentaler
Zyklus
33 Tage

Körperlicher
Zyklus
23 Tage

Biorhythmen

gen das Atmen der Erde. Der Mond ist *yin,* das weibliche, dunkle Prinzip, das dem Unbewußten entspricht – dem Verborgenen, den Emotionen. Das Wasser hat dieselben Eigenschaften. Der Zustand des Wassers in deinem Körper kann den Zustand deiner Emotionen spiegeln. Wie der Planet kannst auch du Dürreperioden und Überschwemmungen erleben, von stehenden Tümpeln und frisch dahinströmenden Flüssen durchsetzt sein.

Wir alle haben unsere Zyklen. Viele von uns haben Zyklen, in denen festgehaltene Emotionen freigegeben werden – das entspricht dem Winterregen. Dann erfolgt mit der neuen Bewußtheit und der Äußerung dieser Gefühle ein buchstäbliches Aufleuchten deiner Energie. Wasser, das manchmal gemeinsam mit diesen Gefühlen im Körper festgehalten wurde, kann Lethargie und Langsamkeit, Reizbarkeit und die Unfähigkeit, uns selbst zum Ausdruck zu bringen, verursachen.

Vom chinesischen Standpunkt aus ist es für Menschen mit gestörter Wasserenergie schwer, sich zu beruhigen, zu entspannen und auszuruhen. Hand in Hand damit geht die Unfähigkeit, klar zu reflektieren. Ein ausgeglichenes Wasserelement gestattet Verflüssigung und Fluß, die Fähigkeit, auszuruhen und sich selbst und andere zu pflegen, Wahrnehmung und Reflexion zu lenken und Gefühle zum Ausdruck zu bringen – wie etwa Liebe. Eigenschaften wie Mitgefühl, Verständnis und Empfänglichkeit für die Bedürfnisse und Gefühle anderer werden oft als mütterlicher oder weiblicher Aspekt des Selbst betrachtet; diese Eigen-schaften sind ebenfalls charakteristisch für das Wasserelement.

Yin und Yang

Die *Einheit* des Universums hat *zwei* Aspekte, die man als duale, polare oder sogar kontroverse Kräfte betrachten kann. Das sind, dem chinesischen System nach, die beiden grundlegenden Energien: *Yang,* das sich in alles hinein ausdehnt, und *Yin,* das sich zu Nichts zusammenzieht. Winter und Wasser sind die *Yin*-betontesten Aspekte der *Yin-Yang*-Zyklen der Natur.

Die meisten Dinge sind eher eine Kombination aus *Yin* und *Yang* als das eine oder andere in reiner Form. Einige Aspekte des *Yin* sind: kalt, feucht, empfangend, tief und nach innen gekehrt. *Yin* bezieht sich auf Erde und Form. *Yang* entspricht dem Himmel und der Energie und ist heiß, trocken, aktiv, hell, oberflächlich und nach außen gekehrt.

Wir sehen diese beiden Kräfte in der Natur und in unserem Körper das Jahr hindurch zu- und abnehmen, ebenso wie in den Mondzyklen, im Tag- und Nacht-Rhythmus, eigentlich in jedem Augenblick – in unserem Atem und in unserem Herzschlag. Das Herz zieht sich zusammen, entleert sich, entspannt und füllt sich von neuem. Die Zyklen von *Yin* und *Yang* sind der Herzschlag des Universums.

Unsere Wahrnehmung folgt denselben Mustern der Veränderung. Die aktive Wahrnehmung, die sich ausdehnt und sich mit den Dingen außerhalb unserer selbst verbindet, wird als *Yang* be-

Himmel	aktiv	Überfunktion
Energie	äußerlich	sammelnde Organe
Licht	Rückseite	Blase
Hitze	positiv	Magen
Trockenheit	extrovertiert	Gallenblase
Feuer	oberflächlich	Dünndarm
Sonne		Dickdarm

YANG

YIN

Erde	empfangend	Unterfunktion
Materie	innerlich	speichernde Organe
Dunkelheit	Vorderseite	Nieren
Kälte	negativ	Milz
Nässe	introvertiert	Leber
Wasser	tief	Herz
Mond		Lungen

trachtet. Sich nach innen wenden, horchen, empfänglich sein, ist *Yin*. Zwischen diesen beiden besteht ein ständig sich verlagerndes Gleichgewicht. Tag wird zu Nacht, Nacht wird zu Tag – Licht und Dunkelheit.

Sonnenaufgang und Sonnenuntergang sind Tageszeiten, in denen *Yin* und *Yang* zu gleichen Teilen vertreten sind. Jeden Tag erwachen wir zum Licht, lösen uns aus dem Traumzustand, dehnen uns aus und gehen hinaus zu Arbeit, Aktivität, Sonnenschein; dann ist das *Yang* vorherrschend. Später erleben wir das *Yin*, wenn wir wieder heimkommen zu Ernährung, Entspannung und Schlaf und dem Spiel mit inneren Realitäten.

Ähnlich gehen in jedem Mondzyklus die Sonne (das männliche, aktive, lichte Prinzip) und der Mond (das weibliche, empfangende, dunkle Prinzip) durch viele Beziehungsstadien. Wir erfahren diese zyklischen Veränderungen auch in uns selbst. Während der Zeit des Neumonds (wenn Sonne und Mond im gleichen Winkel zur Erde stehen) mit seinen dunkleren Nächten hat unsere Erfahrung den stärksten *Yin*-Charakter und ist auf unsere Bedürfnisse, auf Kreativität und auf die Erwartung der nächsten Phase des Zyklus ausgerichtet. Bei Vollmond, wenn der Mond nachts das Tageslicht spiegelt (Sonne und Mond stehen dann relativ zur Erde in einem Winkel von 180 Grad), hat unsere Erfahrung den stärksten *Yang*-Charakter, oft mit hellen und aktiven Nächten, mit Parties und mit weniger Bedürfnis nach Schlaf.

Der Ablauf von Sommer – Herbst – Winter – Frühling ist ebenfalls ein *Yin-Yang*-Zyklus; das Tageslicht dominiert für einige Zeit, doch dann kommen wieder die langen Nächte. Der Sommer ist die Jahreszeit mit der stärksten *Yang*-Qualität, mit langen Tagen und viel Aktivität in der Sonne; der Herbst bringt zunehmendes *Yin* bis zur Wintersonnenwende. Dann beginnt das *Yang* wieder zuzunehmen, bis Tag und Nacht bei der Frühlings-Tagundnachtgleiche dieselbe Länge haben. Im Sommer ist die *Yang*-Energie wieder vorherrschend. Auch wenn das Klima in manchen Gegenden wärmer oder kälter ist oder weniger ausgeprägte klimatische Veränderungen bietet, können wir dort doch feststellen, daß der Hell-Dunkel-Zyklus das Merkmal für die wechselnden Jahreszeiten ist.

So wie das *Yin*-Prinzip im Winter sowohl unseren Körper wie auch das Klima beherrscht, charakterisiert dieser Aspekt auch die Speicherfunktion im Körper. In diesem Aspekt liegen tiefe Kraft und die Qualität der Ausdauer.

Tatsächlich sind auch die *Yin*-Organe die tieferen, festeren Organe – Leber, Herz, Lunge, Milz und Nieren. Im Gegensatz dazu ist das *Yang*-Prinzip heiß und trocken; in unserem Körper beherrscht es die Verarbeitungs- und die Ausscheidungsfunktionen und damit die leeren Organe – den Dick- und Dünndarm, die Gallenblase, den Magen und die Blase.

Blase und Nieren

»Die Leisten und die Blase sind wie Ma-
gistrate einer Region oder eines Distrikts;
sie speichern das Überfließende und die
flüssigen Sekretionen, die dazu dienen,
die Verdauung zu regulieren.«

Nei Ching

»Die Nieren sind wie die Beamten, die
mit großer Tatkraft arbeiten und die sich
durch ihre Fähigkeit und Geschicklichkeit
auszeichnen.«

Nei Ching

Der Winter ist die stärkste *Yin*-Zeit
des Jahres, und die beiden Organe, die
dieser Jahreszeit zugeordnet werden,
sind die Nieren und die Blase, die
beide mit dem *Yin*-reichsten Element,
dem Wasser, zu tun haben.

Die Blase ist ein muskuläres Organ im
Becken, das den Urin, den es von den
Nieren erhält, speichert und ausscheidet. Die Chinesen betrachten die Blase
als den Sitz (Speicherraum) der Emotionen; wenn sie nicht richtig funktioniert, ist das übrige System sehr belastet.

Der Blasen-Meridian oder Energiekanal verläuft zu beiden Seiten der Wirbelsäule über den Rücken. Dieser Meridian beginnt an den inneren Augen-
winkeln, verläuft über den Kopf, über
den Nacken und entlang der Wirbelsäule zum Kreuzbein und schließlich
über die Rückseite der Beine bis zu
den kleinen Zehen, wo er mit dem
67. Punkt am äußeren Rand des Zehennagels endet.

Dieser Energiekanal ist der Hauptka-
nal des Rückens. Spannungen und
festgehaltene Emotionen können

leicht zu Stauungen in diesem Bereich
führen und haben sowohl Steifheit als
auch Nacken- und Rückenschmerzen
zur Folge. Deshalb mußt du deine
Rücken-Energie locker und fließend
halten, indem du Dehnungsübungen
machst und deine Gefühle frei zum
Ausdruck bringst.

Die Nieren filtern das Blut und halten
Blut und Körper schlackenfrei und im
Gleichgewicht. Der Urin, der aus dem
Blut herausgefiltert wird, geht von den
Nieren durch die Harnleiter zur Blase
und von dort durch die Harnröhre zurück zur Natur. Das Wasser-Gleichge-
wicht und das Säuren-Basen-Gleichge-
wicht im Körper werden durch die Nieren aufrechterhalten, die alle möglichen Arten von Substanzen aus dem
Blut/Wasser ziehen: Nitrogen-Kom-
ponenten wie Harnstoff und Ammo-
niak, Mineralstoffe und Salze wie Natrium, Chlorate und Kalium und alle
anderen Chemikalien und Drogen, die
der Körper nicht braucht. Mehrere
tausend Liter Blut passieren täglich die
Nieren, von denen 160 Liter Flüssigkeit für weitere Filterung herausgezo-
gen werden. Der größte Teil dieser
Flüssigkeit wird durch das komplexe
Filtersystem der Nieren wieder dem
Körper zugeführt, und nur ein bis zwei
Liter bleiben zur Ausscheidung übrig.
Die Nieren benützen diesen riesigen
Strom von Flüssigkeit, um die flüssigen
Abfälle des Körpers zu sammeln, zu
konzentrieren und auszuscheiden.

Im chinesischen System geht man davon aus, daß die Nieren die Energie
der Lebenskraft selbst speichern und
daß sie deshalb mit Geburt, Leben und
Tod selbst in Beziehung stehen – mit

Blasen-Meridian und Nieren-Meridian

Nieren – 27 Punkte

Der Nieren-Meridian beginnt an der Fußsohle (der einzige Akupunkturpunkt an der Fußsohle). Er verläuft über die Innenseite des Fußes, um den Knöchel herum, an der Innenseite des Beins entlang, vorbei an den Genitalien, dann entlang der Mittellinie des Körpers, über die Brust und endet nahe dem Schlüsselbein.

Blase – 67 Punkte

Der Blasen-Meridian beginnt am inneren Augenwinkel, verläuft über den Kopf und den Nacken abwärts über den Rücken, und zwar in zwei Kanälen parallel zur Wirbelsäule, dann über das Gesäß, über die Rückseite des Beins und über die Außenseite des Fußes und endet am Rand des kleinen Zehennagels.

(Die Meridiane verlaufen auf beiden Seiten des Körpers.)

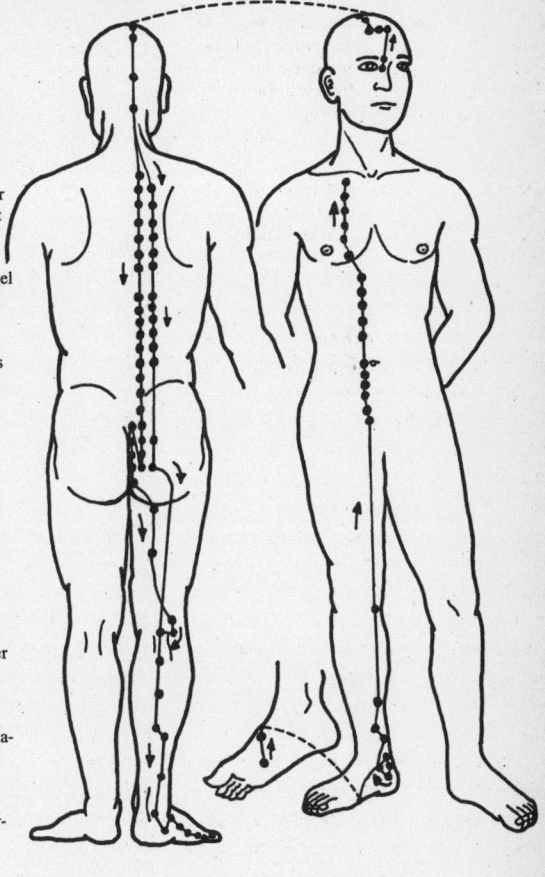

Blase   Nieren

dem Kreislauf der Verwandlung. Leidet ein Mensch unter einer chronischen Krankheit, sollte man zuerst nach der Energie seiner Nieren sehen. Als »Sitz des Willens« werden die Nieren im chinesischen System als Lieferanten der Willenskraft angesehen, die auch den Willen zur Selbstverwirklichung, das Verlangen danach, mit dem Leben etwas anzufangen, mit einschließt. Ein Mangel an Willenskraft oder dem Streben nach Selbstverwirklichung kann ein Hinweis auf eine Wasser-Unausgeglichenheit sein.

Weitere Ausscheidungsorgane außer Nieren und Blase sind die Lungen, der Dickdarm und die Haut. Die Nieren und die Haut sind beide damit befaßt, Wasser aus dem Körper auszuscheiden. Urin und Schweiß sind Abfallprodukte des Bluts, und sie haben einen ähnlichen chemischen Aufbau. Ist die Entgiftungsfunktion der Nieren schwach oder sind diese überlastet, muß die Haut um so heftiger arbeiten. Das kann manchmal zu Hautausschlag führen.

Auch Bluthochdruck steht manchmal mit Nierenstörungen in Verbindung. Naboru Muramoto ist der Überzeugung, daß die Nieren aufgrund der Belastung durch eine toxische oder sehr fleischreiche Ernährung schrumpfen können. Das führt dann zu verminderter Ausscheidung des Körperwassers und der Salze, wodurch das Flüssigkeitsvolumen im Körper zunimmt und das Herz mehr Arbeit zu leisten hat. Zu viel Fleisch oder chemische Zusätze können auch das Gefäßsystem verengen oder verstopfen, und das trägt zu hohem Blutdruck und zur

Blase und Nieren

Nebennieren

Niere

Hohlvene

Harnleiter

Aorta

Blase

Schwächung des Herzens bei. Sowohl in der chinesischen als auch in der westlichen Medizin ist die Beziehung zwischen Herz und Nieren von größter Bedeutung.

Willst du die Gesundheit der Nieren beurteilen, so prüfe die Farbe, die Reinheit und die Spannkraft der Haut. Eine bläuliche Färbung (oder Schwellung) um die Augen kann auf eine Wasser-Unausgeglichenheit hinweisen und ein Indikator für Nierenstörungen sein. Die Farbe Blau ist dem Wasserelement zugeordnet. Wenn sich jemand von Blau sehr angezogen fühlt und ständig blaue Farben trägt, oder andererseits eine Abneigung gegen diese Farbe hat, kann das ein Hinweis auf eine Unausgeglichenheit des Wasserelements sein. Das instinktive Bedürfnis, eine bestimmte Farbe sehr häufig zu tragen, kann den Versuch des Körpers deutlich machen, ein bestimmtes Organ oder Element zu stärken.

Ein weiterer diagnostischer Anhaltspunkt im chinesischen System, der mit den Nieren und der inneren Lebenskraft in Beziehung steht, ist, ob sich die Lebenskraft durch das Glitzern des »Lebensfunkens« im Auge manifestiert. Dieses vitale Glitzern der Augen wird von den Nieren verursacht, auch wenn die Gesundheit des Augengewebes selbst von der Leber und dem Holzelement abhängt.

Das Kopfhaar ist ebenfalls ein guter Indikator für den Gesundheitszustand des Wasserelements. Prüfe die Beschaffenheit des Kopfhaars und die Kraft seines Wachstums; ist es zu trocken, fett, dick, dünn oder geht es aus? Jede plötzliche Veränderung des Haars könnte auf eine Unausgeglichenheit des Wasserelements zurückzuführen sein. Ich glaube, daß verfrühter Haarverlust mit eben der proteinreichen und mit tierischem Fett überladenen Ernährung in Zusammenhang steht, die auch die Nieren und das Herz beeinträchtigt. Es ergibt sich möglicherweise daraus, daß Haarfollikel verstopft werden und deshalb die Sauerstoffversorgung nicht mehr ausreichend ist. Deiner genetischen Prädisposition für bestimmte Probleme wie etwa Glatzenbildung kannst du durch die Art, wie du lebst, entgegenwirken.

Schwangerschaft und Geburt

Da die Nieren und das Wasserelement mit den sexuellen und reproduktiven Funktionen in Beziehung stehen, haben sie auch mit Empfängnis, Schwangerschaft, Geburt und Mutterschaft zu tun. Aufnahmebereitschaft, die Fähigkeit, anderen zuzuhören, in Berührung mit den Gefühlen zu sein, pflegen und lieben zu können – all das ist wichtig, um eine gesunde Schwangerschaft erleben und dem Heranwachsen des Kindes eine Basis geben zu können.

Die Eizelle der Frau muß offen sein für das Eindringen des männlichen Spermas. Die Gebärmutter muß das befruchtete Ei aufnehmen und ihm die geeignete Umgebung für sein Wachstum bieten – den Mutterschoß, das Behältnis des neuen Lebens. Dieser wachsende Embryo (und später Fötus) wird getragen und geschützt von Wasser, dem sogenannten Fruchtwasser, und er wird vom Blut der Mutter und damit von ihrem Sauerstoff, ihren Nährstoffen und ihrer Vitalität ernährt. Allgemein betrachten die Chinesen die Schwangerschaft als ein *Yin*-Stadium für die Mutter, die sich auf ihre inneren Gegebenheiten konzentrieren muß, und als ein *Yang*-Stadium für den wachsenden und sich ausdehnenden Fötus.

Die Hervorbringung eines neuen menschlichen Wesens ist eine wichtige Angelegenheit, die recht bedacht sein will. Viele Menschen haben das Gefühl, daß es kaum eine größere Aufgabe oder Freude gibt, als ein Kind oder Kinder großzuziehen. Dennoch bedarf es dazu eines langfristigen Einverständnisses, der Fähigkeit zu geben und zu lieben und der Geduld, zuzuhören und zu lehren. Oft stehen dieser Verantwortung jedoch andere Interessen im Weg, und viele Kinder durchleben deshalb die bedeutsamen ersten Jahre ohne die Liebe und Unterstützung, die sie brauchen. Diese Liebe in den ersten Jahren fördert die innere Zufriedenheit und die Fähigkeit, erfolgreich und liebevoll mit der äußeren Welt zu kommunizieren und zu funktionieren.

Während der Schwangerschaft wächst in der werdenden Mutter die *Yin*-Eigenschaft; sie wird empfindsamer und emotionaler, was auf eine erhöhte Hormonausschüttung zurückzuführen ist. Damit eine Frau sich diesem Zustand während der Schwangerschaft vollständig offen hingeben kann, braucht sie die Unterstützung ihres Partners. Die Rolle des Mannes war schon immer eine unterstützende, indem er für Obdach und Nahrung sorgte. Diese Fürsorge sollte jedoch auch darin bestehen, daß er die stark sensibilisierte Frau mit besonderer Fürsorge und Liebe umgibt. Das ist auch in unserer Zeit noch wichtig, da übermäßige *Yang*-Aktivitäten für die Frau während der Schwangerschaft Störungen im Schwangerschafts-Gleichgewicht verursachen und den gesunden Ablauf der Geburt und die Gesundheit des Säuglings beeinträchtigen können.

Es war für alle von uns wichtig, daß wir eine Mutter und einen Vater hatten, die uns den Eintritt in diese Welt ermöglichten. Männer, Frauen und Kin-

der haben zu jeder Zeit diese magische Kombination als Grundlage von Wachstum, Sicherheit und körperlicher, geistiger sowie emotionaler Gesundheit gebraucht – die liebende, nährende und verständnisvolle Pflege, die mit den Müttern, und die Führung, Stabilität und Fürsorge, die mit den Vätern verbunden wird. Das sind jedoch keine fixierten Rollen; sie verändern sich ständig und variieren mit den individuellen Persönlichkeiten. Sowohl Männer als auch Frauen sind fähig, die Bedürfnisse ihrer Kinder zu befriedigen.

In der Geschichte unserer Kultur erscheinen Männer oft eher als *yang* oder äußerlich stark und die Frauen mehr *yin,* mit tieferer emotionaler Kraft versehen, die ihnen die Fähigkeit verleiht, mitfühlend und erfolgreich mit vielen Problemen des Kindes fertig zu werden. Heutzutage sind die Männer jedoch immer mehr daran interessiert, sich ihrer Gefühle bewußt zu werden und sie zum Ausdruck zu bringen, wodurch ihre Kraft und ihr Charakter an Tiefe und Fülle gewinnen. Dies wiederum ermöglicht eine umfassendere und reichere Kommunikation zwischen Mann und Frau.

Es gibt viel zu sagen über Schwangerschaft, Gebären und Kinderpflege, und auf dem Büchermarkt gibt es inzwischen viele gute Bücher zum Thema »natürliche Geburt«. Für welchen Weg der Geburtsvorbereitung und des Gebärens du dich auch entschließt, sei dir grundsätzlich darüber im klaren, daß die Schwangerschaft ein Zustand ist, in dem die Frau sich selbst geben muß, und in dem ein Mann sei-

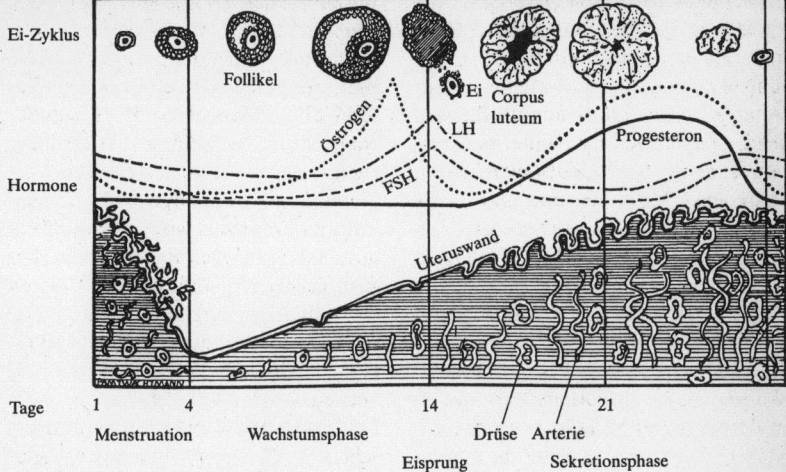

Ei-Zyklus

Follikel

Östrogen

LH

Ei Corpus luteum

Progesteron

FSH

Hormone

Uteruswand

Tage   1   4   14   21

Menstruation   Wachstumsphase   Drüse Arterie

Eisprung   Sekretionsphase

ner Partnerin mit verstärkter Unterstützung und Fürsorge zur Seite stehen muß. Kommunikation auf der emotionalen Ebene ist sehr wichtig, da mit ihrer Hilfe das Herz in guter Verfassung und der Geist in einem friedvollen Zustand bleibt.

Es ist eine erfüllende Erfahrung für zwei Menschen, wenn sie sich bewußt dazu entschließen, ein Kind zu zeugen und damit dem Fortbestand der Menschheit zu dienen. Diese Entscheidung verlangt ein beiderseitiges Einverständnis, ein Verstehen des natürlichen Zyklus der Frau, um zu wissen, wann die Empfängnis möglich ist, und eine ungetrübte geistige, emotionale und körperliche Kommunikation.

Empfängnisverhütung oder bewußte Empfängnis

Ist jemand zur Elternschaft nicht bereit, gibt es viele Möglichkeiten, eine Schwangerschaft zu verhindern. Die sicherste ist die, keine sexuelle Beziehung mit einem Vertreter des anderen Geschlechts zu haben. Zu den grundlegenden medizinischen Maßnahmen der Empfängnisverhütung gehören die Antibabypille, die intrauterinäre Spirale, das Pessar (Muttermundkappe), spermatötende Cremes, die Rhythmus-Methode (nach Knaus-Ogino) und Präservative. Alle diese haben diverse Vor- und Nachteile und sind alle bis zu einem gewissen Grad schädlich, entweder durch Nebenwirkungen, oder weil sie keinen sicheren Schutz bieten. Ich halte Antibabypillen für besonders gefährlich, da sie die Nieren/Wasserenergie und das emotionale Gleichgewicht beeinträchtigen.

Die alte »Rhythmus-Methode«, die als »natürliche Empfängnisverhütung« zunehmend populärer wird, ist ziemlich sicher, wenn man richtig damit umgeht. Dazu gehört, daß Mann und Frau gemeinsam die Verantwortung übernehmen, oder daß die Frau, wenn sie keinen festen Partner hat, ihren Fruchtbarkeitszyklus kennt und eine innerliche Beziehung dazu hat, so daß sie immer weiß, wann sie ihre fruchtbare Phase hat. Das ist ebenso nützlich, wenn sie schwanger werden, wie wenn sie eine Schwangerschaft vermeiden will, da sie lernt, den Zeitpunkt ihres Eisprungs genau zu registrieren. Das geschieht mit Hilfe zweier kombinierter Methoden: der Untersuchung des »Cervicalschleims« und der Beobachtung des Zyklus der Basaltemperatur. Diese kombinierte Methode hatte bei kontrollierten Tests in Australien eine Erfolgsquote von 97,7 Prozent.

Während eines normalen Menstruationszyklus' stimuliert Östrogen das Wachstum der Gebärmutterwand und, gemeinsam mit dem follikelstimulierenden Hormon (FSH), die Reifung einer oder mehrerer Eizellen. Damit sich der Eisprung vollziehen kann, sekretiert die Hypophyse ein Hormon (LH), das bewirkt, daß ein Ei freigesetzt wird (gelegentlich können es auch zwei sein, und wenn beide befruchtet werden, können zweieiige Zwillinge entstehen); währenddessen erhöht sich die Körpertemperatur um etwa 0,5 Grad Celsius.

Das Ei lebt, nachdem es den Eierstock verlassen hat, nur zwölf Stunden und muß in dieser Zeit mit einer gesunden Samenzelle in Verbindung kommen, um befruchtet zu werden. Das ist die einzige Zeit des Monats, in der eine Frau biologisch fruchtbar ist. Die Samenzelle hingegen kann im Körper der Frau vierundzwanzig bis sechsunddreißig Stunden überleben. Eine Frau, die sicher sein will, nicht schwanger zu werden, muß deshalb in dem Zeitraum von drei Tagen vor dem Eisprung bis zwei Tage danach den Geschlechtsverkehr meiden.

Die Kapsel, in die das Ei zunächst eingeschlossen ist, der *Corpus luteum,* erzeugt und sekretiert nach dem Eisprung das Hormon Progesteron. Dieses regt das Wachstum der Gebärmutterwand (Drüsen und Blutgefäße) an, um sie für das befruchtete Ei vorzubereiten. Die Sekretion von Progesteron hält vierzehn Tage lang an. Wenn sich kein Ei in der Gebärmutterwand eingenistet hat, hört die Progesteron-Sekretion auf, und die Auskleidung und die Gebärmutterwand werden abgestoßen, was zur Menstruationsblutung führt.

Die Wirkungen der Hormone (Östrogen, Progesteron, FSH und LH) führen zu Veränderungen, die man kennenlernen und im Verlauf des Monats beobachten kann, so daß du genau wissen kannst, wann der Eisprung stattfinden wird. Das ist um so einfacher, je regelmäßiger dein Menstruationszyklus verläuft, doch selbst wenn er unregelmäßig ist, kannst du zumindest den Tag des Eisprungs bestimmen. Dazu mußt du mit einem Basalthermometer die Körpertemperatur überwachen. Miß deine Temperatur als erstes jeden Morgen nach dem Aufwachen. Sie wird etwa um 0,5 Grad Celsius steigen,

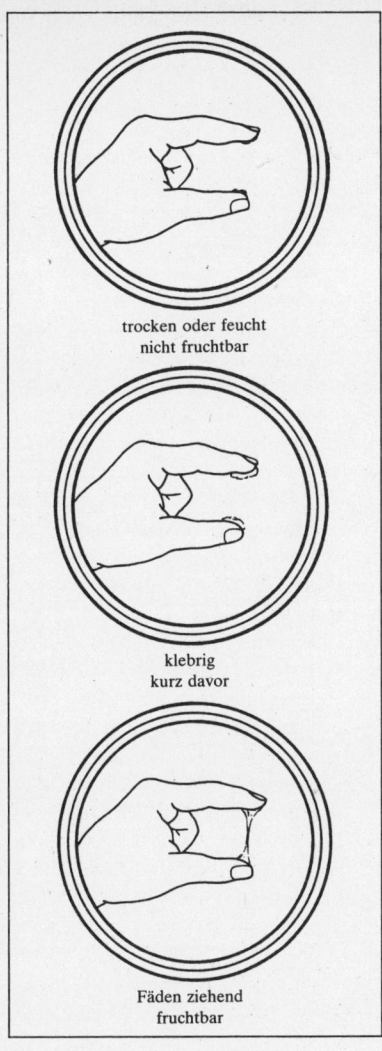

trocken oder feucht
nicht fruchtbar

klebrig
kurz davor

Fäden ziehend
fruchtbar

wenn der Eisprung stattfindet, und bis zur nächsten Menstruationsperiode so bleiben.

Im Verlauf des Monats verändern sich auch die Schleimsekretionen um die Muttermundöffnung am hinteren Ende der Vagina. Nach der Menstruationsperiode ist im allgemeinen nur wenig Schleim vorhanden, der als »trocken« beschrieben wird. Nach und nach wird er zunehmend »feucht«, und je mehr sich der Eisprung nähert, desto »klebriger« wird er, bis er schließlich Fäden zieht; das heißt, wenn du etwas Schleim zwischen Daumen und Zeigefinger nimmst und die Finger etwas voneinander entfernst, zieht der Schleim Fäden. Wenn das eintritt, bist du in der fruchtbaren Phase und solltest an diesem und den folgenden zwei Tagen keinen Geschlechtsverkehr haben.

Hast du diese Methode erst ein paar Monate lang angewendet, wirst du genau wissen, an welchem Punkt des Zyklus du dich gerade befindest. Kennst du den Zeitpunkt deines Eisprungs, solltest du mindestens drei Tage vorher und zwei Tage danach keinen Geschlechtsverkehr haben. Hier sitzt nun der Haken, denn du mußt mehrere Tage vor dem Eisprung schon wissen, wann du fruchtbar sein wirst. Kennst du den Ablauf jedoch genau und bist zu den entsprechenden Zeiten enthaltsam, wird das mit großer Wahrscheinlichkeit eine Schwangerschaft verhüten.

Natürlich können vaginale Infektionen oder Geschlechtsverkehr vor der Schleimuntersuchung die Qualität des Schleims beeinflussen. Weitere Symptome für den Eisprung sind außer dem fädenziehenden Schleim und der Erhöhung der Temperatur auch eine starke Empfindlichkeit der Brüste, das typische Ziehen im Unterleib, das nach dem Eisprung erfolgt, erhöhte Energie und verstärktes sexuelles Verlangen sowie Fettigkeit der Haare und der Haut.

Einige Verfechter der natürlichen Geburtenkontrolle empfehlen auch die Beachtung der Zeit deiner »kosmischen Fruchtbarkeit« auf der Basis astrologischer Berechnungen, wobei vor allem der Winkel von Sonne und Mond zum Zeitpunkt deiner Geburt eine Rolle spielt. Dieser selbe Winkel ergibt sich allmonatlich und ist ebenfalls eine potentiell fruchtbare Zeit, die von deiner physiologisch fruchtbaren Zeit abweichen kann. Diese zur Zeit populären Methoden sollten als Alternative zur Pille noch eingehender erforscht und in größerem Umfang verbreitet werden.

Hast du unregelmäßige Menstruationszyklen und willst deinen Körper zu mehr Regelmäßigkeit erziehen, so versuche es doch einmal mit *Lunaception*. Um diesen Vorgang einfach zu beschreiben: Schläfst du einige Nächte in der Mitte deines Zyklus beim indirekten Licht einer schwachen Lampe, so kann dies helfen, den Zyklus zu regulieren. Das Licht simuliert die Wirkung des Vollmonds. Diese Methode wird sogar dazu benützt, die Periode und den Eisprung bestimmten Mondphasen anzupassen.

Lies am besten eines der Bücher über natürliche Geburtenkontrolle, in denen der Eisprung und die Schleim- und Temperatur-Methode genau beschrieben sind, bevor du versuchst, sie in der Praxis anzuwenden. Es ist sehr wichtig, daß du weißt, was du tust.

Abtreibung

Hast du dich nicht genügend informiert und die Methode zur Empfängnisverhütung falsch angewendet, kannst du in eine schwierige Lage kommen. Denn wenn sich eine Frau und ein Mann vor die Notwendigkeit gestellt sehen, sich für eine »therapeutische Abtreibung« entscheiden zu müssen, wartet ein ganzer Berg von geistiger Frustration, Trauer, Wut und Verwirrung auf sie. Es ist traurig, daß die Verantwortung, mit diesem Problem fertig zu werden, oft den Frauen allein aufgeladen wird. Jeder von uns muß selbst entscheiden, was er mit seinem Leben anfangen will; aber einen Schwangerschaftsabbruch sollte man nicht leichtnehmen. Er kann körperliche, geistige und viele emotionale Nebenwirkungen haben. Zudem verläuft er nie schmerzlos, doch oftmals ist er der beste Weg aus einer schwierigen Situation heraus.

Es ist häufig der Fall, daß eine Frau oder ein Mann, die nicht in der Lage sind, die Verantwortung der Elternschaft auf sich zu nehmen, kein Kind in eine unausgeglichene häusliche Umgebung setzen wollen. Kommt es in diesem Fall zu einer Schwangerschaft, so ist es eine ungewollte Schöpfung und muß auf halbem Weg beendet werden. Warum kommt es zu unerwünschten Schwangerschaften und Abtreibungen? Das hat natürlich etwas mit sexueller Aktivität zu tun, doch wir können solche Situationen, ebenso wie Krankheiten, auch als Chance sehen, die Augen zu öffnen und uns selbst besser verstehen zu lernen. In gewissem Sinn ist es so, daß in solchen Fällen ein unbewußter Wunsch versucht, ins Bewußtsein zu dringen.

Manche Frauen werden sehr leicht schwanger, während andere oft Monate oder Jahre brauchen, bis es soweit ist. Das hat einerseits mit der individuellen Disposition zu tun, andererseits aber auch mit der richtigen Vorbereitung und der Entwicklung einer tiefen Empfänglichkeit seitens der Frau, die wiederum auf ihrer Zuneigung und ihrer Offenheit dem Partner gegenüber beruhen. Eine Schwangerschaft kann zwischen den beiden beteiligten Menschen ein starkes Band erzeugen oder es verstärken.

Viele Frauen haben mir schon berichtet, daß ihrem Gefühl nach die grundlegende Form der Empfängniskontrolle geistiger Natur ist. Unser Bewußtsein kann Barrieren aufstellen, die oft schwerer zu durchdringen sind als das empfindsame Herz. Wenn eine Frau sich geistig an einen Mann bindet, und sei es auch unbewußt, unterstützt das wahrscheinlich ihre Empfänglichkeit. Wenn sie jedoch dieses emotionale und geistige Band nicht tief empfindet, kann es für sie schwieriger sein zu empfangen. Dies ist, wohlgemerkt, eine rein intuitive Hypothese, aber ich finde sie interessant genug, um sie in Betracht zu ziehen. Der positive Aspekt der Bindung, wie etwa die Tatsache, daß man dann des anderen Ge-

fühle besser wahrnimmt und sie leichter annehmen kann, hat auch mit der Energie des Wasserelements zu tun, und diese beeinflußt die Fähigkeit zur gesunden Zeugung.

Auf der spirituellen Ebene können Abtreibungen Verwirrung verursachen und zudem etwas, das ich »karmische Folgen« nennen möchte. Das heißt, es kommt zu bestimmten Reaktionen in Form von diversen Schwierigkeiten. Das Gesetz des Karma gibt uns die Möglichkeit, aus diesem natürlichen Gesetz des Universums zu lernen. Jede Lebenskrise oder Krankheit beinhaltet eine Lektion, die wir, wenn wir sie lernen, nicht noch einmal wiederholen müssen. Weigern wir uns jedoch, das zu lernen, was diese Erfahrung uns präsentiert, wird uns dieselbe Lektion immer wieder aufgetischt, oft mit wachsender Intensität, bis wir sie endlich begriffen haben. Ich habe Frauen gesehen, die eine Abtreibung vornahmen und dann in ihrer nächsten, diesmal »erwünschten« Schwangerschaft Probleme hatten oder einen spontanen Abgang erleben mußten. Kommunikation klärt das Karma, und unsere Lektionen zu lernen hilft uns, in Zukunft Schwierigkeiten zu vermeiden. Die Verantwortung für unsere Sexualität und ihre Folgen zu übernehmen, ist ein Anfang in diesem Lernprozeß.

Wird eine Frau schwanger, ist sie vom Geist eines neuen Wesens erfüllt. Greift sie in den normalen körperlichen Ablauf ein, ist es dennoch wichtig, die Botschaft anzunehmen, die dieses Wesen der Welt zu bringen hat. Kommunikation mit dem Geist des ungeborenen Kindes ist möglich und wurde schon von manchen Frauen beschrieben. Im Fall einer Abtreibung entscheidet sich eine Frau (oder die werdenden Eltern) dafür, selbst zu wachsen und sich selbst – anstatt einem anderen Wesen – zur Geburt zu verhelfen. Dazu gehört jedoch auch, daß die Frau (die Eltern) eine Wahrnehmung für das Wesen entwickelt, das sich für kurze Zeit mit ihrem Leben verbunden hat.

Eine weitere meiner Hypothesen ist, daß eine Frau, obwohl sie eine körperliche Unterbrechung ihrer Schwangerschaft erfuhr, oft in Körper und Geist auf anderen Ebenen weiterhin schwanger ist. Sie wird sich natürlich körperlich erholen müssen, aber es ist auch gut möglich, daß sie weiterhin emotional sensibler ist und in den Monaten nach der Abtreibung mehr Unterstützung braucht. Oftmals haben diese Frauen emotional oder körperlich eine schwere Zeit, wenn der Termin, zu dem sie ihr Kind hätten entbinden sollen, heranrückt. Ich hatte zwei Frauen in Behandlung, die sich sogar zu diesem Zeitpunkt körperliche Verletzungen zuzogen. Die eine fiel tatsächlich vom Pferd und erlitt einen Beckenbruch. Sie rief mich gleich nach dem Unfall an; ich schickte sie zum Röntgen, und dann schlug wie ein Blitz der Gedanke bei mir ein, daß sie einige Monate zuvor eine Abtreibung mit einigen Komplikationen gehabt hatte. Ich fragte sie nach dem der Empfängnis entsprechenden Geburtstermin, sie dachte nach und antwortete: »Es wäre heute soweit gewesen.« Dieses Ereignis machte mir den Zusammenhang bewußt, auf den ich hier hingewiesen habe. Damit will ich niemandem einen Schrecken einjagen oder unterstellen, daß so etwas geschehen muß, aber man sollte diese Möglichkeit unter solchen Umständen in Betracht ziehen. Eine Studie über den Gesundheitszustand der Frauen, die eine Abtreibung hatten, um die Zeit ihres geschätzten Entbindungstermins würde meines Erachtens recht interessante Ergebnisse bringen.

Eine Frau, die gerade einen Schwangerschaftsabbruch hinter sich hat, sollte ebenso gut für sich sorgen, als wäre sie noch schwanger. Sie muß gut essen, ausruhen, die richtige körperliche Bewegung und frische Luft haben und sich in bestimmter Weise aufbauen. Sie sollte sich weiterhin des Ablaufs der Schwangerschaft und ihrer emotionalen Sensibilität bewußt sein; in der Woche ihres errechneten Entbindungstermins sollte sie sich nach innen wenden (ohne oder mit einem Partner) und offen für alle Veränderungen oder neuen Wahrnehmungen sein, mit denen sie vielleicht konfrontiert ist.

Winterkost

Wenn der Winter heranrückt, solltest du deine Ernährung wieder einmal angleichen. Das Wetter wird kälter, deshalb ist eine Kost nötig, die mehr Wärme erzeugt. Andererseits sind die Tage kürzer, und du neigst zu einem geringeren Maß an körperlicher Aktivität; du verbrennst also weniger Kalorien als im aktiveren Sommer. Erhöhe die Nahrungszufuhr deshalb nicht zu sehr, sonst nimmst du mehr zu, als du möchtest. Eine Kost, die hauptsächlich aus Kohlehydraten und Protein besteht, erzeugt die Wärme, die du brauchst. Du setzt dann vielleicht ein paar Pfunde mehr an, aber mit etwas Aktivität, sei sie auch nur mäßig, solltest du eine gute Figur behalten, bis der Frühling kommt und du wieder entschlacken und leichter werden kannst.

Es gibt jetzt nicht so viele Früchte zu kaufen, und sie bilden nur einen kleinen Teil der Winterkost, falls du nicht in einem tropischen Klima lebst. Gemüse kannst du täglich essen, einige als Salat und andere gekocht, gedämpft oder gebacken. Ein geringer Anteil an gebratenen oder geschmorten Speisen passen zur Winterkost besser als in andere Jahreszeiten, aber zuviel erhitztes Öl belastet die Leber. Auch ein gelegentlicher Gemüseeintopf ist gut. Gemüsesuppen, vor allem an kalten und nassen Tagen, sind nahrhaft, wärmend und leicht verdaulich. Da die Kraft der Pflanzen sich jetzt in ihre tieferen Teile zurückgezogen hat, sind Wurzelgemüse wie Karotten, Steckrüben, Zwie-beln und Kartoffeln besonders gut für die Winterkost geeignet. Knoblauch und Ingwerwurzel geben deiner Kost Würze, und Cayennepfeffer gibt ihr zusätzliche Hitze.

Gekochtes Vollgetreide ist die Grundlage der Winterkost. Diese komplexen Kohlehydrate sind ein hervorragender Brennstoff für den Körper, und sie sind gut für Darm und Ausscheidung. Hirse und Buchweizen sind gute Erwärmer und weniger stärkehaltig als die anderen Körnerarten wie brauner Reis, Weizen, Gerste oder Hafer. Kocht man Getreide zusammen mit Hülsenfrüchten, wie etwa mit roten Adukibohnen, Mungobohnen, schwarzen Bohnen oder Linsen, ergibt das eine Mahlzeit, die dich mit allen nötigen Proteinen versorgt. Muramoto behauptet, die roten Adukibohnen seien zudem gut für die Nieren, während die schwarzen Bohnen die Sexualfunktionen unterstützten.

Hirse und schwarze Bohnen (die Bohnen zwölf Stunden quellen lassen, bevor sie mit der Hirse zusammen gekocht werden) oder brauner Reis, Linsen und Sonnenblumenkerne (Verhältnis 2:1:1) kann man zusammen kochen, indem man sie langsam in der anderthalbfachen Menge Wasser garen läßt. Nach etwa 40 Minuten kannst du die Mischung in eine Schüssel geben und ein wenig frisches Öl, Tamari, Cayenne und Bierhefe, oder aber Yoghurt, Curry und Petersilie hinzufügen. Diese Getreide- und Hülsenfrüchte-Mischungen sind gute Gemüseprotein-Lieferanten; außerdem schmecken sie gut, wärmen und sind nahrhaft. Ihre Proteine enthalten alle wichtigen Aminosäuren, die dein Körper nicht selbst erzeugt.

Nüsse sind im Winter gut als Leckerei oder in Salaten. Du kannst auch Nußmilch machen, wie im Kapitel über den Spätsommer beschrieben. Milch- und Ziegenmilchprodukte kann man jetzt in etwas größeren Mengen als in anderen Jahreszeiten zu sich nehmen. Feta-Käse aus Schafmilch ist eines jener Milchprodukte, die der Körper leichter verarbeiten kann. Er hat eine ziemlich bröckelige Konsistenz, und der leicht salzige Geschmack paßt gut zur Winterkost.

Fleischessern empfehle ich hauptsächlich Fisch, vor allem Tiefseefisch wie Heilbutt oder Schwertfisch aus unverschmutzten Gewässern. Ein wenig Huhn oder rotes Fleisch schadet nicht, wenn du sicher sein kannst, daß die Tiere nicht mit Mengen von Chemikalien und Hormonen gefüttert wurden. Gelegentlicher Genuß von rotem Fleisch stimuliert Blut und Herz und ist ein hervorragendes Aufbaumittel, aber zu viel davon regt allzu sehr an und gefährdet das Herz, die Blutgefäße und die Nieren. Hast du erst einmal angefangen, weniger Fleisch zu essen, wirst du bewußter wahrnehmen können, welche Wirkungen es auf dich hat.

Das winterliche Klima ist natürlich von Ort zu Ort verschieden. Du selbst hast dein eigenes Aktivitätsniveau, das sich ebenfalls von dem anderer unterscheidet. Das Wetter und deine Aktivitäten mögen sich von Tag zu Tag verändern, aber immer wird dein Körper dir sagen, was du zu dir nehmen sollst. Du mußt nur zuhören.

Nahrungsmittel aus dem Meer

Da der Winter mit dem Wasserelement verbunden ist, wollen wir einen Blick ins tiefe blaue Meer werfen, um noch mehr gesunde Nahrungsmittel zu finden. Ich erwähnte bereits den Seefisch (Salzwasserfisch), der wenig Fett und große Mengen Protein, Mineralstoffe und Vitamine enthält, als hervorragende Nahrungsquelle. Ein weiterer großartiger Nährstoff-Lieferant ist die Meeresalge. Algen sind in der japanischen Küche sehr gebräuchlich.

Meeresalgen wie Riementang, Speiserotalge, *Nori* und *Hijiki* sind proteinreiche Gemüse mit viel Vitamin E und A. Sie sind zudem besonders reich an Kalium, Eisen, Jod und anderen Spurenelementen. Sie stimulieren und kräftigen Haut, Haar und Nägel und nähren das endokrine System, vor allem die Schilddrüse und die Nebennieren. Meeresalgen kann man roh essen,

»Die Mineralstoffe und Enzyme, die in den Meeresalgen enthalten sind, unterstützen den Körper bei der Beseitigung der Wirkungen von animalischen Nahrungsmitteln und helfen ihm, sich auf die Eigenschaften von pflanzlichen Nahrungsmitteln einzustellen. Zudem hilft die Meeresalge dem Körper, radioaktive Abfälle, die aus der Atmosphäre und aus den Nahrungsmitteln aufgenommen werden, wieder freizusetzen. Es hat sich experimentell erwiesen, daß Alginat, ein wichtiges Element in den braunen Algen wie Wakame, Kombu, Birnenalgen und Hijiki, auf die metallischen Elemente im Darm einwirkt und sie in unlösliche Salze verwandelt, die vom Körper ausgeschieden werden können.«

Naboru Muramoto: *Healing Ourselves*

nachdem man das Salz abgespült hat, aber in dieser Form sind sie im allgemeinen schwer zu kaufen. Meist verwendet man sie in Suppen, gebraten mit Reis oder Gemüse oder als Gemüsewickel mit einer Füllung aus Reis und Gemüse oder Fisch. Sushi, ein japanisches Gericht, besteht aus Nori-Algenwickeln, gefüllt mit weißem Reis und einem Stück rohem Fisch, Gurke oder weißem Rettich in der Mitte.

Ein schmackhaftes Sushi läßt sich folgendermaßen zubereiten: Koche einen mittelgroßen Topf braunen Reis. Gib in eine Holzschüssel mehrere geschnittene gelbe oder weiße Zwiebeln und Knoblauch mit kaltgepreßtem Olivenöl, drücke zwei kleine oder mittelgroße Zitronen aus und füge ein wenig Honig oder puren Ahornsirup, eine Messerspitze Cayennepfeffer, Sojasauce, Tamari oder Miso und einen Schuß Quellwasser oder Sake hinzu. Mische das alles dann mit dem braunen Reis gut durch.

Jetzt brauchst du etwa zwei Päckchen Nori-Algenblätter, mit denen du den würzigen Reis umwickelst. Dazu legst du jeweils ein Algenblatt aus und gibst ein paar Eßlöffel Reis in die Mitte. Über den Reis kannst du Rettichscheiben oder, wenn du es scharf magst, *Kim chee,* koreanischen gewürzten Kohl, legen. Dann rollst du das Blatt zusammen: jede Rolle sollte etwa drei bis vier Zentimeter Durchmesser haben. Dann werden sie auf einen Teller gelegt, zugedeckt und in den Kühlschrank gestellt. Nach acht bis zwölf Stunden sind sie zusammengebacken, die Algen sind weich, und du kannst die Rollen in etwa fünf Zentimeter

lange Stücke schneiden und servieren. Diese süßsaure Version kommt bestimmt gut an!

Sojabohnen, Tofu und Miso

Die Sojabohne ist ein weiteres Nahrungsmittel, das zunehmend Verbreitung findet. Sie ist billig, proteinreich (35–40% Protein) und vor allem für Vegetarier wichtig, weil sie einer der wenigen Lieferanten vollständigen Proteins und ein guter Ersatz für tierische Nahrungsmittel ist. Auch wenn die Sojabohne alle nötigen Proteine liefern kann, ist es doch am besten, wenn du das Protein, das du brauchst, aus vielen verschiedenen Quellen beziehst.

Sojabohnen kann man keimen lassen oder sie als ganze Bohnen kochen; man kann außerdem Sojamilch, Tofu und Miso daraus machen. Die Bohnen sind nicht nur proteinreich, sie enthalten auch viele Mineralstoffe wie Kalzium, Phosphor und Kalium mit mäßigeren Mengen von Eisen, B-Vitaminen und anderen Spurenelementen.

Tofu ist ein Sojabohnenquark; ein einfaches Hausrezept zu seiner Herstellung empfiehlt, die ganzen Bohnen 36–48 Stunden einzuweichen und dabei das Wasser alle zwölf Stunden zu erneuern. Gieße dann die Bohnen ab, zerkleinere sie mit ein wenig Wasser im Mixer und gieße die Masse in einen Topf mit kochendem Wasser. Koche das Ganze auf und laß es dann abkühlen, nachdem du Zitronensaft zum Gerinnen hineingerührt hast. Nach zwölf Stunden Ruhe haben sich der Quark und die Molke voneinander getrennt und können beide verwendet werden; gebräuchlicher ist allerdings der zu Kuchen geformte Quark. Tofu ist ein wohlschmeckendes, proteinreiches Nahrungsmittel von käseartiger Konsistenz; es ist jedoch viel leichter verdaulich als Käse. Tofu läßt sich gut mit Gemüsegerichten und Getreide verbinden, vor allem mit braunem Reis. Gedämpft, gebacken oder mit anderem Gemüse in Öl oder Wasser gebraten läßt es sich auf vielerlei Weise verwenden. Zwiebeln, Karotten, Sellerie, Tofu und Cashewnüsse oder geschnittene Mandeln zusammen gekocht ergeben ein schmackhaftes Gericht. Tofu ist auch als Beigabe zu Salaten hervorragend geeignet oder ergibt eine wunderbare Salatsauce, wenn man ihn mit Öl, Zitrone, Avocado, ein wenig Miso und Gewürzen vermischt.

Ein Tofu-Avocado-Salat ist erfrischend, sättigt und liefert viel Protein. Zerdrücke ein halbes Pfund ungekochten Tofu mit einer oder zwei Avocados, gib ein paar gemahlene Sonnenblumenkerne, etwas Olivenöl, gewürfelte Schalotten und Tomaten, frische Zitrone und Gewürze wie Sojasauce, Cayennepfeffer, Bierhefe und Basilikum dazu. Diese Mischung kann man essen, wie sie ist, sie als Belag auf einem Vollkornbrot oder als Tunke für Chips, Crackers und Sellerie- oder Karottenstücke verwenden.

Miso ist ein weiteres wichtiges Sojaprodukt; man nennt es auch Sojabohnenpaste. Die Sojabohnen werden hierfür fermentiert und mit Getreide wie braunem Reis oder Gerste zu verschiedenen Arten von Miso verschnitten. Miso ist ein wichtiger Bestandteil der japanischen Küche und dient vor allem als Suppengrundlage; auch im Westen findet es heute zunehmend Verbreitung. Miso enthält viel Protein und Vitamine und etwa zehn Prozent Salz.

Miso ist ein alkalisierendes Nahrungsmittel; seine Fermentierung unterstützt die Verdauung und den Stoffwechsel des Körpers. In Japan sagt man auch, daß es die Widerstandskraft gegen Krankheiten stärkt. Wer seine Widerstandskraft aufbauen will, kann Miso täglich als Brühe trinken; es soll auch ein gutes Tonisierungsmittel sein. Man nimmt einen Teelöffel Miso auf eine Tasse kochendes Wasser, nachdem man den Topf vom Feuer genommen hat. Miso sollte nicht gekocht werden, da es dadurch bitter werden kann und die wichtigen Bakterien und Enzyme zerstört werden. In der asiatischen Medizin verwendete man Miso zur Behandlung von Arthritis, Colitis, Diabetes und Hypoglykämie und auch bei Raucherproblemen und zur Stärkung für stillende Mütter. Es ist ein hervorragendes Nachmittagsgetränk für alle, die am Nachmittag oder nach der Arbeit an Symptomen wie Kopfschmerzen, Schwindelgefühl, Reizbarkeit oder allgemein niedrigem Energieniveau leiden.

Eine gute Suppe, die deine Freunde und deine Familie an einem regnerischen Tag gewiß zu schätzen wissen, ist eine Kombination von Winternahrungsmitteln in einer Misobrühe. Koche einige Karotten, Zwiebeln und Knoblauch in einem Edelstahl-, Porzellan- oder Eisentopf fünfzehn bis zwanzig Minuten. Schalte dann die Flamme aus, gib die Misopaste hinzu und außerdem einen guten Schuß Zitrone und Gewürze nach Belieben. Rühre um, decke den Topf zu und laß die Suppe etwa dreißig Minuten ziehen; dann wird sie gerade richtig warm zum Essen sein. Ich gebe gern Mochi-Stücke aus süßem klebrigem Reis und Beifuß dazu. Das verdickt die Suppe und gibt ihr einen besonderen Geschmack.

Es heißt, daß Miso und Meeresalgen die Wirkung haben, dem Körper zu helfen, sich von Strahlungsrückständen, Schwermetallen wie Blei und Strontium und anderen toxischen Substanzen zu befreien. In Hiroshima wurde nach dem Bombardement in einem Krankenhaus, in dem man den Patienten jeden Tag Misosuppe servierte, eine wesentlich niedrigere Rate an Strahlungserkrankungen und -todesfällen beobachtet als in der allgemeinen Bevölkerung und in anderen Krankenhäusern.

Salz

Die stark mineralhaltigen Meeresprodukte aus dem salzigen Meer sind gute Quellen für unseren täglichen Salzbedarf. Natriumchlorid (NaCl) wird als das grundlegende Körpersalz betrachtet, obgleich jede Kombination aus einem positiv geladenen Element mit einem negativ geladenen ein Salz darstellt, wie etwa Kalziumphosphat, $Ca_3-(PO_4)_2$, das Knochensalz, oder Kaliumchlorid, KCl. Natriumchlorid ist eines unserer wichtigsten Körper-

salze und an der Verteilung des Wassers im Körper beteiligt. Man nennt es das »elektrische Salz«, weil es die Zirkulation der elektrischen Ströme unterstützt.

So lebenswichtig das Salz (NaCl) für den Menschen auch ist, so gefährlich kann es sein, vor allem in den Mengen, in denen es üblicherweise mit der täglichen Kost aufgenommen wird. Die westliche Medizin hat nachgewiesen, daß das Salz an der Verursachung von Krankheiten wie Bluthochdruck und Herzstörungen beteiligt ist. Übermäßig viel Salz, das die Zurückhaltung von Wasser im Körper verursacht, kann zu emotionalen Schwierigkeiten führen und beeinträchtigt die Arbeit der Nieren, die das Körperwasser im Gleichgewicht halten sollen. Zu großer Salzverbrauch wird im allgemeinen auch mit vormenstruellen Spannungen in Verbindung gebracht und kann zudem zu Verstopfung führen.

Es ist eigentlich das Natrium im Natriumchlorid, das die Hauptwirkung hat. Natrium ist das Schlüsselelement im Blut und in den Zellflüssigkeiten und bringt Wasser mit sich, wohin es auch kommt. Andere Natriumverbindungen wie Glutamat, das in der chinesischen Küche gebräuchlich und für viele Symptome nach den Mahlzeiten (z. B. Kopfschmerzen) verantwortlich ist, und Natriumnitrit, ein Karzinogen, das zur Konservierung von Pökelfleisch verwendet wird, können ähnliche Störungen des Gleichgewichts auslösen.

In der ostasiatischen Medizin nimmt man an, daß die richtige Menge von natürlich auftretendem Salz Kraft und

Energie liefert und die Nieren und das Wasserelement unterstützt. Zuviel jedoch schwächt uns und überlastet die Nieren. Eine Kost mit viel rotem Fleisch und tierischen Fetten enthält viel konzentriertes Salz und Fett, die langfristig die feinen Blutfiltermembranen der Nieren und damit deren Funktion beeinträchtigen. Solch eine Ernährungsweise und zuviel Salz können auch das Blut schädigen und zu Herz- und Kreislauferkrankungen führen. Es ist allerdings möglich, daß das Salz, NaCl, im Vergleich mit diesen anderen Ernährungsgefahren nur eine sekundäre Rolle spielt.

Manchmal speichert der Körper überschüssige Salzmengen. Eine der Möglichkeiten, es auszuscheiden, besteht darin, den Konsum von Fleisch für einige Zeit einzuschränken und mehr Früchte und rohes Gemüse zu essen. Auch ein wenig Alkohol unterstützt die Beseitigung von Salz; möglicherweise ist das der Grund, weshalb so viele Fleischesser ein starkes Verlangen nach Alkohol haben. Baden, vor allem im Mineralbad oder im Meer, hilft ebenfalls, gespeichertes Salz aus dem Körper herauszuziehen.

Unser Körper braucht durchschnittlich 500 bis 1000 Milligramm Salz pro Tag. Das ist weniger als ein Teelöffel voll; dabei ist zu berücksichtigen, daß natürlich vorkommende Salze, wie sie in tierischen und pflanzlichen Nahrungsmitteln enthalten sind, leichter verarbeitet werden können, wenn man sie über den ganzen Tag verteilt zu sich nimmt. Heutzutage verlieren viele Nahrungsmittel durch die Behandlung, der sie unterworfen werden, viel

von ihren natürlichen Salzen; des Geschmacks wegen wird ihnen dann vom Hersteller wieder Salz hinzugefügt (das gilt auch für weißen Zucker). Fast alle verpackten oder Konservennahrungsmittel sind mit Salz angereichert. Diese Chemikalie kann ebenso wie Zucker körperliche und psychische Sucht erzeugen, und das fängt schon früh an, da ein großer Teil der kommerziellen Babynahrung zusätzliches Salz enthält. Sogar das Wasser vieler Städte enthält bedeutende Mengen von Salz.

Das Tafelsalz, das die meisten Menschen zu sich nehmen, ist nicht gesund, weil es mit Hitzeverfahren raffiniert und mit Chemikalien gebleicht wird; dann setzt man auch noch eine weitere Chemikalie, Aluminiumester, hinzu, um es streufähig zu machen. Natürliche Salze wie Meer- oder Steinsalzkristalle kleben zusammen, wenn sie feucht werden. Meerwasser enthält etwa drei Prozent NaCl, und du kannst gutes Meersalz kaufen, das allein mit Hilfe des Sonnenscheins extrahiert wurde. Dieses Meersalz ist meines Erachtens das beste Salz, falls du Salz verwenden willst; du solltest es trotzdem sparsam verwenden.

Es gibt diverse gute Kräutersalze, die aus getrockneten und gemahlenen Kräutern mit ein wenig Meersalzbeigabe hergestellt werden; manche enthalten auch niedrige Natriumkonzentrationen. Eine proteinreiche Art von Salz ist Sesamsalz oder Gomasio; zu seiner Herstellung werden Sesamsamen in einem trockenen Tiegel schnell hell angeröstet, dann in einer Kaffee- oder Nußmühle gemahlen und mit

Meersalz im Verhältnis von sieben oder mehr Teilen Sesam und einem Teil Salz vermischt. Sesamsamen sind reich an Kalzium und Mineralstoffen und gut für Leute, die wenig tierische Produkte essen.

Die meisten Sojasaucen, die im Laden verkauft werden, enthalten Konservierungsmittel. »Tamari«-Sojasauce ist jedoch ein natürlich veredeltes und fermentiertes Erzeugnis aus Sojabohnen, dem nur Weizen, Salz und Wasser zugesetzt wird. Tamari ist wohlschmeckend, enthält etwa achtzehn Prozent Salz und kann sparsam verwendet werden. Es ist besonders für Getreidegerichte geeignet. Misopaste hat im allgemeinen zehn Prozent Salzgehalt, aber wenn man sie in Suppen verwendet, wird er zu etwa einem Prozent verdünnt. Du brauchst täglich ein wenig Salz in deiner Kost, und je mehr du dich bewegst und schwitzt, desto mehr Salz mußt du im Körper ersetzen. Misobrühe und -suppen sind hierfür gut geeignet.

Ganz allgemein ist es jedoch am besten, wenn du versuchst, den größten Teil deines Salzbedarfs aus der großen Auswahl an natürlichen Nahrungsmitteln zu decken, in denen Natriumchlorid und andere Salze vorhanden sind.

Es ist nicht leicht, die Gewohnheit aufzugeben, seine Speisen zu salzen. Aber es ist sehr wichtig, raffiniertes Tafelsalz und Produkte mit Salzzusätzen vom Speisezettel zu streichen. Je weniger du scharfe Gewürze, Salz und Zucker in deiner Kost verwendest, desto sensibler wird dein Gaumen für den Eigengeschmack der Nahrungsmittel, und desto mehr wirst du Gefallen an diesen Nahrungsmitteln und an den Vorteilen finden, die sie mit sich bringen.

Bewegung

Der Winter ist die Jahreszeit des Speicherns und des Vorbereitens. In den Wintermonaten solltest du ganz besonders auf dein Aktivitätsniveau achten. Es ist eine geschäftige Zeit, mit den Feiertagen und allem, was damit verbunden ist; deshalb mußt du aufpassen, daß du deine Batterien nicht verausgabst. Viel Schlaf und Entspannung helfen dir, sie wieder aufzuladen. Obwohl dies eine Zeit geringerer körperlicher Aktivität ist, solltest du dennoch deine Figur in Form halten. *Bewege täglich jedes Gelenk!* Gymnastik und Tanz sind Arten von Bewegung, die einen guten, tiefen Atem anregen; sie werden dir helfen, deine Energie im Fluß zu halten. Zum tiefen Einatmen benötigst du die Bauchmuskulatur, damit deine Lungen sich ganz ausdehnen und ihre unteren und oberen Teile sich mit Luft füllen können. Ein völliges Ausatmen entleert die Lungen durch das Zusammenziehen der Bauchmuskulatur. Ein voller Atem bringt das Zwerchfell, deinen Atemmuskel, in optimale Bewegung. Luft ist das Wichtigste, was wir zum Leben brauchen; du kannst lange ohne Nahrung leben und tagelang ohne Wasser auskommen, aber nur wenige Minuten ohne Luft überleben. »Das Leben liegt im Atem, deshalb bedeutet halbes Atmen, nur halb zu leben«, sagt ein Yoga-Sprichwort.

Je mehr du deine Energie im Fluß hältst, deine Gelenke öffnest und Widerstände loslassen kannst, desto leichter und vollständiger kann dein Körper seinen Überschuß, wie zuviel Nahrung, Drogen, Emotionen, Arbeit, Spannungen usw., loswerden. Du wirst dich dann leichter, kräftiger und klarer fühlen und besser mit den kreativen, expressiven und kommunikativen Seiten deines Wesens umgehen können. Hierfür gibt es zwei Hilfsmittel, die aus asiatischen Traditionen stammen: das Yoga aus Indien und das T'ai Chi Ch'uan aus China.

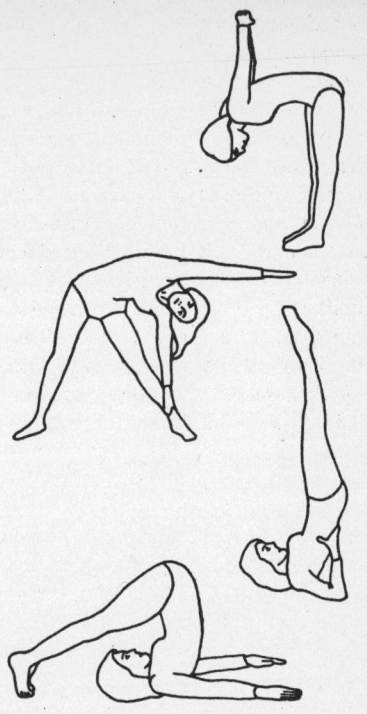

Yoga

Yoga ist eine vielschichtige Disziplin, mit der Gesundheit und Flexibilität aufgebaut werden können. Sie reicht von einer einfachen Serie von täglichen Übungen, *Asanas* genannt, bis zu einem ganzheitlichen Lebensstil, der die regelmäßige Praxis körperlicher Übungen, der Asanas, und Meditation sowie die Regelung der Ernährung und eine bestimmte Lebensphilosophie umfaßt. Yoga ist ein Sanskritwort, das so viel wie »Vereinigung« oder »verbinden« bedeutet – die Integration von Körper, Geist und Seele. Von seiner indogermanischen Wortwurzel her ist es mit »Joch«, »anjochen« verbunden, was auf die Kontrolle oder Führung des Geistes hinweist. B. K. S. Iyengar, der Autor von *Licht auf Yoga**, stellt

eine Analogie zwischen dem denkenden Geist und einer Kutsche auf, die beide von zwei Kräften gezogen werden: dem Tier und dem Atem. Diese Analogie würde auch in das chinesische System passen, das die Lungen (Atem), den Verstand und die animalischen Funktionen (Instinkte und Begierden) miteinander in Beziehung setzt. Wenn wir den Atem kontrollieren, entsteht in uns die Kraft, die Begierden zu zähmen und dem denkenden Geist zu Frieden zu verhelfen. Eine Möglichkeit hierfür ist die disziplinierte und regelmäßige Praxis des Yoga, *Sadhana* genannt.

---

* B. K. S. Iyengar: *Licht auf Yoga*, O. W. Barth Verlag, München ³1978.

Wir können neue Gewohnheiten aufbauen und sie an die Stelle der alten setzen. Durch die regelmäßige Praxis der Asanas (Yogastellungen) kannst du Ausgeglichenheit und Beweglichkeit, Ausdauer, Kraft und eine wunderbare Vitalität entwickeln. Yoga hilft dir, Streß abzubauen, es bringt dir Entspannung und harmonisiert deine Emotionen. Außerdem hilft es gegen Steifheit in den Gelenken, Gliedern und in der Wirbelsäule. Das ist wichtig für dein Wohlbefinden; ein Yoga-Sprichwort sagt: »Du bist so jung, wie deine Wirbelsäule beweglich ist.«

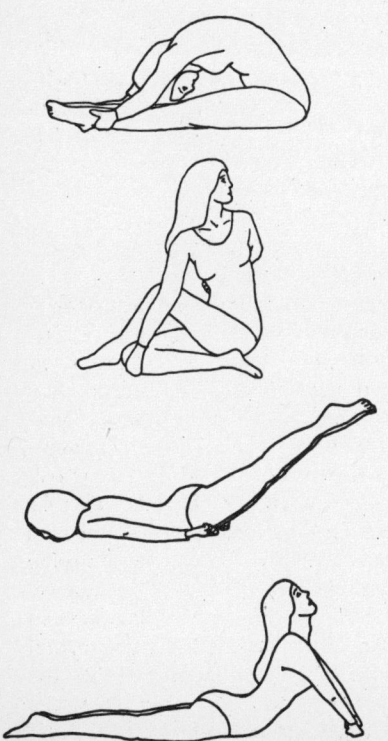

Viele Leute berichten mir, daß Yoga ihnen hilft, sich zu zentrieren und ihren Körper zu erfahren. Richtest du bei der Yogaübung deine Aufmerksamkeit ganz auf die Bewegungen, so hilft dir das, den ganzen Körper und seine Spannungsbereiche genau zu spüren und diese Spannungen loszulassen. Yoga ist hervorragend geeignet als Therapie gegen Arthritis und dient als Körpertherapie gegen viele andere Krankheiten. Indem du deine Lebenskraft (Prana) anregst, verstärkst du die Heilkraft, die Vitalität und die Widerstandskraft deines Körpers.

Es gibt viele verschiedene Yogastellungen, -stile und -lehrer. Yoga ist kein Leistungssport. Du mußt dein eigenes Tempo finden, deinen Körper beobachten und auf ihn hören. Jede Dehnung sollte nicht mehr als eine Dehnung sein und nicht etwa eine schmerzhafte Verrenkung. Der Yogalehrer Joel Kramer nennt die Yogapraxis ein »Spiel mit den Grenzen«, wobei du herausfinden mußt, wie weit du an die Grenze deiner Fähigkeiten herangehen kannst. Dabei ergeben sich Veränderungen, die zwar subtil, aber doch unübersehbar sind.

Du brauchst für die Yogapraxis eine ebene Grundlage im Haus oder im Freien mit einem Teppich, einer Schaumgummimatte oder einer gefalteten Decke darauf. Nimm dir täglich mindestens zwanzig bis dreißig Minuten Zeit für die Übungen und die Entspannung. Trage dazu bequeme und lockere Kleidung. Der frühe Morgen ist die beste Zeit für die Übungen, obwohl du wahrscheinlich feststellen wirst, daß dein Körper früh am Tag noch recht steif ist. Der Spätnachmittag oder Abend eignen sich ebenfalls, und du kannst deine Übungen sogar vor dem Schlafengehen machen. Du solltest jedoch mit leerem Magen üben, das heißt, mindestens zwei Stunden nach einer Mahlzeit.

Während der Schwangerschaft kann man in den ersten Monaten noch die meisten der Asanas üben; später muß man allerdings vorsichtig sein. Yogaübungen für die Schwangerschaft findest du zum Beispiel in dem Buch *Mit Yoga zur sanften Geburt* von Nina und Michael Shandler*. Während der Menstruationsperiode sollten Frauen bestimmte Umkehrstellungen (wie Kopfstand usw.) vermeiden.

Es gibt viele Bücher über Yoga mit Abbildungen der vielen Techniken und Stellungen. In jeder größeren Stadt gibt es heute Yogalehrer und Veranstaltungen. Es ist von Vorteil, von einem kompetenten Lehrer eine Übungsserie zu erlernen, mit der du dann allein weiterarbeiten kannst. Kümmere dich nicht um das alte Image des Yoga als einer Angelegenheit voller fremdartiger Verdrehungen und raffinierter Stellungen wie Kopfstand oder »Lotossitz«. Es gibt für jedermann, ob alt oder jung, einen Punkt, an dem er beginnen kann, aber denke daran, daß du dein eigenes Tempo und deine eigenen Grenzen finden mußt.

Im Yoga gibt es viele sanfte Übungen, deren Zielsetzung eine volle Atmung, Entspannung und sanfte Dehnung ist.

Dazu gehören Übungen wie: mit gekreuzten Beinen sitzen und atmen; *Sarasana,* d. h. zur Tiefenentspannung flach auf dem Rücken liegen, Beugen nach vorn, nach hinten und zur Seite. Bist du erst einmal lockerer und beweglicher geworden, kannst du zu Stellungen wie Kobra, Heuschrecke, Pflug und Schulterstand übergehen. Zu den meisten Übungen gehören vorangehende und dazwischengeschaltete Dehnungen. Die Umkehrstellungen wie Kopf- oder Schulterstand, der Pflug und Baucheinziehen regen die Unterleibsorgane an und vor allem die Drüsen (wie die Schilddrüse); sie helfen dadurch, das Körpergewicht zu regulieren und zu reduzieren. Ganz allgemein stärkt Yoga den Kreislauf und die Funktionen der Organe, Drüsen und des Nervensystems. Sein Ziel ist darüber hinaus die Selbstverwirklichung, da es die große Kraft zum Leben erweckt, die schlafend im Organismus liegt, und sie zur Entwicklung des eigenen Potentials einsetzt.

T'ai Chi Ch'uan

T'ai Chi Ch'uan, eine Folge von fließenden Bewegungen, ist eine alte asiatische Kunst, die zur Selbstverteidigung, zur Erhöhung der Flexibilität und zur Stärkung der Gesundheit verwendet wurde. Der Ausdruck *T'ai Chi* bedeutet so viel wie »das höchste Erhabene«, es wird durch den Kreis des *Yin* und *Yang* symbolisiert, da es Zentrierung und Harmonie fördert – die Beziehungen von Innen und Außen, von Geist und Körper, von männlich und

* Nina und Michael Shandler: *Mit Yoga zur sanften Geburt,* O. W. Barth Verlag, München 1981.

weiblich. Aufgrund dieser Wirkungen
wird T'ai Chi oft als eine Form der Meditation, aber auch als Kunst der
Selbstverteidigung betrachtet. Es erzeugt ebenso psychische und physische
Kraft wie Anmut und Beweglichkeit.
Es gibt viele Formen und viele Lehrer
dieses »Tanzes der ruhigen Bewegung«. Zwar kann man Übungsbücher
mit den Abbildungen aller Bewegungen kaufen*, doch sollte man T'ai Chi
zuerst bei einem erfahrenen Lehrer
lernen.

Auf die innere Balance und Koordination wirkt sich die Praxis des T'ai Chi in
subtiler, aber machtvoller Weise aus.
Es gibt kürzere Formen mit 64 Bewegungen und längere mit 108 Bewegungen. Der Ablauf kann langsam oder
auch schnell sein. Der Ursprung des
T'ai Chi steht mit dem *I Ching,* dem
Buch der Wandlung, in Verbindung;
dies ist ein alter chinesischer Text, der
64 verschiedene psychische Situationen und die möglichen Wandlungen,
die in ihrer jeweiligen Natur liegen, beschreibt**. Die Bewegungen des T'ai
Chi haben poetische Namen wie »Die
Hände schweben wie Wolken«, »Den
Schwanz des Sperlings greifen«, »Den
Tiger umarmen« und »Der Kranich
breitet seine Flügel aus«. T'ai Chi ist

 * Frieder Anders: *Das chinesische Schattenboxen T'ai Chi,* O. W. Barth Verlag,
   München ⁴1981.

** John Blofeld (Hrsg.): *I Ging. Das Buch
   der Wandlung.* Das uralte chinesische
   Weisheits- und Orakelbuch in einer
   neuen,   zeitgemäßen   Übersetzung,
   O. W. Barth Verlag, München 1983.

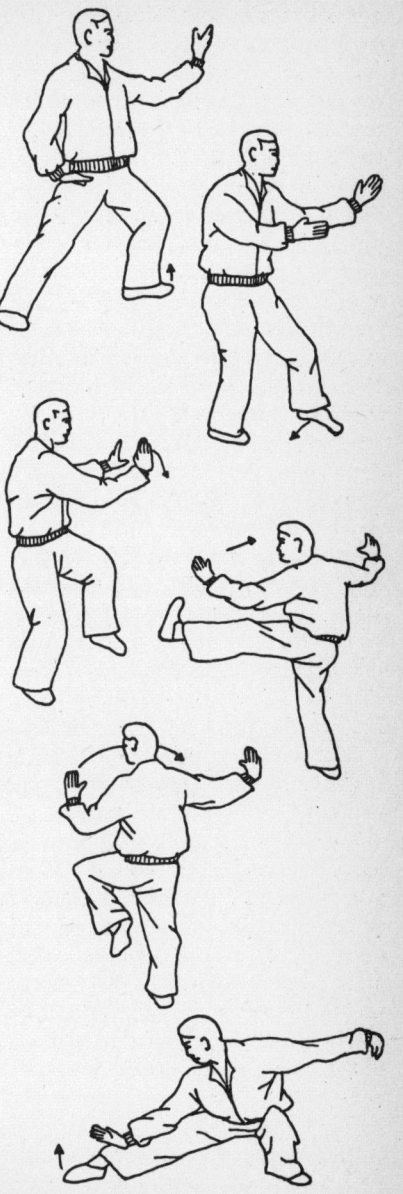

schön anzusehen, und es ist eine Wohltat, es selbst zu üben. T'ai Chi gibt dir das Gefühl, zu fließen wie ein Fluß; es bringt dich in einen Rhythmus, der dem der Natur entspricht, und die Zirkulation des *Ch'i,* der Lebenskraft (in Indien *Prana* genannt), wird angeregt. Gia-fu Feng und Jerome Kirk sagen über T'ai Chi:

»(T'ai Chi ist) Meditation in Bewegung, ein philosophisches System, eine Reihe von Prinzipien der Selbstverteidigung, eine Prophylaxe gegen Krankheiten und ein bezaubernder Tanz. Es verbessert deine Haltung und unterstützt die Entspannung. Es gibt deinem Körper Energie und beruhigt deinen Geist. Es ist eine Brücke zwischen östlicher Meditation und westlicher Psychotherapie, denn es integriert denkenden Geist und Sinne. Die mühelose Kraft seiner Bewegungen führt zur Aktion in der Nichtaktion und zur altehrwürdigen Botschaft des I Ging.«

T'ai Chi und Yoga sind subtilere Arten der körperlichen Bewegung als die meisten westlichen Sportarten. Im Winter ist die innere Kräftigung wichtig und besonders förderlich zur Behebung möglicher körperlicher Stagnation. Wenn die Jahreszeiten sich ändern, ändern sich auch deine Aktivitäten und dein körperliches Bewegungsprogramm, aber das Gleichgewicht zwischen den nach innen gerichteten und den nach außen gerichteten Aktivitäten muß immer aufrechterhalten bleiben. Denke daran, daß die *Yin-* und *Yang*-Energien zusammen eine Einheit bilden; dominiert die eine oder andere, so erfährst du nur einen Teil des Lebens.

Kräuter

Im Winter, wenn sich der größte Teil der Energie in die Wurzeln der Pflanzen zurückgezogen hat, kann es auch für deine eigenen Wurzeln gut sein, Tees aus diversen Kräuterwurzeln zu dir zu nehmen. Viele Wurzeln sind gute Körper- und Blutreiniger und kräftigen spezifische Organe. Zum Beispiel ist die Klettenwurzel gut für das Blut, die Lungen und die Haut. Beinwellwurzel stärkt die Lungen und die Schleimhäute und hat vor allem eine tonisierende Wirkung auf die Darmwände, wodurch die Fähigkeit zur Assimilation von Nährstoffen verbessert wird. Während dieser Jahreszeit ist Eibischwurzel *(Althaea officinalis)* besonders gut, um Reizungen und Entzündungen der Nieren und der Blase zu beruhigen. Ein Tee aus dieser Wurzel wirkt harntreibend, verstärkt den Urinfluß und glättet und lockert die Körpergewebe. Man kann sie auch als Umschlag verwenden, um wunde und entzündete Stellen zu heilen. Dazu werden die Blätter oder Wurzeln zerstampft und mit so viel kochendem Wasser überbrüht, daß eine dicke Paste entsteht; man legt den Breiumschlag auf die betroffene Stelle und umwickelt den ganzen Bereich mit einem heißen Tuch oder legt eine Wärmflasche darauf.
Eibischwurzel kann man innerlich und

äußerlich bei Entzündungen der Schleimhäute, vor allem der Blase, des Vaginalbereichs und des Enddarms oder bei Darmentzündungen verwenden. Sie ist auch gut bei Lungen- oder Bronchialbeschwerden.

Im Winter kannst du bestimmte Kräuter auch als Körperwärmer verwenden. Cayennepfeffer zum Beispiel ist im Winter wie im Sommer ein gutes natürliches Anregungsmittel. Ingwerwurzel *(Zingiber officinale)* ist ein weiterer guter Erwärmer, da sie den Kreislauf unterstützt und die Kraft des Feuerelements verstärkt.

Ingwerwurzel kocht man fünfzehn bis zwanzig Minuten, um Tee daraus zu machen, oder man verwendet sie als Gewürz beim Kochen. Sie ist ein anregendes Tonikum für den Magen, verstärkt die gastrischen Sekretionen und unterstützt die Verdauung. Sie hilft, Blähungen aus dem Darm auszutreiben, und ist deshalb geeignet bei Verdauungskrämpfen und Unterleibsschmerzen; außerdem dient sie als Heilmittel gegen Durchfall. Als Tee und als Kompressen wird Ingwerwurzel bei Erkältungen und Bronchitis und bei verzögerter Menstruation verwendet. Man kann ein kleines Handtuch mit starkem heißem Ingwersud tränken und es auf die erkälteten Bereiche legen. Heiß als Tee getrunken, erleichtert Ingwer das Schwitzen und ist deshalb gut bei Fieber und Erkältungen.

Zu weiteren Blasen- und Nierenkräutern gehören eine Beerenart, eine Samenart und ein Blattkraut; Wacholderbeere, Leinsamen und Brennessel. Wacholderbeeren *(Juniperus communis)* wirken entblähend und harntreibend und sind auch hilfreich bei vaginalen und Geschlechtskrankheiten. Sie lassen sich gut mit anderen harntreibenden Kräutern kombinieren, zum Beispiel mit Labkraut und Quekken. Wacholderbeeren dienen auch als Vorbeugemittel gegen Krankheiten, wenn die Widerstandskraft gering ist. Auf Reisen kann man die Beeren kauen oder als Tee trinken, um die Widerstandskraft in guter Form zu halten.

Leinsamen *(Linum usitatissimum),* gekocht und als Tee getrunken, ist nützlich bei schleimerzeugenden und entzündlichen Zuständen und bei Schwie-

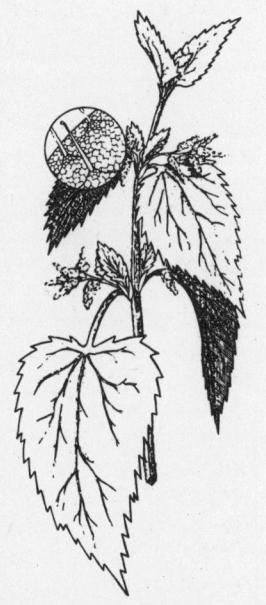

Brennessel
(Urtica dioica)

rigkeiten mit dem Harnsystem, da er die Nieren und die Blase beruhigt und reinigt. Gemahlener Leinsamen mit Wasser angerührt ist ein guter Breiumschlag für lokale Entzündungen und Furunkel.

Die Blätter der Brennessel kann man als Gemüse essen, als Tee trinken oder dem Haarshampoo und der Hautlotion beigeben. Sie ist harntreibend, tonisierend und adstringierend und wird als ausgezeichnetes Kraut zur Behandlung von Nierenbeschwerden, Rückenschmerzen und Störungen des Harnsystems betrachtet. Du kannst sie als Nierentonikum verwenden; täglich als Tee getrunken, gibt sie den Nieren Kraft und Energie. Um einen Tee zu bereiten, gibst du einen Teelöffel Brennesselblätter in eine Tasse kochendes Wasser, zwanzig Minuten ziehen lassen und dann trinken.

Die jungen Blätter, kurz gekocht und als Gemüse gegessen, sind reich an Eisen, wirken als Blutreiniger und können die Gewichtsabnahme unterstützen. Die Brennesselpflanze verursacht eine milde, juckende Hautreaktion, wenn sie äußerlich als Mittel gegen rheumatische Gelenkschmerzen angewendet wird.

Aus den erwähnten Kräutern lassen sich auch Mischungen zur Behandlung von Nieren- und Blasenbeschwerden zusammenstellen. Bei Blaseninfektionen solltest du viel Tee aus Eibischwurzel, Wacholderbeeren, Labkraut und Pfefferminze trinken. Eine gute Teemischung für den Winter ist Ingwerwurzel, Leinsamen und Brennessel.

Willst du einen voll wirksamen Kräu-

tertee zubereiten, solltest du jedes Kraut angemessen behandeln. Blätter und Blüten kommen als letzte in den Topf und werden nie gekocht, wohingegen man Rinden und Wurzeln fünfzehn bis zwanzig Minuten lang kochen lassen sollte, um ihre Essenzen herauszuziehen; erst dann werden mit dem Sud die Blätter und Blüten der anderen Kräuter überbrüht. Laß dann alles zusammen noch zwanzig Minuten gemeinsam in einer Teekanne ziehen, bevor du den Tee abseihst und trinkst.

Zusammenfassung

Der Winter ist die kälteste und dunkelste Jahreszeit. Es ist die Zeit, in der sich die lebende Kreatur zurückzieht, während die Feldfrüchte in den Speichern liegen. Natur und Mensch werden vom *Yin*-Prinzip beherrscht. Du mußt dich warm halten, und es ist vor allem im Winter wichtig, ein gemütliches Plätzchen zum Entspannen, Schlafen und Träumen zu haben. Der Winter ist die Zeit der stillen Vorbereitung, in der man auf die grünende Wiedergeburt des Frühlings mit seinem lauen Lüftchen, singenden Vöglein und blühenden Blumen wartet.

Die winterliche Jahreszeit ist mit dem Wasserelement und mit Nieren und Blase verbunden. Diese Organe bestimmen das Gleichgewicht von Wasser, Mineralstoffen und Säuren/Basen im Körper; sie produzieren den Urin, scheiden unnütze Substanzen aus.

Im chinesischen System kontrollieren

Kräuterteezubereitung

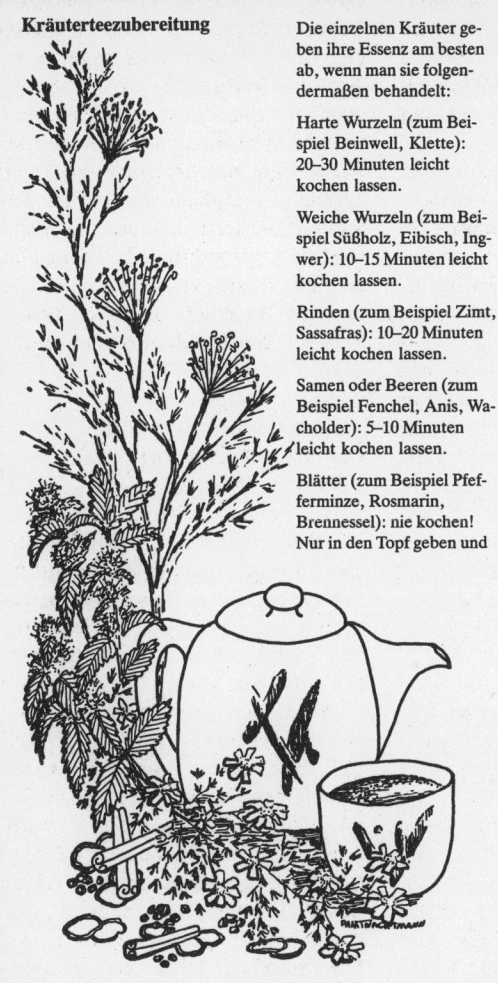

Die einzelnen Kräuter geben ihre Essenz am besten ab, wenn man sie folgendermaßen behandelt:

Harte Wurzeln (zum Beispiel Beinwell, Klette): 20–30 Minuten leicht kochen lassen.

Weiche Wurzeln (zum Beispiel Süßholz, Eibisch, Ingwer): 10–15 Minuten leicht kochen lassen.

Rinden (zum Beispiel Zimt, Sassafras): 10–20 Minuten leicht kochen lassen.

Samen oder Beeren (zum Beispiel Fenchel, Anis, Wacholder): 5–10 Minuten leicht kochen lassen.

Blätter (zum Beispiel Pfefferminze, Rosmarin, Brennessel): nie kochen! Nur in den Topf geben und mit kochendem Wasser übergießen. 20 Minuten ziehen lassen.

Blüten (zum Beispiel Hibiskus, Kamille): nicht kochen; 10–20 Minuten ziehen lassen.

Musterbeispiel

Ein Tee aus Beinwellwurzel, Ingwerwurzel, Zimtrinde (Zimtstangen), Fenchelsamen, Pfefferminze und Kamille.

Zur Bereitung von vier Tassen Tee beginnst du mit dem Abkochen von einem gehäuften Teelöffel Beinwellwurzel in fünf Tassen Wasser in einem zugedeckten Edelstahl- oder Glastopf. Nach fünf bis zehn Minuten gibst du fünf dünne Scheiben Ingwerwurzel und ein paar Zimtstangen dazu. Nach weiteren 5–10 Minuten fügst du einen Eßlöffel Fenchelsamen dazu und läßt alles zusammen noch 5–10 Minuten kochen. Das ergibt eine Gesamtkochzeit von 20–30 Minuten. Dann gießt du den Sud in eine Teekanne über 2 Eßlöffel Pfefferminze und einen Eßlöffel Kamille und läßt nun alles zusammen noch weitere 15–20 Minuten ziehen. Gieße den Tee ab und trinke ihn, wie er ist, oder mit einer Spur Honig und/oder ein wenig ausgepreßter Zitrone.

die Nieren die Energie der Lebenskraft; es heißt, daß unsere Vitalität und Langlebigkeit in den Nieren gespeichert wird, äußerlich sichtbar am Glitzern des Lebensfunkens in unseren Augen. Schwache Nierenenergie wird als Lethargie oder wenig Energie und Vitalität erfahren, während starke Nierenenergie sich als das Gegenteil äußert, und auch als Willenskraft und Antrieb zur Selbstverwirklichung, die ebenfalls von den Nieren beherrscht werden.

Das *Nei Ching* sagt: »Die Nieren sind wie die Beamten, die voller Tatkraft arbeiten und sich durch ihre Fähigkeit und Geschicklichkeit auszeichnen.« Diese Fähigkeit und Geschicklichkeit kann man verbessern, indem man das empfangende Prinzip *(Yin),* dem die Nieren zugeordnet werden, durch tiefe Entspannung und stille Kontemplation pflegt und kultiviert. Dieser Prozeß kann zu einer Verbindung der inneren und der äußeren Welt führen, und Wissen, Weisheit und klare innere Führung können daraus erwachsen.

Die Nieren und das Wasserelement herrschen über die Emotionen. Sowohl das Wasser als auch die Emotionen sind unberechenbar. Fließen sie, ist alles in Ordnung; sind sie aber blokkiert oder stagnieren sie, dann kann sich großer Druck entwickeln, oder eine Krankheit bricht aus.

Nieren, Wasser und Emotionen werden alle drei vom *Yin*-Prinzip, dem Mond, der Tiefe und dem Dunkel regiert. Diese Aspekte können Angst erregen, jene Emotion, die speziell vom Wasserelement beherrscht wird, und Angst oder Mangel an Vertrauen kann die Nieren schädigen oder eine Unausgeglichenheit des Wassers im Körper hervorrufen. Stimmt man sich jedoch auf diese »feminine« Kraft ein, so entwickeln sich tiefe Kraft und Weisheit. *Angst, Ohr* und *Hören* sind mit dem Wasserelement verbunden; die Fähigkeit, hinzuhören, bevor man handelt, ist wichtig für das Wohlergehen dieses Elements.

Die Winterkost sollte wärmend und gehaltvoll sein, mit mehr Vollgetreide, weniger Früchten, viel gedämpftem oder gebackenem Gemüse und mehr Milchprodukten und Fleisch, wenn diese auf deinem Speisezettel Platz haben. Suppen sind etwas Wunderbares bei kaltem Wetter. Meeresfrüchte wie frischer Fisch und die Meeresalgen sind jetzt besonders zu empfehlen. Sojabohnen, einer der Lieferanten vollständigen pflanzlichen Proteins, sind ein hervorragendes Nahrungsmittel mit vielen Verwendungsmöglichkeiten, gekeimt, gekocht, als Sojamilch, Tofu oder zu Miso fermentiert.

Der Winter ist eine gute Zeit für körperliche Übungen innerhalb der vier Wände. Es ist das ganze Jahr lang wichtig, das Gleichgewicht zwischen den energieerweiternden Aktivitäten wie Spazierengehen, Jogging, Tennis und Schwimmen, und den energiesammelnden, innerlich erneuernden Übungen wie Yoga, T'ai Chi und Atem-Entspannung zu wahren. Halte deine Wirbelsäule und andere Gelenke beweglich und locker, das ist wichtig für dein Wohlbefinden. Übungen wie Yoga und T'ai Chi halten dich jung und schwungvoll.

Die Natur versteckt sich im Winter in

ihren Wurzeln und sammelt die Energie, bis sie im Frühling wiedergeboren wird. Dieses Sammeln der Energie ist für uns ebenso wichtig, und wir können uns das leichtermachen, indem wir Kräuterwurzeln brauen und viele gute Tees trinken. Ginsengwurzel ist ein hervorragendes allgemeines Tonikum und Erneuerungsmittel, aber auch Kletten-, Beinwell-, Ingwer-, Süßholz- und Sarsaparillawurzel sind gute Energielieferanten.

Von größter Bedeutung für deine Gesundheit ist im Winter, wie in allen anderen Jahreszeiten, die Balance zwischen Einnahme und Ausgabe von Energie – in der Form von Nahrung, Gefühlen und Arbeit. Du benötigst genügend Ruhe und Schlaf, Entspannung und Spiel, um die Aktivität, den Streß und die Anstrengungen der Arbeit auszugleichen. Innere und äußere Sauberkeit ist ebenfalls wichtig, um gesund zu bleiben.

Das Herannahen jeder neuen Jahreszeit bringt Anspannung und Veränderung mit sich: zu dieser Zeit bist du anfälliger für Krankheiten. Aber die Krankheit selbst bietet dir die Gelegenheit, dein Leben neu zu gestalten. Wenn du das jedoch freiwillig tust und dich der jeweils neuen Jahreszeit anpaßt, kannst du Krankheiten verhindern. Der Winter ist eine wichtige Zeit, um in deinem Innern nachzuspüren, welche Arten der Veränderung notwendig sind, und sie in deinen Tanz der Existenz miteinzuflechten.

Gesund zu jeder Jahreszeit

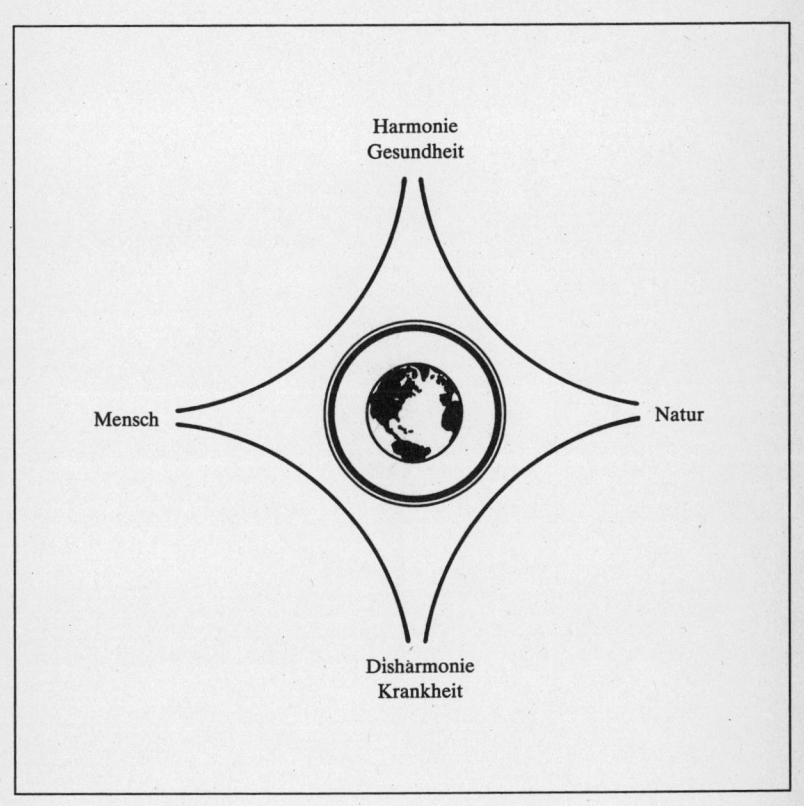

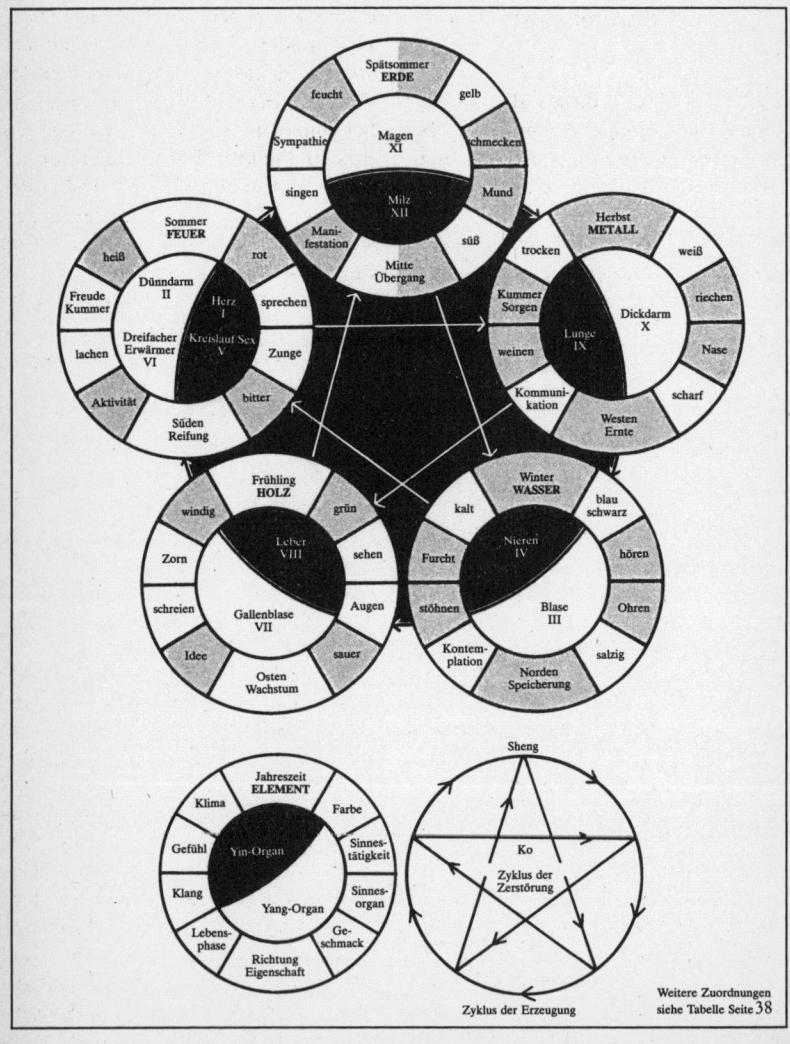

Weitere Zuordnungen
siehe Tabelle Seite 38

Der Weg durchs Jahr

Der Hauptzweck dieses Buches besteht darin, verschiedene medizinische Systeme zu integrieren, um dir als Individuum Vorbeugung und Gesundheitspflege in einer ganzheitlichen Form zu ermöglichen. Dein Wohlbefinden beruht darauf, daß du deine eigenen Zyklen verstehst und sie mit den Zyklen der Natur in Einklang bringst. Die Fähigkeit, sich zu verändern und sich einer jeden Situation anzupassen, macht den Menschen zu einer besonders starken Spezies.

Das Kapitel über die »Grundlagen« hat das chinesische Modell von Gesundheit und Krankheit umrissen, in dem die Harmonie zwischen *Yin* und *Yang,* zwischen der inneren und der äußeren Welt, den zentralen Gedanken bildet. Das traditionelle chinesische System ist von bestechender Einfachheit: Du kannst Gesundheit erlangen und bewahren, indem du darauf achtest, das Gleichgewicht zwischen den *Yin-* und *Yang-*Elementen in deinem Leben aufrechtzuerhalten, und dich den Veränderungen der Jahreszeiten anpaßt.

Das klassische Werk der chinesischen Medizin, das *Nei Ching,* berichtet, daß vor langer Zeit, als die Menschen nicht nach den Gesetzen der Natur lebten, sie der Krankheit anheimfielen und nur die Hälfte der dem Menschen nach chinesischer Auffassung zugemessenen hundert Jahre lebten – ähnlich, wie das heute bei den Menschen des Westens der Fall ist. Die westliche Schulmedizin greift zumeist erst an diesem Punkt ein, um diejenigen zu retten und zu heilen, die über ihre natürlichen Grenzen hinausgegangen sind. Diagnose und Behandlung wird in der westlichen Medizin ganz im Sinne des rationalen, linearen Aspekts der Existenz definiert, wobei die Rolle des empfindsamen Mitgefühls und des intuitiven Verstehens der tieferen geistigen, emotionalen und sozialen Probleme, die mit der Krankheit zusammenhängen, ignoriert wird. Das fernöstliche medizinische System, das die richtige Weise zu leben lehrt, und das westliche System, das auf Schwerkranke zugeschnitten ist, können zusammenarbeiten. Beide müssen in der Lage sein, Diagnosen zu stellen und Krankheitszustände zu behandeln, die menschliche Natur zu verstehen und die Menschen zu belehren, wie sie Krankheiten vorbeugen können. Wir müssen anfangen, uns gegenseitig mehr zu unterstützen und mit mehr Fürsorge miteinander umzugehen, und zwar schon bevor wir krank werden. Das Mitgefühl und die besondere Pflege, die Menschen entgegengebracht wird, wenn sie krank sind, und die damit einhergehende Befreiung von Schule oder Arbeit kann dagegen eine Unterstützung der Krankheit bedeuten. Wir wollen hoffen, daß unsere Kultur bald mehr Geld für eine Ausbildung in prophylaktischer Selbsthilfe und für eine tiefergehende Erforschung der gesundheitsfördernden Gewohnheiten und Lebensweisen aufwenden wird. Arbeiter könnten Gesundheitsurlaub von der Arbeit bekommen, Schüler für Spieltage von der Schule befreit werden; die Versicherungsgesellschaften könnten für Gesundheitskontrollen und vorbeugende Behandlungen wie Akupunktur und Massage bezahlen und Zuschüsse für Kurse zu Körpertraining und Streßabbau/Entspannung geben. Das ganze System könnte darauf hinarbeiten, die Menschen gesund zu erhalten, anstatt sie mit wesentlich größerem Aufwand zu heilen, wenn Krankheiten sich bemerkbar machen. Viele Verfechter der Gesundheitsvorsorge wissen das und wenden sich mehr und mehr der Aufgabe zu, möglichst viele Patienten dazu zu erziehen, die Verantwortung für ihre Gesundheit selbst zu übernehmen.

Was ist es, ohne das niemand leben kann und von dem jeder von uns mehr haben möchte? Es ist *Energie,* körperliche und geistige. Wir investieren Zeit, Geld und sogar Energie selbst, um sie zu bekommen. Deine Lebenskraft *(Ch'i* oder *Prana)* hängt ab vom Sonnenlicht, von sauberer Luft, reinem Wasser, guter Nahrung und erholsamem Schlaf. Die höchste Lebenskraft erhältst du aus der unverschmutzten Natur – also bleibe in deiner Ernährung so nah wie möglich an reinen Naturprodukten. Weniger Quantität von guter Qualität hilft dir mehr, als wenn du dich mit einer Menge minderwertiger Nahrungsmittel vollstopfst. Nahrungsmittel sind Brennstoffe, die den Körper heizen, und ihre Aufnahme muß mit deiner Aktivität und der Hitze oder Kälte einer jeden Jahreszeit in ausgewogenem Verhältnis stehen. Ich habe nicht das Gefühl, daß tierische Nahrungsmittel ebenso gut für unsere Gesundheit sind wie die Vielfalt vegetarischer Erzeugnisse, aber diese Entscheidung liegt im Ermessen und der Weisheit jedes einzelnen Individuums. Zuviel essen oder essen unter Streß beeinträchtigt deine vitale Energie ebensosehr, wie wenn du minderwertige Nahrungsmittel ißt. Nimmst du leichte, bekömmliche Nahrungsmittel zu dir, die zudem mit Liebe in einer angenehmen Atmosphäre zubereitet wurden, so bist du voll und ganz versorgt.

Deine Lebenskraft muß durch Arbeit, Bewegung und durch ungehinderte Äußerung deiner Emotionen im Fluß gehalten werden. Regelmäßige körperliche Bewegung ist besonders wichtig, da viele von uns nicht mehr mit körperlicher Arbeit ihren Lebensunterhalt verdienen. Jede Jahreszeit hat eine bestimmte Art von körperlicher Bewegung, die ihr am meisten entspricht; aber immer ist es nötig, den Körper kurzfristig bis an seine Grenzen zu bringen. Unsere Persönlichkeit kommt in der Wahl unseres Bewegungsprogramms zum Ausdruck, und dieses wiederum beeinflußt die Art und Weise, wie wir leben. Zum Beispiel wird das Bedürfnis, Aggression und Kraft zum Ausdruck zu bringen, und das Verlangen nach der Befriedi-

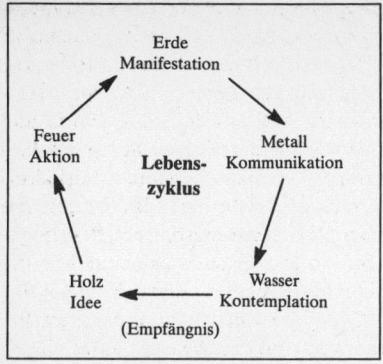

gung, in einem Team aufzugehen, dich zur Wahl einer aktiven, auf Wettkampf ausgerichteten Sportart wie Fußball oder Hockey veranlassen. Innere Kraft, Unabhängigkeit und Vitalität werden durch wettkämpferische Sportarten wie Leichtathletik, Bodenturnen, Eislauf oder Skilaufen zum Ausdruck gebracht. Eine Haltung des Nichtwettkämpfens, Entspannung, Flexibilität und innerer Friede entwickeln sich durch die Praxis von Yoga, T'ai Chi oder Tanz. Ein Ausgleich von der Art eines körperlichen Bewegungsprogramms, das deine Bedürfnisse und deine Persönlichkeit zu ihrem Recht kommen läßt, trägt ebenso wie eine gute Ernährungsweise dazu bei, dem zu entsprechen, was dein Körper braucht.

Kräuter können dir zur Aufrechterhaltung deiner Gesundheit und als nützliche Hausmittel dienen. Kräuter sind die Grundlage der traditionellen Volksmedizin; sie haben in ihrer natürlichen Form weniger Nebenwirkungen als die chemischen Heilmittel, wenn sie richtig angewendet werden. Kräuter zu ziehen und zu sammeln und Kräutertees, -öle und -salben und andere Heilmittel herzustellen, wird deshalb heutzutage wieder gebräuchlicher. Wenn du einen eigenen Kräutergarten anlegen willst, mußt du die Zyklen der Pflanzen und die Veränderungen, die jede Jahreszeit mit sich bringt, kennen. Das *Nei Ching* sagt: »Pflanzen und Pflegen sind im Einklang mit dem Frühling, Wachstum und Kultivierung sind im Einklang mit dem Sommer, das Einbringen der Ernte ist im Einklang mit dem Herbst, und das Speichern der Erträge ist im Einklang mit dem Winter. Wenn die Menschen es gewohnheitsmäßig mißachten, diese Regeln zu befolgen, wird das Werk des Himmels und der vier Jahreszeiten behindert.«

Worin liegt das Wesen des Heilens?

In den vergangenen sieben Jahren kreiste mein Denken hauptsächlich um die Frage: »Worin liegt das Wesen des Heilens?« Ich empfinde eine tiefe Dankbarkeit dafür, daß ich die Chance erhielt, ein neues Verständnis entwickeln zu können. Mein eigener Prozeß des Wachstums und der Heilung fand in diesem Buch seinen Ausdruck. Ich hoffe, daß du meine Erfahrungen für dein eigenes Leben verwenden kannst und daß sie als Anstoß für dein Lernen und dein Wachstum von Nutzen sind.

Es gibt so viele verschiedene Heilsysteme, wie es Heiler und Kulturen gibt. Was bei einigen hilft, hilft bei anderen nicht. Und jede Kultur hat ihre eigenen traditionellen und alternativen Methoden. Selbst die Methoden einzelner Heiler aus einer Kultur unterscheiden sich voneinander. Während der eine Heiler mit einem bestimmten System große Erfolge hat, funktioniert es bei einem anderen nicht. Wie kann das sein? Wodurch kommt eine Heilung zustande? Es gibt keine simple Antwort darauf, doch glaube ich, daß der *Austausch der Energie* zwischen Heiler und Patient der Schlüssel zum Wunder der Heilung ist.

Man hat das Heilen immer als eine Kunst betrachtet, als einen seinem Wesen nach intuitiven Vorgang. Der Heiler muß an das glauben, was er tut. Große Heiler hatten in allen medizinischen Disziplinen bemerkenswerte Erfolge, ob es sich um westliche Medizin, Kräuterkunde, Naturheilkunde, Homöopathie oder Akupunktur handelte. Je offener und bereiter für die Heilung der Patient ist, desto größer ist im allgemeinen der Erfolg. Der Glaube an die angewandte Methode und das Vertrauen des Kranken in den Heiler sind von entscheidender Bedeutung. Eine tiefere Empfänglichkeit für die körperliche, mentale, emotionale und vor allem seelische Existenz des Patienten scheint den erfolgreichen Heiler eher auszumachen, als eine simple Kenntnis einer bestimmten Behandlungsweise für ein bestimmtes Problem. Wenn der Heiler die dem Patienten innewohnende Heilkraft ansprechen kann, wird mit größerer Wahrscheinlichkeit eine Besserung stattfinden. Der Körper muß sich selbst heilen, sogar in der zuhöchst technologischen modernen Medizin.

Das Kontinuum von Krankheit und Gesundheit ist eine Manifestation des Kontinuums von Verwirrung und Klarheit, und der Weg von der Krankheit zur Gesundheit ist ein Weg des inneren Wachstums und der Veränderung. Oft sind es Schmerzen oder eine Krankheit, die dich durch das Tor der Erkenntnis führen und dich in Einklang mit deinem inneren Selbst bringen. Es ist von größter Bedeutung für die Wiederherstellung deines Wohlbefindens, daß du dich der Gewohnheit, Spannungen mit dir herumzutragen, bewußt wirst, und daß du lernst, dich in schöpferischer Weise selbst zum Ausdruck zu bringen.

Die verschiedenen Systeme der westlichen Medizin, der chinesischen Medizin, der Naturheilkunde und der Homöopathie erhellen jedes zu einem Teil die Wirklichkeit dessen, was Krankheit oder Gesundheit bedeuten, sowie die Natur des Heilungsprozesses. Die westliche Medizin ist hauptsächlich auf Diagnose und Behandlung von Krankheiten ausgerichtet, befaßt sich jedoch in zunehmendem Maße auch damit, in welcher Weise bestimmte Lebensweisen Krankheiten verursachen. Unsere Schulmediziner sagen den Leuten schon seit Jahren, daß sie gesünder wären, würden sie das Rauchen aufgeben, weniger Alkohol trinken, weniger Salz und Zucker essen, ihr Gewicht herabsetzen, mäßige Mengen ausgeglichener Nahrung zu sich nehmen, sich mehr bewegen, extreme klimatische Bedingungen meiden und lernen, besser mit Streß umzugehen. Würden die Menschen und ihre Ärzte diese und viele andere Regeln des gesunden Menschenverstands befolgen, so würde damit vielen Krankheiten vorgebeugt.

Die Chinesen sagen uns, daß es eine Energie gibt, die durch den Körper kreist und die man im Fluß und im Gleichgewicht halten sollte, um gesund zu bleiben. Zu Krankheiten kommt es, wenn der Fluß der Energie entweder stagniert oder zu sehr *yin* oder *yang* wird und damit eine Unausgeglichenheit der Fünf Elemente bewirkt. Die Ursachen von Krankheiten werden als innere Teufel (Emotionen) und äußere Teufel (klimatische Bedingungen) beschrieben. Dazu kommen noch andere Krankheitsursachen wie Streß, übermäßige Nahrungsaufnahme, exzessive sexuelle Aktivität und Überanstrengung und äußere Ursachen wie Unfälle, Umweltverschmutzung, Gifte und Mikroorganismen. Extreme klimatische Bedingungen und Emotionen schwächen uns, wenn wir uns nicht dagegen schützen. Jegliches extreme Wetter beeinträchtigt bestimmte Organe und kann unmittelbar Krankheit verursachen.

Wind kann die Leber (Holz) verletzen
Hitze kann das Herz (Feuer) verletzen
Trockenheit kann die Milz (Erde) verletzen
Feuchtigkeit kann die Lungen (Metall) verletzen
Kälte kann die Nieren (Wasser) verletzen

In derselben Weise können auch Emotionen, wenn sie außer Kontrolle geraten oder tief innen gestaut werden, Krankheiten verursachen.

Ärger kann die Leber verletzen
Extreme Freude oder Trauer können das Herz verletzen
Besessenheit/Mitleid können die Milz verletzen
Sorge/Kummer können die Lungen verletzen
Angst kann die Nieren verletzen

Die Chinesen sagen, daß *Yang*-Menschen zu *Yang*-Krankheiten neigen. Diese Krankheiten sind heiß, wie Fieber, liegen mehr an der Oberfläche des Körpers und sind aktiv, das heißt, sie verändern sich schnell. Oft sind sie mit Schmerzen oder Spannungen verbunden. Einige Beispiele für *Yang*-Probleme sind entzündliche Erkrankungen wie Furunkel, ein rauher Hals mit Fieber, Muskelschmerzen oder Erkrankungen wie Bluthochdruck. Menschen mit zu viel *Yin* neigen zu *Yin*-Krankheiten, und das sind im allgemeinen Erkrankungen der tieferen Organe oder der Knochen, deren geschwächte Funktionen schwerer zu behandeln sind. Sie dauern länger und sind von verminderter Energie begleitet. Beispiele sind Tuberkulose, Hepatitis und Herzgefäßerkrankungen. *Yang*-Krankheiten pflegen eher in den *Yang*-Jahreszeiten aufzutreten, also im Frühling und im Sommer, während *Yin*-Probleme in den *Yin*-Zeiten Herbst und Winter häufiger sind.

Die traditionelle chinesische Therapie korrigiert die Unausgeglichenheit der Energie mit Akupunktur und Kräutern. Die Akupunktur bringt durch die Behandlung bestimmter Meridianpunkte den Fluß der Energie wieder in Gang. Durch die Puls-Diagnose der zwölf Energie-Meridiane an den Arterien der Handgelenke (sechs Positionen, drei an der Oberfläche und drei tieferliegende an jeder Arterie) stellt der Akupunkteur die Unausgeglichenheiten fest und überprüft die Wirkung der Behandlung. Kräuter können in ähnlicher Weise bestimmte Organe und Systeme kräftigen und entspannen. Es kann oft einige Zeit brauchen, bis Akupunktur oder Kräuter eine Wirkung zeigen, da es ja oft auch Monate oder Jahre gedauert hat, bis die Unausgeglichenheit sich als Krankheit manifestiert hat. Das *Nei Ching* beschreibt, wie Gesundheit und Langlebigkeit durch die Harmonie mit *Yin* (Erde), *Yang* (Himmel) und den Jahreszeiten beeinflußt werden:

»Der Mensch zieht das Leben aus der Erde, aber sein Geschick ist vom Himmel abhängig. Himmel und Erde vereinigen sich, um dem Menschen lebenspendende Kraft zu schenken, wie auch, um ihm sein Schicksal aufzuerlegen.

Der Mensch hat die Fähigkeit, sich den vier Jahreszeiten anzupassen. Himmel und Erde wirken als Vater und Mutter. Wer um die (Bedürfnisse) aller menschlichen Wesen weiß, wird Sohn des Himmels genannt.

Für den Himmel existieren *Yin* (das weibliche Element, die Dunkelheit) und *Yang* (das männliche Element, das Licht); für den Menschen gibt es die zwölf Unterteilungen der Zeit (äußerlich die zwölf Monate und innerlich die zwölf Paare der Energiekanäle). Der Himmel hat Kälte und Wärme; der Mensch hat (das Abstrakte und das Konkrete) das Leere und das Feste.

Man kann als unabänderliche Maßstäbe betrachten: Himmel und Erde; die Wandlungen von *Yin* und *Yang;* die Verläßlichkeit der vier Jahreszeiten; das Wissen um die Methode der zwölf Unterteilungen der Zeit. Nicht einmal kaiserliche Weisheit kann diese ausbeuten oder sie unterdrücken.«

In dem Buch *Rays of the Dawn* von Thurman Fleet werden die vier naturheilkundlichen Gesetze der Harmonie von Körper, Geist und Seele erläutert. Das erste Gesetz ist das *Gesetz der Ernährung*. Es empfiehlt eine Kombination eines Löwenanteils von reinigenden Früchten und Gemüsen mit geringeren Mengen aufbauender Nahrungsmittel wie Getreide, Samenkörner, Hülsenfrüchte, Nüsse, Milchprodukte und Fleisch sowie einer geringeren Menge Gleitmittel (Öl und Butter). Alle stopfenden Nahrungsmittel (Süßigkeiten und Stärke) sollte man dagegen meiden. Das zweite ist das *Gesetz der Bewegung*. »Körperliche Bewegung ist die einzige verteilende Kraft des Körpers. Bewege jeden Tag jedes bewegliche Gelenk auf jede mögliche Weise, bis du Müdigkeit verspürst. Wenn in einem Gelenk Schmerzen auftreten, so halte in der Bewegung ein, und er (der Schmerz) wird wieder vergehen.« Dehnst du dich täglich bis zu diesem Schmerzpunkt, dann werden die Schmerzen bald verschwinden, und die Gelenke werden beweglich und frei.

Das *Gesetz der Erholung* nennt Ruhe, Muße und Schlaf als wichtigen Ausgleich für Aktivität. Das vierte ist das *Gesetz der Hygiene*. »Innere und äußere Sauberkeit sind unerläßlich, um den Körper gesund, leistungsfähig und schön zu erhalten, und das gilt ebenso für die Gebiete des Geistes und der Seele.« Fleet bezieht sich auf die Sauberkeit unserer Kost und unserer Umgebung sowie auf ausreichendes Baden und gute Entleerung. Er meint, daß wir uns nur in einer Umgebung und in einem Körper, die sauber sind, zu höheren Ebenen der Existenz weiterentwickeln können. Diese vier Gesetze legen nahe, daß die altmodische Idee von Balance und Maßhalten in allen Dingen der Schlüssel zu unserem Wohlergehen ist.

Die Homöopathie, ein traditionelles medizinisches System, wurde von Dr. med. Samuel Hahnemann begründet und stützt sich auf vier wichtige Muster des Heilprozesses, bekannt als »Gesetz der Heilung«. Im Verlauf des Heilungsprozesses im Geist/Körper verändern sich die Symptome demnach in einer festgelegten Reihenfolge:

Sie bewegen sich:

1. vom Zentrum des Körpers zu seiner Oberfläche; 2. von der Spitze des Körpers zu seiner Basis; 3. von wichtigeren Organen zu den weniger wichtigen (zum Beispiel von den Nieren zur Blase zur Harnröhre); 4. Die Symptome treten wieder auf oder verschwinden in der umgekehrten Reihenfolge ihres Auftretens im Entwicklungsverlauf der Krankheit.

Du kannst diese Gesetze an dir selbst erfahren, wenn du deinen eigenen Heilungsprozeß beobachtest. Atme mit tiefem Bauchatem und entspanne dich – und dann sieh zu, was in dir geschieht, spüre nach, was du zu deiner Behandlung/Heilung sonst noch brauchst. Ein flacher Atem hat die Wirkung, deinen Geist von deinen Gefühlen oder Schmerzen zu isolieren; allein schon ein paar tiefe Atemzüge ermöglichen es, daß Frustration, Spannungen und Emotionen an die Oberfläche kommen. Danach wirst du dich besser fühlen, entspannter sein und einen klareren Körper und Geist haben.

Es ist nicht leicht, ein Arzt zu sein. Krankheit ist oft quälend und furchterregend, und der Arzt/Heiler muß dem Patienten Erleichterung verschaffen und ihn emotional stützen. Diagnose und Behandlung sind nicht genug; es bedarf ebenso auch einer liebevollen Zuwendung und Erziehung. Aber es liegt in der Verantwortung des Patienten, mit der Behandlung mitzugehen und sich ein neues Verständnis für Vorbeugung im täglichen Leben zu eigen zu machen. Ärzte haben oft nicht die Zeit, alles zu erklären oder Beruhigung und Trost im benötigten Umfang zu spenden, und die Patienten wollen oft gar nicht so genau Bescheid wissen, oder, was noch wichtiger ist, sie wollen keine aktive Rolle im Heilungsprozeß übernehmen. Doch dein Glück und deine Gesundheit kommen nicht von irgend jemandem außerhalb deiner selbst; du bist dein eigener bester Arzt. Krankheit bedeutet oft einen Wendepunkt im Leben und im Wachstum eines Menschen, der im allgemeinen positiv ist.

Edward Bach, ein englischer Heiler und Erfinder der Bach-Blumenheilmittel, ist der Ansicht, daß Krankheit eine Störung der Geist-Körper-Harmonie ist. In seinem Buch *Blumen, die durch die Seele heilen** wird die Krankheit als Gelegenheit zu innerem Wachstum beschrieben:

»Es soll festgestellt werden, daß Krankheit, obwohl sie scheinbar so grausam ist, an sich wohltätig und zu unserem Besten ist, und sie kann uns, richtig verstanden, zu unseren wesentlichen Fehlern führen. Wenn richtig behandelt, wird Krankheit die Ursache der Aufhebung jener Fehler sein und uns besser und größer als zuvor verlassen. Leiden ist ein Korrektiv, um eine Lektion aufzuzeigen, die wir bislang versäumt haben zu begreifen, und es kann so lange nicht ausgerottet werden, bis diese Lektion gelernt wird. Man soll auch wissen, daß in jenen, welche die Bedeutung von warnenden Anzeichen verstehen und in der Lage sind, sie zu deuten, Krankheit vor ihrem Auftreten verhindert werden oder in ihren frühen Stadien erfolgreich bekämpft werden kann, wenn die geeigneten, verbessernden, spirituellen und mentalen Bemühungen unternommen werden. In keinem Fall muß ein Mensch verzweifeln, denn die Tatsache, daß dem Individuum noch physisches Leben zugestanden wird, zeigt an, daß die Seele, welche das Individuum führt, nicht ohne Hoffnung ist.«

Die Harmonie zwischen Geist und Materie ist von grundlegender Wichtigkeit, um einen Heilungsprozeß zu ermöglichen, der uns selbst, unsere Familie und vielleicht die ganze Erde beeinflußt. Unsere Epoche, unser Leben, unser Planet bedürfen gewiß einer Reinigung und Verfeinerung wie auch eines neuen Gleichgewichts zwischen Erde und Himmel (Geist). Als einzelne Individuen können wir zu dieser Reinigung auf körperlicher Ebene beitragen, indem wir unsere eigene Aufnahme von Chemikalien und anderen Toxinen, von synthetischen Nahrungsmitteln und von großen Mengen von Fleisch, Eiern und Milchprodukten einschränken und diese durch eine leichtere, natürlichere Kost mit viel entschlackenden Früchten und Gemüsen, Vollgetreide, Nüssen, Hülsenfrüchten, Samenkörnern und Keimen ersetzen und möglichst unverschmutztes Wasser trinken. Und unser Geist erholt sich nicht minder, wenn wir uns draußen in der freien Natur aufhalten, wann immer es möglich ist.

Ein ununterbrochener Prozeß der Reinigung, des Aufbaus und der Kreativität gibt uns Klarheit und Kraft, so daß wir alles aus dem Weg räumen können, was uns daran hindert, uns selbst zu verwirklichen, uns unseres wahren Selbst bewußt zu werden. Das bedeutet, daß wir gewahr werden, *wer wir sind und was wir hier zu tun haben* und daß wir es *dann auch tun*. Es gibt nichts anderes – nur *hier und jetzt*.

Also, *worin liegt das Wesen des Heilens?*

Wahrheit
  Vertrauen
    Kommunikation
      Verständnis
        Liebe
          all das ist wichtig!

Veränderung ist die Essenz des Heilens.

---

* Edward Bach: *Blumen, die durch die Seele heilen,* Hugendubel, München [3]1982.

Anhang I:

Dein eigenes Gesundheitszeugnis

Überprüfe jeden Punkt der folgenden Liste und beurteile dich selbst. Die Note bringt dein Gefühl der Befriedigung oder der Unzufriedenheit über deine Situation hinsichtlich des genannten Gegenstands zum Ausdruck.

Beispiel für eine Notenskala:

Breites Lächeln (1)		wirklich glücklich
sanftes Lächeln (2)		zufrieden
unbewegte Lippen (3)		okay; nicht gut, nicht schlecht
gesenkte Mundwinkel (4)		unzufrieden; könnte besser sein
schlimmer Zustand (5)		es bringt mich um

Vielleicht magst du deine eigene Notenskala aufstellen. Nimm den auf die Liste folgenden Schlüssel zu Hilfe, in dem zu jedem Punkt der Liste einige Erklärungen gegeben werden. Viel Spaß!

Gegenstand	Note	Gegenstand	Note
allgemeine Ernährung	_____	allgemeine Sauberkeit	_____
Ernährungs-Bewußtheit	_____	Erscheinung	_____
Eßlaune	_____	Haut, Haar, Nägel	_____
Eßgewohnheiten	_____	Zähne	_____
Willenskraft	_____	Darm	_____
natürliche Nahrung	_____	Zyklen	_____
tierische Nahrung	_____	körperlich	_____
behandelte Nahrung	_____	mental	_____
Chemikalien	_____	emotional	_____
allgemeine Aktivität	_____	Menstruation	_____
allgemeines Energieniveau	_____	allgemeine Gesundheit	_____
Zufuhr/Ausgabe-Balance	_____	Einstellung	_____
tägliche Bewegung	_____	Verbesserung der Gesundheit	_____
Disziplin	_____	Wunsch nach Verbesserung der Gesundheit	_____
Atmung	_____	Gesundheitswissen	_____
Ruhe	_____		
Fähigkeit zur Entspannung	_____		
Qualität des Schlafes	_____		
Träume	_____		

Schlüssel zum Zeugnis

allgemeine Ernährung: Wie denkst du über deine allgemeine Ernährung und deine Eßgewohnheiten?

Ernährungs-Bewußtheit: Was führst du deinem Körper zu? Nimmst du die besten Nahrungsmittel, die du bekommen kannst? Ohne Chemikalien und Zusätze? Nimmst du dir genügend Zeit zur Zubereitung deiner Nahrung und zum Essen, oder ist das etwas, was du »schnell mal nebenbei« erledigst?

Eßlaune: Ißt du in einer angenehmen Atmosphäre? Entspannst du dich vor dem Essen? Ißt du, wenn du aufgeregt bist?

Eßgewohnheiten: Kaust du deine Nahrung gut? Atmest du gut beim Essen? Ißt du zuviel oder ißt du vor dem Schlafengehen?

Willenskraft: Hast du die Kontrolle über das Essen, oder hat das Essen die Kontrolle über dich?

natürliche Nahrung: Hast du das Gefühl, daß du genügend frische Nahrungsmittel, zum Beispiel Früchte und Gemüse, ißt? Machen diese und andere in der Natur gewachsene Nahrungsmittel, das heißt auch Nüsse, Hülsenfrüchte, Samenkörner und Vollgetreide, den Hauptanteil deiner Kost aus?

tierische Nahrung: Ißt du viel tierische Produkte? Bekommen sie dir gut?

behandelte Nahrung: Ißt du abgepackte Schnellgerichte?

Chemikalien: Ißt du Nahrungsmittel, die mit Substanzen konserviert wurden, die in der Natur und im Körper nicht natürlich vorkommen?

allgemeine Aktivität: Meinst du aktiv genug zu sein?

allgemeines Energieniveau: Bist du glücklich mit der dir täglich zur Verfügung stehenden Energiemenge?

Zufuhr/Ausgabe-Balance: Gibst du so viel Energie aus, wie du dir Brennstoff zuführst? Wie sieht es mit deiner Leistungsfähigkeit aus?

tägliche Bewegung: Ja? Nein? Fühlst du dich wohl dabei?

Disziplin: Kannst du ein Bewegungsprogramm konsequent beibehalten?

Atmung: Atmest du tief?

Ruhe: Hast du genügend Ruhe, um dich in gutem Zustand zu halten und dich wohl zu fühlen?

Fähigkeit zur Entspannung: Kannst du dich auf Wunsch entspannen? Macht der tägliche Streß dir sehr zu schaffen?

Qualität des Schlafes: Schläfst du tief und fest? Fällt es dir leicht, einzuschlafen? Bist du beim Aufwachen gut ausgeruht?

Träume: Ist dir oft bewußt, daß und was du geträumt hast? Bemühst du dich darum, dich an deine Träume zu erinnern und sie aufzuschreiben? Versuchst du, aus deinen Träumen zu lernen?

allgemeine Sauberkeit: Hältst du deine Umgebung und deinen Körper sauber? Wäre ein bißchen Sauberkeit mehr wünschenswert?

Erscheinung: Bist du glücklich damit, wie du dich der Welt präsentierst?

Haut, Haar, Nägel: Bürstest und säuberst du sie regelmäßig?

Zähne: Putzt du dir die Zähne nach dem Essen? Täglich? Selten?

Darm: Entleert sich dein Darm leicht und regelmäßig? Fühlst du dich oft gestaut oder leidest du an Verstopfung?

Zyklen: Nimmst du die Zyklen wahr, die du hast? Bemerkst du, daß du bei bestimmten Aktivitäten manchmal »voll dabei« und manchmal »ganz daneben« bist? Hast du öfters Unfälle?

körperlich: Bist du dir eines körperlichen Energiezyklus bewußt? Wie verändert sich deine Energie am Tag, im Monat, im Jahr? Bist du fähig, dich nach innen zu wenden und zu ruhen, wenn es nötig ist, oder setzt du dem eher Widerstand entgegen und wirst krank?

mental: Nimmst du die Veränderungen in deiner Wachheit und Denkfähigkeit wahr? Nutzt du diese Wachheit aus?

emotional: Nimmst du Gefühlsveränderungen wahr, die »Hochs« und »Tiefs«? Hast du Zeiten schlechter Laune oder anderer spezifischer Gefühlsfärbung? Kannst du dich, wenn nötig, durch den Einsatz deines Willens zügeln und anpassen? Hast du das Gefühl von Einsamkeit?

Menstruation: Ist deine Periode regelmäßig und angenehm?

allgemeine Gesundheit: Wie beurteilst du deinen allgemeinen Gesundheitszustand?

Einstellung: Bist du glücklich über deinen Gesundheitszustand? Über dich selbst, dein Leben? Verbringst du viel Zeit allein? Langweilst du dich leicht?

Verbesserung der Gesundheit: Hat sich deine Gesundheit im Verlauf des letzten Jahres gebessert?

Wunsch nach Verbesserung der Gesundheit: Bist du bereit, an der Verbesserung zu arbeiten?

Gesundheitswissen: Hast du genügend Wissen, um in Einklang mit deiner Umgebung leben und wachsen zu können, das heißt, deine Gesundheit zu verbessern?

Hast du das Punktesystem zur Benotung verwendet, wird dich die folgende Skala interessieren:

Summe	Zustand
35–55	Bemerkenswerte Gesundheitsgewohnheiten!
55–80	Gute Pflege; dabei solltest du gesund bleiben.
80–100	Durchschnitt; gib dir etwas mehr Mühe!
110–135	Schlechte Gewohnheiten; wenn das mal gutgeht...
mehr als 135	O weh! Fühlst du dich *wirklich* wohl dabei?

Fragebogen zur
persönlichen Gesundheitsgeschichte

(Wenn du den folgenden Fragebogen ausfüllst, so gibt er einen recht ausführlichen Überblick über deine Gesundheitsgeschichte. Solltest du wegen einer Erkrankung oder einfach, weil du dich nicht wohl fühlst, einen Arzt oder einen Heilpraktiker aufsuchen, können ihm die hier festgehaltenen Daten wichtige Hinweise zur Beurteilung deiner Situation geben.)

I. Allgemeine Information   Datum _____

Name _____   Tel. _____

Adresse _____   Geburtsdatum _____

Wohnort _____   Geburtsort _____

Beruf/Beschäftigung _____

Gestillt oder mit Flasche ernährt? Haus- oder Krankenhausgeburt? (Zutreffendes unterstreichen)

Ungefähres Datum der letzten ärztlichen Untersuchung _____

Bist du zur Zeit in ärztlicher Behandlung? _____ Bei wem? _____

Weshalb? _____

Nimmst du zur Zeit Medikamente? Welche?

Rezeptpflichtige: _____

Nichtrezeptpflichtige: _____

Bist du bei irgendeinem anderen Heiler und/oder Therapeuten in Behandlung? Bei wem und/oder welche Therapie? _____

_____

Wie lange schon? _____

II. Orientierung

Was ist dein Hauptanliegen? _____

Welche Ziele hast du für deine Gesundheit/dein Leben? _____

_____

Notiere irgendwelche weiteren momentanen Symptome oder Probleme: _____

_____

_____

Welche drei Faktoren in deinem Leben erscheinen dir als die wichtigsten für deine tägliche Gesundheit? _____

_____

_____

III. Überblick über Systeme/Symptome

Mache ein Kreuz bei dem Problem, das du gelegentlich hast oder in den vergangenen Jahren gelegentlich einmal hattest; zwei Kreuze, wenn das Problem häufig auftritt oder auftrat; drei Kreuze, wenn es ein chronisches Problem ist.

_____ Gewichtsab-
nahme oder

_____ -zunahme

_____ Mattigkeit

_____ Verwirrung

_____ Nervosität

_____ Muskelspannun-
gen

_____ Muskelkrämpfe

_____ kalte Hände
oder Füße

_____ Jucken

_____ Hautausschlag

_____ Furunkel

_____ zu viel Schleim

_____ Entzündungen
im Mund

_____ Zungen-
beschwerden

_____ belegte Zunge

_____ schlechter Atem

_____ Halsentzündun-
gen

_____ Zahn- oder
Zahnfleischpro-
bleme

_____ Nackenschmer-
zen

_____ Husten

_____ Brennen beim
Wasserlassen

_____ Blasen- oder
Niereninfekt

_____ Bettnässen

_____ Blut im Urin

_____ Rückenschmer-
zen

_____ Schwellungen
der Beine

_____ Knochen- oder
Gelenkschmer-
zen

_____ Kopfschmerzen

_____ Fieber

_____ Alpträume

_____ Schwindelgefühle

_____ Ohnmachtsanfälle

_____ Klingeln in den Ohren

_____ Ohrenschmerzen

_____ Sehstörungen

_____ Augenreizungen

_____ verstopfte Nase

_____ Druck- in Stirn- und Nebenhöhlen

_____ Nasenbluten

_____ Schweres Atmen

_____ Kurzatmigkeit

_____ Bluthusten

_____ Herzstolpern

_____ Knoten oder Schmerzen in den Brüsten

_____ geringe Ausdauer

_____ Blähungen

_____ Bauchschmerzen

_____ Schlechte Verdauung

_____ Verstopfung

_____ Durchfall

_____ Hämorrhoiden

_____ Blasenprobleme

_____ Probleme mit Armen, Schultern oder Beinen

_____ Gelenkschwellungen

_____ leichte Blutergüsse

_____ unregelmäßiger Stuhlgang

_____ blutiger oder schwarzer Stuhl

_____ wieviel Entleerungen täglich?

_____ verstärktes sexuelles Verlangen

_____ vermindertes sexuelles Verlangen

_____ Geburtenkontrolle

_____ schnelles Altern

IV. Frauen

Datum der letzten Menstruationsperiode _____

Sind die Perioden regelmäßig? _____ Häufigkeit? _____

Wie viele Tage dauert der Menstruationsfluß? _____

Schmerzhafte Periode, besondere Symptome? _____

Wann war die letzte Brustuntersuchung? _____

Anzahl der Schwangerschaften _____ Geburten _____

Abtreibungen _____ Abgänge _____ anderes _____

Praktizierst du Schwangerschaftsverhütung? _____

In welcher Form? _____

Formen und Anzahl der praktizierten Jahre:

Antibabypille _____   Rhythmus-Methode _____

Intrauterinäre Spirale _____   Schleimmethode _____

Pessar _____   Astrologie _____

Chemische Spermizide _____   Präservative _____

Abstinenz _____

Kinder:

Name	**Geschlecht**	**Geburtsdatum**
_____	_____	_____
_____	_____	_____
_____	_____	_____

V. Krankengeschichte

Hast du Allergien? _____

Wenn ja, gegen welche Medikamente? _____

Gegen welche Nahrungsmittel? _____

Gegen welche Umweltfaktoren? _____

Nimmst du regelmäßig Medikamente _____ Verordnet oder frei? _____

Was und wie oft? _____
_____

Nimmst du regelmäßig Vitamin-, Mineral- oder Kräutermittel? _____

Bitte aufzählen: _____
_____

Hast du Operationen hinter dir? Welche und wann (Jahr)? _____
_____
_____

Schwere Verletzungen/Unfälle? Welcher Art? _____
_____

Welche der folgenden Krankheiten hast du gehabt? Notiere ungefähr das Jahr.

_____ Lungenentzün-
        dung

_____ Tuberkulose

_____ Hepatitis

_____ Asthma

_____ Diabetes

_____ Hypoglykämie

_____ Epilepsie

_____ Ekzeme

_____ Furunkel

_____ Nierensteine

_____ Drogenreaktion

_____ Schuppenflechte

_____ Nesselausschlag

_____ Bluthochdruck

_____ niedriger Blut-
        druck

_____ Herzerkrankun-
        gen

_____ Herzattacken

_____ Krebs

_____ Bluttransfusio-
        nen

_____ Migräne

_____ Geschwüre

_____ Anämie

_____ Arthritis

_____ Fettleibigkeit

_____ Nervenzusam-
        menbruch

_____ Gelbsucht

_____ Niereninfektion

_____ Parasiten

_____ rheumatisches
        Fieber

_____ Masern

_____ Mumps

_____ Windpocken

_____ Polio

_____ Keuchhusten

_____ Diphtherie

_____ Syphilis

_____ Gonorrhoe

VI. Familiengeschichte

Notiere Geburtstag und Gesundheitszustand deiner Familienmitglieder. Schreibe L/G, wenn sie am Leben und gesund sind. Notiere chronische Krankheiten; falls verstorben, schreibe V und den Grund.

Verwandtschaft	Geburtsdatum	Gesundheitszustand
Mutter	_____	_____
Vater	_____	_____
Schwestern	_____	_____
	_____	_____
Brüder	_____	_____
	_____	_____

Ist eine der folgenden Krankheiten in deiner Familie aufgetreten? Wer hat sie?

_____ Diabetes   _____ Krebs

_____ Bluthochdruck   _____ Epilepsie

_____ Herzerkrankung   _____ Geisteskrankheit

_____ Tuberkulose   _____ Schilddrüsenprobleme

_____ Asthma   _____ Fettleibigkeit

_____ Gicht   _____ Zwillinge (keine Krankheit)

VII. Ernährung und Bewegung

Hast du einen guten Appetit? _____

gute Eßgewohnheiten? _____

Was hältst du von den Nahrungsmitteln, die du ißt? _____

_____

Putzt du regelmäßig die Zähne? _____

Notiere den jeweiligen Prozentsatz der folgenden Nahrungsmittelkategorien in deiner Kost:

Früchte _____   Getreide _____   Milchprodukte _____

Gemüse _____   Nüsse, Hülsenfrüchte,   Fleisch _____
                                      Samenkerne _____

Wieviel Prozent davon ist roh? _____ gekocht? _____

Wieviel Prozent der Milchprodukte sind roh? _____ pasteurisiert? _____

Notiere den prozentualen Anteil der folgenden Fleischsorten:

Rind _____ Huhn _____ Fisch _____ anderes _____

Verwendest du Nahrungsmittel mit chemischen Zusätzen oder Konservierungsmitteln? _____

Welche? _____

Wieviel Prozent deiner Nahrung ißt du im Restaurant? _____

Wieviel Prozent bereitest du selbst zu? _____

Notiere die durchschnittliche Häufigkeit, mit der du die folgenden Substanzen konsumierst (zum Beispiel: 0 = nie; 2/w = zweimal wöchentlich; 3/t = dreimal täglich)

gebratene Speisen _____   Alkohol _____

weißer oder brauner Zucker _____   Bier _____ Wein _____

Nahrungsmittelzusätze (Chemikalien) ____ Branntwein _____

Kaffee _____   Drogen _____

Nikotin _____   welche? _____

Häufigkeit? _____

Hast du ein starkes Verlangen nach einer oder mehreren Geschmacksrichtungen? Süß, salzig, scharf, bitter, sauer, andere?

Hast du einen Garten? _____ Gemüse _____ Blumen _____

Liebst du körperliche Bewegung? _____ leichte? _____ anstrengende? _____

Wie oft trainierst du in der Woche? _____

Schwitzt du leicht? _____ Wie oft? _____

Notiere Bewegungsart und Häufigkeit

_____   _____

_____   _____

_____

Hast du Haustiere? Welche? _____

VIII. Allgemeine Fragen

Bist du fähig, deine Emotionen/Empfindungen zum Ausdruck zu bringen? __

_____

Ist eine der folgenden vorherrschend? _____

Ärger _____ Traurigkeit _____ Angst _____

Sympathie/Sorge _____ Übermäßige Freude _____

Depression _____ andere _____

Bist du zu emotional oder zu wenig emotional? _____

Was macht dich nervös? _____

_____

Gibt es in deinem Leben viel Streß? _____

Wenn ja, welcher Art? Zum Beispiel in Familie, Arbeit, Finanzen, Beziehungen usw. _____

_____

Schläfst du gut? _____

Wie viele Stunden pro Nacht? _____

Träumst du? _____ Wie oft? _____

Erinnerst du dich an Träume? _____

Lernst du daraus? _____

Bist du glücklich mit deinem allgemeinen Energieniveau? _____

Gibt es einen Tiefpunkt am Tag? Wann? _____

Hast du eine Lieblingszeit am Tag? _____

Hast du ein Lieblingsklima/Wetter? Welches? _____

_____

Gibt es ein Klima/Wetter, das du gar nicht magst? Welches? _____

_____

Welches ist deine Lieblingsfarbe? _____

Welche ist deine Lieblingsjahreszeit? _____

Welchen Schulabschluß hast du? _____

Welche Ausbildung? _____

Welcher Art war dein Militärdienst? _____

Mit wem lebst du zusammen? _____

Hast du sonstige Beziehungen, Freundschaften? _____

_____

Was hast du für eine Arbeit? _____

Welches sind deine Hobbies/Vergnügungen? ————————————

————————————————————————————————

————————————————————————————————

Welcher Art sind deine Laster? Wie oft? ————————————

————————————————————————————————

————————————————————————————————

Hast du jemals etwas »aufgegeben«? ————————————————

Was und wann? ————————————————————————

Für wie lange? ————————————————————————

Hast du jemals ein starkes Verlangen nach dem, was du aufgegeben hast? —

Wann? ————————————————————————————

Wie denkst du über dich selbst? ————————————————

————————————————————————————————

Über dein Leben? ————————————————————————

————————————————————————————————

Anhang II:

Gesundheit und Astrologie

Ich habe die Erfahrung gemacht, daß die Astrologie sich als nützlich für mein tägliches Leben wie auch für meine ärztliche Arbeit mit anderen erwiesen hat, vor allem, soweit sie Aufschlüsse über Charakter- und Persönlichkeitstypen, Psychologie und interpersonelle Beziehungen gibt. Die Beschäftigung mit der Astrologie regt unsere intuitive Wahrnehmungsfähigkeit an. Beobachten wir die Zyklen der Natur, so beobachten und spüren wir zugleich unsere eigenen Zyklen. Das Studium dieser Zyklen kann uns helfen, mehr über uns selbst zu erfahren und eine größere Harmonie in unserem Leben zu schaffen.

Die Astrologie gibt es schon so lange, und sie wird auch in unserer Gesellschaft noch immer so stark beachtet, daß wir annehmen können, daß sie einen gewissen Wert haben muß. Doch weder die Zeitungshoroskope noch die wissenschaftliche Verurteilung der Astrologie als finsterer Aberglaube lassen uns erkennen, wo ihr tatsächlicher Wert liegt.

Die Astrologie ist eine doppelgesichtige Wissenschaft. Die eine Seite hat mit objektiven astronomischen Daten zu tun, das heißt mit den regelmäßigen, zeitlich bestimmbaren Bewegungen der Planeten im Weltraum. Die Umdrehung der Erde führt zu Tag und Nacht, ihr Umlauf um die Sonne zu den Jahreszeiten und Jahren. Der Umlauf des Mondes um die Erde bestimmt die Monate. Die Zeit – im linearen, rationalen Sinn – basiert also auf diesem Aspekt der Astrologie.

Die andere Seite der Astrologie befaßt sich eher subjektiv und intuitiv mit den Wirkungen, die diese Zyklen der lunaren und planetarischen Bewegungen auf das Leben der Natur, der Tiere und der Menschen haben. Ebenso wie das System der traditionellen chinesischen Medizin Himmel und Erde mit dem Menschen und der Natur in Beziehung setzt, verbindet die astrologische Philosophie das tägliche individuelle Leben mit den Bewegungen im Universum. Wir alle sind in dieses »größere Ganze« miteinbezogen. Wenn sich aber die planetarischen Zyklen auf die Natur auswirken und die Natur wiederum uns beeinflußt, muß es auch eine Verbindung zwischen uns und den astrologischen Modellen geben.

Astrologie und Medizin waren in früheren Zeiten untrennbar miteinander verbunden. Hippokrates, der Vater der modernen Medizin, sagte, daß er stets beide zusammen anwandte.

Astrologisches Wissen war für ihn nötig, um genaue Diagnosen stellen zu können, und er behauptete sogar, jeder Arzt, der die Astrologie nicht miteinbeziehe, sei ein Narr. Krankheiten betrachtete man als Störungen der Harmonie zwischen dem physischen Körper und außerirdischen Einflüssen, die auf den natürlichen Gesetzen des Universums beruhten.

Auch Galen verband Astrologie und Medizin, und in *De Metodo Medicine* sagte er: »Der Stand der Gestirne, die Jahreszeit und die Region oder das Land sollten bei der Diagnose und Behandlung menschlicher Krankheiten in Betracht gezogen werden.« Carl Gustav Jung studierte, verwendete und schrieb über die Astrologie im Zusammenhang mit der Psychologie und der Erforschung der komplexen Funktionen des menschlichen Organismus. Er nannte die Astrologie eine intuitive Wissenschaft, »deren Postulate sich auf Jahrhunderte der Erfahrung stützen, die im kollektiven Unbewußten aufgezeichnet sind«. In *Psychologie und Alchemie* schreibt Dr. Jung: »Die Wissenschaft entdeckte in ihnen die bestimmenden Faktoren für das Unbewußte, die »Götter« wie auch die erstaunlichen psychologischen Eigenschaften des Tierkreises; eine vollständige projizierte Theorie des menschlichen Charakters.«

Astrologie und die chinesische Medizin

Es gibt viele Entsprechungen zwischen der Astrologie und der chinesischen Medizin. Sonne und Mond sind die beiden stärksten der die Erde beherrschenden Kräfte; sie repräsentieren das männlich-aktive und das weiblich-rezeptive Prinzip, das Bewußte und das Unbewußte, das Licht des Tages und das Dunkel der Nacht oder das *Yang*-(Sonne) und das *Yin*-(Mond) Prinzip.

Die Zahl 12 ist eine Schlüsselzahl, die eine Ganzheit repräsentiert. Zwölf Monate machen ein Jahr. Die 12 Zeichen des Tierkreises stellen einen vollständigen Kreislauf der Erfahrung dar. Die Chinesen zählen 12 Mondjahre; 12 Jahre, von denen ein jedes durch ein bestimmtes Tier repräsentiert wird – wie Hahn, Tiger, Schwein –, ergeben einen vollen Zyklus. Das chinesische Jahr beginnt wie das Jahr des Tierkreises mit der Geburt des Frühlings, der Zeit des Erwachens in der Natur. Der Widder (21. März bis 19. April) wird als das erste Zeichen des Tierkreises betrachtet.

Die vier Elemente der Astrologie sind Feuer, Erde, Luft und Wasser. Die Entsprechung zu den chinesischen Fünf Elementen ist leicht erkennbar. Die zwölf Zeichen des Tierkreises vom Widder bis zu den Fischen sind aufeinanderfolgend je mit Feuer, Erde, Luft und Wasser verbunden, so daß jedes Element drei astrologische Zeichen kennzeichnet. Eines davon wird als kardinal (einleitend), ein weiteres als fixiert (feststehend) und das letzte als veränderlich (sich anpassend) bezeichnet.

Nach dem chinesischen System erzeugt das Feuer die Erde, diese das Metall (Luft), dieses das Wasser, und das Wasser erzeugt Holz oder ermöglicht es den Pflanzen zu wachsen. Diese Elemente haben in beiden Systemen ähnliche Bedeutung. Das chinesische Feuerelement bezieht sich auf Aktivität, Wärme und Reifung, da es das Element mit dem meisten *Yang* ist. Es beherrscht die heiße Sommerzeit und die Organe Herz und Dünndarm. Die astrologischen Feuerzeichen werden alle als aktiv, männlich oder *yang* und von heißem, leidenschaftlichem Typus betrachtet. Im Widder verbinden sich mentale und physische Aktivität, da er den Kopf, das Gehirn und das Nervensystem beherrscht; der Löwe regiert über Herz, Wirbelsäule, motorische Nerven und hat mit dem Blutkreislauf, mit Elektrizität und Bewegung zu tun; der Schütze, ein weiteres warmes, soziales, aktives und positives *Yang*-Zeichen, beherrscht die Hüften.

Das chinesische Erdelement beherrscht den Spätsommer und die Übergangszeiten und im Körper den Magen, die Milz und die Verdauungsprozesse. Es entspricht der Materie, der Stabilität und der Fähigkeit zu Ausrichtung und Manifestation. Die Erdzeichen des Tierkreises werden als rezeptiv oder *yin* betrachtet und sind mit Form und Fühlen (sinnlicher Wahrnehmung) verbunden. Das astrologische Erdelement verleiht auch ein praktisch ausgerichtetes Wesen, Stabilität und ein Interesse für irdische Angelegenheiten. Der Stier, das erste Erdzeichen, beherrscht den Nacken und ist auf Materie und Besitz, Dauerhaftigkeit und Sicherheit ausgerichtet. Die Jungfrau sucht mehr geistige Stabilität; die Welt des Geistes wird analysiert und steht im Mittelpunkt der Aufmerksamkeit. Das Zeichen Jungfrau beherrscht den Darm und die Verdauung und Assimilation. Der Steinbock beherrscht Knie und Knochen, die festen und tragenden Körperstrukturen. Der Steinbock ist auf Geschäft und schwere Arbeit bezogen, vor allem mit irdischen Materialien wie Holz, Stein und Erde – wie etwa bei Hausbau und Gartenarbeit.

Das Luftelement hat mit dem Geist zu tun – mit Ideen, Wissen und Kommunikation. Es entspricht dem chinesischen Metallelement, das ähnliche Attribute hat: Geist, Denken und Kommunikation. Das Metallelement dominiert im Herbst, der Zeit von Schule, Arbeit und neuen Ideen; es beherrscht die Lungen und den Dickdarm im Körper. Gutes Atmen und Ausscheidung der Abfälle sind wichtig für klares Denken. Die drei Luftzeichen der Ideen, des Reisens und der Kommunikation sind Zwillinge, Waage und Wassermann. Das Zeichen Zwilling beherrscht die Lungen und alle Arten von Kommunikation und Ausbildung wie Schreiben, Musik und Malerei. Die Waage sucht geistige Balance und Kommunikation zwischen Menschen wie in Partnerschaften, in Verträgen und in allen Arten von Beziehung. Die Waage beherrscht die Nieren, ein Organ, das Wasser ausscheidet, und das chemische Gleichgewicht im Körper. Der Wassermann, voller Ideen und

Wissen, beherrscht die Fußknöchel und trägt das Wasser (Essenz) des Lebens.

Das chinesische Wasserelement – das am stärksten *Yin*-betonte Element – dominiert im Winter und ist mit Gefühlen, Fürsorge und Kontemplation verbunden, jenem Prozeß zwischen Kommunikation und Kreation. Das Wasserelement beherrscht die Nieren und die Blase, die das Wasser des Körpers überwachen und ausgleichen. Die drei Wasserzeichen werden als rezeptiv oder *yin* betrachtet, und sie werden von Gefühlen und Sinnen gelenkt. Der Krebs ist mit dem Aspekt der Fürsorge und Pflege verbunden und wird mit Heim, Mutterschaft und dem Ausdruck von Gefühlen assoziiert. Er beherrscht Brüste und Mutterschoß. Der Skorpion ist als ein Zeichen für tiefe Gefühle und für Begierde bekannt und beherrscht die Genitalien und die Sexualität. Fische, ein Wasserzeichen, das die Füße beherrscht, steht für Empfindsamkeit, körperlich wie geistig. Das Wasserelement beider Systeme und die drei astrologischen Wasserzeichen haben mit dem unbewußten Geist und der Welt des Traums zu tun.

Das Holzelement, das zusätzliche Element im chinesischen System der Fünf Elemente, liegt zwischen dem Wasserelement und dem Feuerelement. Es entspricht den Lebensformen, den Pflanzen und dem menschlichen Körper, welche für ihre Existenz die anderen vier Elemente benötigen: Feuer, die Sonne, welche Licht, Wärme und Wachstum gibt; Erde, den Boden, der trägt und Nahrung liefert; Luft für den Atem des Lebens; und Wasser für den Kreislauf der erforderlichen Stoffe. Nach der chinesischen Beschreibung des Holzelements verbindet es die Aspekte der anderen Elemente miteinander. Es verbindet die organisierenden, planenden und überwachenden Funktionen im Körper und im Leben und beinhaltet damit den Aspekt der Reflexion des Wasserelements, die von Ideen animierte Aktion und die Intuition des Feuerelements, die Fähigkeit des Erdelements zu Ausrichtung und Organisation und natürlich die Gaben des Denkens und der Kommunikation des Metall- oder Luftelements. Allgemein ausgedrückt gestalten und ermöglichen diese Elemente und ihre Wechselbeziehungen alle Veränderungen und alles Wachstum. Das Verständnis für die Bedeutung solcher Zyklen wie die Jahreszeiten, die chinesischen Fünf Elemente, die Astrologie und die Zyklen des Körpers können dir helfen, deine Gesundheit und Vitalität zu stärken, wenn du lernst, wissend damit umzugehen.

Geburtshoroskop

Zum Zeitpunkt unserer Geburt standen die Planeten in einer bestimmten Konstellation. Der Position eines jeden Planeten innerhalb des Tierkreises entsprechen bestimmte Eigenschaften, Einflüsse oder Möglichkeiten. Was sich daraus ablesen läßt, ist eine spezifische Struktur, eine Art Landkarte, die Hinweise auf unsere Persönlichkeit, unsere Zielsetzungen und Möglichkeiten enthält.

Die Horoskope, die uns in den täglichen Ausgaben der Zeitungen oder in den monatlichen Vorhersagen diverser Zeitschriften angeboten werden, basieren nur auf unserem Sonnenzeichen, das durch den Tag unserer Geburt gegeben wird. Die Sonnenzeichen-Astrologie ist brauchbar, aber begrenzt, da wir viele Seiten haben und alle Teile des Tierkreises repräsentieren. Wir verändern uns während des Jahres und während unseres Lebens ständig, und die Veränderungen beruhen auf den dominierenden Einflüssen und auf den Inhalten, auf die wir unsere Energien ausrichten. Der Mond hat eine starke Wirkung, vor allem auf Frauen, ebenso wie das aufsteigende Zeichen (Aszendent, das Zeichen, das zum Zeitpunkt der Geburt am Horizont erscheint) und die Position der Planeten. Der Mond beherrscht das Unbewußte und unsere Gefühlswelt, das aufsteigende Zeichen weist auf unsere Persönlichkeitsstruktur hin oder darauf, wie wir auf andere Menschen wirken. Jeder Planet hat bestimmte Eigenschaften und Einflüsse.

Das Geburtshoroskop ist in zwölf Sektionen, die *Häuser,* eingeteilt. Jedes Haus steht für 30° der 360° des gesamten Tierkreises und für 2 Stunden des Tages. Jedes Haus repräsentiert ein bestimmtes Zeichen, bestimmte Aspekte des individuellen Lebens, ein Gefühl und bestimmte Teile des Körpers. Zum Beispiel entspricht das erste Haus des Tierkreises dem Widder, dem Kopf und dem Ichbewußtsein. Das sechste Haus der Jungfrau entspricht dem Dienen und der Gesundheit, dem Darm und der Funktion der Assimilation.

Die Bewegungen der Himmelskörper, ihr Verlauf und ihre Verbindung mit unserem Geburtshoroskop nennt man *Transite.* Die Winkel zwischen den Planeten in unserem Geburtshoroskop – oder die Winkel, die sich bei den Transiten ergeben – nennt man *Aspekte,* und diese entsprechen potentiellen Harmonie- oder Konfliktsituationen. Diese Winkel, wie 0° (Konjunktion), 60° (Trigon), 90° (Quadrat) und 180° (Opposition) stehen für Anziehung oder Abstoßung und damit für Verträglichkeit oder Unverträglichkeit. Wenn man das Geburtshoroskop eines Menschen liest (oder das *Solar,* die aktuelle Konstellation), muß man das Ganze überblicken, während man die einzelnen Teile und ihre Beziehung zueinander betrachtet.

Der astrologische Zyklus

Die zwölf Zeichen des Tierkreises stellen im wesentlichen die Ganzheit aller möglichen Erfahrungen im Universum dar. Kein Zeichen ist »besser« als ein anderes; sie sind alle nötig, um das Ganze zu bilden. Menschen mit starken Akzenten auf bestimmten Zeichen zeigen spezifische Eigenschaften, Einstellungen oder sogar Körpertypen. Die Sonne zum Beispiel repräsentiert unseren grundsätzlichen Lebenszweck und unser Potential. Ein kurzer Überblick über die Sonnenzeichen soll zeigen, wie sie im Gesamtzyklus zueinander in Beziehung stehen.

Der Widder ist das erste Zeichen und

bezeichnet den reinen Geist (Energie), der in den Körper eintritt und die Kraft des Frühlings bewirkt. Der Stier ist reine Substanz, welche die Energie vom Widder empfängt. Wie der Baumeister mit den Materialien der Erde arbeitet, erschafft der Stier Stabilität und Dauer. Der Zwilling gleicht Kraft und Objekt aus und erzeugt Bewegung; er ist mit Verstand und Intellekt, mit Reisen und Kommunikation verbunden. Krebs ist das persönlichkeitsgestaltende Zeichen, das der mentalen Welt des Zwillings die Emotionen hinzufügt. Der empfindsame Krebs, der universale Mutterschoß, ermöglicht die Geburt des individuellen Menschen (Löwe) aus seinen Wassern des Lebens und verbindet die vier primitiven Zeichen (Stier bis Krebs) mit den vier individuellen Zeichen (Löwe bis Skorpion).

Im Löwen wird der Geist der Schöpfung manifest, das Feuer der Sonne geht in die Materie ein. Der stolze Löwe, seines Ichs bewußt, will vor allem kreative Fähigkeiten zum Ausdruck bringen. Die Jungfrau, das Individuum Frau, ist das Medium für die kreative Selbstdarstellung. Die Kraft der Jungfrau ist Organisation und Unterscheidung; sie kümmert sich um die Details. Die Waage ist das Gleichgewicht zwischen dem Ideal des Männlichen und dem des Weiblichen, verbunden in der idealen Beziehung, in der Ehe von Geist und Materie. Die Waage sucht Harmonie durch Zusammenarbeit und Kompromiß. Der Skorpion, das zweite Wasserzeichen und eines der Zeichen emotionaler Kraft, bereitet die neue Manifestation vor. Da

er mit Tod und Wiedergeburt verbunden ist, stellt er den Übergang von den individuellen Zeichen zu den universellen (Schütze bis Fische) dar.

Der Schütze, der nach Erleuchtung strebt, ist das erste der auf universelle Werte ausgerichteten Zeichen; er sucht nach dem Sinn des Lebens durch aktive Erfahrung und die höheren Philosophien. Der Steinbock, tüchtig und methodisch, ist ein kreatives Erdzeichen, das mit dem praktischen Gebrauch der Materie zum Zweck der spirituellen Erhöhung der Menschheit zu tun hat. Der freundliche Wassermann ist das Luftzeichen der Ideen, des Wissens und der Freunde und versucht, die Beziehung zwischen dem Ich und dem Universum herzustellen. Das Zeichen Fische ist die Auflösung, die Aufhebung der Begrenzungen, das Ineinanderübergehen aller Formen. Das letzte Wasserzeichen ist die Verbindung zwischen dem Ende des einen und dem Beginn des nächsten Zyklus.

Biorhythmen

Die Zyklen in unserem Sonnensystem sind die Schlüssel zum Verständnis und zur Anwendung der Astrologie in unserem Leben. Diese Zyklen sind regelmäßig und folgerichtig und zeigen, wenn wir richtig hinschauen, dieselben Muster, wie sie auf der Erde und in jedem von uns existieren. Unsere regelmäßigen Körperrhythmen werden »Biorhythmen« genannt.

Die Organe, vor allem die Hormondrüsen, haben bestimmte Zyklen, regelmäßige Abläufe von Hormonproduktion und -ausschüttung. Zum Beispiel liefern uns die Nebennieren, die metabolische Hormone und auch Adrenalin sekretieren, unsere aktive Energie. Am aktivsten sind sie am frühen Morgen gegen 8 Uhr und haben ihre Ruhezeit etwa um 16 Uhr nachmittags; das ist eine Zeit, die oft mit Müdigkeit und Gereiztheit in Verbindung steht.

Durch wissenschaftliche Erforschung der Biorhythmen hat sich herausgestellt, daß in jedem von uns bestimmte regelmäßige Zyklen körperlicher, geistiger und emotionaler Zustände ablaufen wie auch subtilere Zyklen der Bewußtheit, des Sinns für Schönheit und der spirituellen Wahrnehmungsfähigkeit. Der körperliche Zyklus umfaßt 23 Tage, der emotionale 28 Tage (Mondzyklus) und der geistige 33 Tage. Diese Zyklen beginnen bei nach außen gerichteten Zuständen (aktiv, geistig klar und emotional ausdrucksfähig) und verlaufen wellenförmig zu mehr nach innen gerichteten Zuständen (weniger körperliche Aktivität, geringere geistige Schärfe und emotional zurückgezogen), um dann wieder von neuem nach außen zu gehen.

Die »Hochs« und »Tiefs« dieser Zyklen treten wegen der unterschiedlichen Länge der Zyklen selten gemeinsam auf; sie bilden eine ständig sich verschiebende Korrelation. Die Zeiten, in denen man sich von außen nach innen wendet, werden als belastende oder entscheidende Tage betrachtet, und währenddessen ist erhöhte Vorsicht erforderlich. Es hat sich erwiesen, daß in diesen Tagen Unfälle und Krankheiten häufiger vorkommen.

Der Mondzyklus ist wichtig, vor allem für Frauen, da er ihre hormonellen und menstruellen Zyklen beeinflußt. Dieser 28-Tage-Rhythmus wirkt sich jedoch auch auf Männer aus, vor allem auf ihre Nacht-Energie, ihre Träume und ihre emotionale Seite. Der Mondzyklus ist von großer Bedeutung für den Prozeß der Fruchtbarkeit und Kreativität. Der Mond, unser nächtlicher Reflektor des Sonnenlichts, repräsentiert unseren monatlichen Yin-Yang-Zyklus. Die Bewußtheit der Mondphasen und ihrer Wirkung auf uns ist wichtig für die Erhaltung unserer Gesundheit.

Jeder Planet hat seinen eigenen Zyklus; das ist die Zeitdauer seines Umlaufs um die Sonne. Der Saturn zum Beispiel wechselt auf seiner Wanderung durch den Tierkreis alle zweieinhalb Jahre in ein anderes Zeichen hinüber, und sein voller Zyklus beträgt 29 Jahre. Deshalb ist der sehr wichtige »rückläufige Saturn« eine Zeit, die oft mit Lernen ausgefüllt ist und uns die Gelegenheit bietet, einen tiefen Blick in unser Leben zu werfen, uns neu zu besinnen und Fortschritte zu machen. Das geschieht im Alter von 29, 58 und 87 Jahren. Uranus, der Planet der Revolution und der sich verändernden Überzeugungen, wechselt das Zeichen alle sieben Jahre und braucht für einen vollen Zyklus 84 Jahre.

Die anderen Planeten haben ebenfalls ihre Wirkungen. Der Merkur beherrscht unsere mentale Welt; die Venus beherrscht unsere romantische, künstlerische Seite; und Mars stimuliert unsere physische Energie und das Abenteuer in der Welt. Saturn hat einen starken Einfluß auf unser inneres Wachstum und auf das Erlernen der universalen Gesetze, während Jupiter als der wohlwollende Vater des Tierkreises uns unsere spirituelle Natur gibt und sie unterstützt. Die äußeren Planeten Uranus, Neptun und Pluto wirken sich vielleicht weniger stark auf unser tägliches Leben aus, doch dafür intensiver auf einer universellen Ebene und im Bereich unserer subtileren Energien. Und wer weiß? Viele Leute haben das Gefühl, daß es in unserem Sonnensystem noch einen weiteren Planeten zu entdecken gibt.

Astro-Biochemie

Es gibt ein System mit der Bezeichnung Astro-Biochemie, eine Kombination von Astrologie, dem Studium der planetarischen Einflüsse auf den Menschen, und Biochemie, der »Chemie des Lebens«. Es ist seit etwa achtzig Jahren in Gebrauch, seitdem George Washington Carey, ein bekannter Biochemiker um 1900, die zwölf grundlegenden Mineralsalze des Körpers mit den zwölf Zeichen des Tierkreises verband. Diese anorganischen Mineralsalze, auch Gewebs- oder Zellsalze genannt, wurden von Wilhelm Heinrich Schüßler isoliert und hergestellt, einem Mediziner, dessen Name noch heute in Verbindung mit vielen homöopathischen Medikamenten genannt wird. Als Dr. Carey diese Zellsalze mit dem Tierkreis verband, ergab sich daraus eine weitere Dimension für ihren Gebrauch.

Diese Salze, wie Natriumchlorid, Kal-

ziumphosphat und Kaliumsulphat, sind die anorganischen Bestandteile der Nahrungsmittel, die zur Bildung von Blut und Körpergewebe benötigt werden und die Zellen ernähren. Die organischen Bestandteile der Nahrungsmittel sind Substanzen mit einer Kohlenstoffgrundlage, wie Eiweiß, Öle, Fibrin (Blutfaserstoff) usw., und werden im Magen und Darm verdaut, um vom Körper als Brennstoff und bei Funktionen wie Atmung, Kreislauf und Verdauung verwendet zu werden.

Die anorganischen Mineralsalze, die homöopathisch als kleine weiße Tabletten auf Milchzuckerbasis präpariert werden, kann man als Beigabe zum Essen einnehmen; da sie in ihrer natürlichen Form, wie sie in den Nahrungsmitteln vorkommen, verabreicht werden, kann der Körper sie gut absorbieren und verwenden. Im allgemeinen wird eine D6-Potenz empfohlen.

Diese Zellsalze können individuell zum Aufbau und zur Balance des Körpers auf Zellebene verwendet werden, um eine bessere Harmonie herzustellen. Mit einem entschlackten, entspannten und gut arbeitenden System können wir den Nahrungsmitteln alles entziehen, was unser Körper täglich braucht. Wenn wir jedoch durch übermäßige Aktivitäten, Streß oder schlechte Verdauung oder Auswertung in Mangelsituationen kommen, brauchen wir Unterstützung.

Die Rolle der Astro-Biochemie besteht darin, diese Mineralsalze auf der Basis der persönlichen astrologischen Konstellationen und der aktuellen planetarischen Einflüsse zur Balance des

Körpers und zur Vorbeugung gegen Krankheiten einzusetzen. Einige Beispiele für Salze, die jemand benötigen mag, sind: das Salz des eigenen Sonnenzeichens, des Zeichens in Opposition zur Sonne, das Salz des Mondes oder des Aszendenten oder das Salz eines Zeichens, in dem es eine unheilvolle Konstellation gibt.

Auf die Wichtigkeit des Gleichgewichts der Mineralsalze weist der Chemiker Dr. Charles W. Littlefield in seinem Buch *The Zodiac and the Salts of Salvation* hin:

»Die zwölf Mineralsalze sind in einem sehr speziellen Sinn die materielle Basis der Organe und Gewebe des Körpers und unbedingt lebenswichtig für die Vollständigkeit ihrer strukturellen und funktionellen Aktivität. Experimente beweisen, daß verschiedene Gewebszellen ohne die angemessene Menge dieser Salze in der zirkulierenden Flüssigkeit sehr schnell auseinanderfallen. Ihr Vorhandensein dagegen sichert ein gesundes Wachstum und ständige Erneuerung.

Diese Mineralsalze sind deshalb die physikalische Basis allen Heilens. Ungeachtet des verwendeten Heilsystems ist ohne ihre Anwesenheit keine dauerhafte Heilung möglich.«

Zeichen	Symbol	Eigenschaft	Zielrichtung des Bewußtseins
Widder	♈	unabhängig, aktiv	Führerschaft
Stier	♉	produktiv, entschlossen	Sicherheit
Zwillinge	♊	erfahrungsbestimmt, künstlerisch	Herstellung von Beziehungen
Krebs	♋	sensibel, Vorstellungskraft	emotionale Umfassung
Löwe	♌	spielerisch, anziehend	kreative Selbstdarstellung
Jungfrau	♍	verstandesbestimmt, unterscheidungsfähig	Vervollkommnung
Waage	♎	kreativ, musikalisch	Harmonie
Skorpion	♏	verschlossen, intensiv	Macht
Schütze	♐	optimistisch, freundlich	Weisheit
Steinbock	♑	praktisch, ehrgeizig	Aufrichtigkeit
Wassermann	♒	universal, intellektuell	Wahrheit
Fische	♓	träumerisch, mitfühlend	Verstehen

Motto	beherrschender Planet	Haus/Verbindung	Begabung für
Ich bin	Mars	1./Ich-Bewußtsein, frühe Umgebung	Selbstbehauptung
Ich habe	Venus	2./Besitz, Geld, Werte	Entschlossenheit
Ich denke	Merkur	3./Kommunikation, kurze Reisen	Vielseitigkeit
Ich brauche	Mond	4./Heim, Alter	häusliches Leben
Ich will	Sonne	5./Kinder, Selbst	Zuneigung
Ich analysiere	Merkur	6./Dienen, Gesundheit	Unterscheidung
Ich gleiche aus	Venus	7./Ehe, Künste	Partnerschaft
Ich begehre	Pluto	8./Geburt u. Tod, Okkultismus	geheime Kräfte der Natur
Ich sehe	Jupiter	9./Philosophie, lange Reisen	spirituelles Streben
Ich benütze	Saturn	10./Karriere, Ehren	Geschäft
Ich weiß	Uranus	11./Freunde, soziales Leben, Hoffnungen und Wünsche	Altruismus
Ich glaube	Neptun	12./Institutionen, Schicksal (Karma)	Überphysisches

Planet	Symbol	Zyklus**	Eigenschaft	Körperverbindungen
Sonne*	☉	———	männlich, Licht, Wärme, Zweck, Wille, bewußt, kreativ, Wachstum, Aktivität	Energie, Herz, Wirbelsäule
Mond	☽	29 Tage***	weiblich, empfangend, fruchtbar, Zyklen, Emotion, Instinkt, Imagination, unbewußt	Schoß, Magen, Brüste
Merkur	☿	88 Tage	denkender Geist, Kommunikation, Reisen, Denken, Kind	Gehirn, Nervensystem
Venus	♀	225 Tage	Romantik, Künste, Schönheit, soziale Elemente, Familie	Venen, venöses System
Erde	⊕	365 Tage	Stabilität, produktiv, Realismus, Form	ganzer Körper
Mars	♂	687 Tage	Aktion, in Gang setzen, Aggression, Krieg, Mut, Leidenschaft, Abenteuer, Sexualität	Solarplexus, muskuläre Systeme, Sexualorgane
Jupiter	♃	12 Jahre	höhere geistige Fähigkeiten, Philosophie, Gesetz, glückhaftes Schicksal, Expansion, Hoffnung	Leber, Gallenblase, Bauchspeicheldrüse
Saturn	♄	29 Jahre	Lehrer, kosmisches Gesetz, Karma, Zeit, Begrenzung, Lektionen	Knochen, Zähne, Bänder
Uranus	♅	84 Jahre	Überzeugungen, Revolution, Erleuchtung, Erfindungen, Elektronik, ASW (Außersinnliche Wahrnehmung)	Hypophyse, Rückenmarksflüssigkeit, Aura
Neptun	♆	165 Jahre	Unbewußtes, Meere, Träume, Drogen, Ideale	Zirbeldrüse, arterielles Blut
Pluto	♇	248 Jahre	Unterwelt, Tod, dunkel, kalt, Wiedergeburt, Transformation	Zirbeldrüse, Nebennieren, Nieren

* kein Planet
** ein Umlauf um die Sonne
*** um die Erde

Zuordnung der Zellsalze zu den Sternkreis-Zeichen

Widder	Kalium phosphoricum (Monokaliumphosphat)	K_2HPO_4
Stier	Natrium sulfuricum (Natriumsulfat)	Na_2SO_4
Zwillinge	Kalium muriaticum (Kaliumchlorid)	KCl
Krebs	Calcium fluoratum (Calciumfluorit)	CaF_2
Löwe	Magnesium phosphoricum (zweibasisches Magnesiumphosphat)	$MgHPO_4 \cdot 7H_2O$
Jungfrau	Kalium sulfuricum (Kaliumsulfat)	K_2SO_4
Waage	Natrium phosphoricum (zweibasisches Natriumphosphat)	$Na_2HPO_4 \cdot 12H_2O$
Skorpion	Calcium sulfuricum (gefälltes Calciumsulfat)	$CaSO_4 \cdot 2H_2O$
Schütze	Silicea (präzipitierte Metakieselsäure)	H_2SiO_3
Steinbock	Calcium phosphoricum (gefälltes Calciumphosphat)	$CaHPO_4 \cdot 2H_2O$
Wassermann	Natrium muriaticum (Natriumchlorid)	$NaCl$
Fische	Ferrum phosphoricum (Eisenoxydphosphat)	$FePO_4 \cdot 4H_2O$

Literaturverzeichnis

a) Verwendete Literatur

Ardell, Donald B.: *High Level Wellness: An Alternative to Doctors, Drugs, and Disease,* Emmaus, Pennsylvania, (Rodale Press) 1972.

ArgIsle, Bethany S.: *That Healing Feeling,* Fairfax, California, (Key Whole Publishing) 1981.

Bach, Edward: *Heal Thyself: An Explanation of the Real Cause and Cure of Disease,* London (C. W. Daniel Company) 1976.

Burroughs, Stanley: *The Master Cleanser,* Kailua, Hawaii, (Burroughs) 1976.

–: *Healing for the Age of Enlightenment,* Kailua, Hawaii, (Burroughs) 1976.

Carey, George Washington, und Inez Eudora Perry: *The Zodiac and the Salts of Salvation.* New York (Samuel Weiser, Inc.) 1977.

Chaffee, Ellen E., und Esther M. Greisheimer: *Basic Physiology and Anatomy,* Philadelphia (Lippincott Company) 1969.

Christopher, John R.: *Dr. Christopher's Three Day Cleansing Program and Mucusless Diet,* Provo, Utah, (Christopher) 1978.

Connelly, Dianne M.: *Traditional Acupuncture: The Law of the Five Elements,* Columbia, Maryland, (Center for Traditional Acupuncture Inc.) 1979.

Cooper, Kenneth H., M. D., M. P. H.: *The New Aerobics,* New York (Bantam Books) 1978.

Davison, Ronald, C.: *Astrology,* New York (Arc Books) 1970.

Denniston, Denise, und Peter McWilliams: *The TM Book: How to Enjoy the Rest of Your Life,* New York (Warner Books) 1975.

Dinger, J. E.: *Leaves of Gold,* Williamsport, Pennsylvania, (Coslett Publishing).

Dufty, William: *Sugar Blues,* New York (Warner Books) 1976.

Feng, Gia-Fu, und Jane English: *Lao Tsu: Tao Teaching,* New York (Vintage Books) 1972.

Feng, Gia-Fu, und Jerome Kirk: *Tai Chi – A Way of Centering and I Ching,* New York (Collier Books) 1976.

Flett, Thurman: *Rays of the Dawn,* San Antonio, Texas, (Concept Therapy Institute) 1950.

Ganong, William F.: *Review of Medical Physiology,* Los Altos, California, (Lange Medical Publications) 1969.

Garrison, Omar V.: *Medical Astrology,* New York (University Books) 1977.

Goodman, Louis S., und Alfred Gilman: *The Pharmalogical Basis of Therapeutics,* New York (Macmillan Company) 1967.

Hittleman, Richard: *Richard Hittleman's Yoga: 28-Day Exercise Plan,* New York (Bantam) 1978.

Hsu, Lee: *Basic Acupuncture Techniques,* San Francisco (Basic Medicine Books) 1973.

Hylton, William: *Rodale Herb Book,* Emmaus, Pennsylvania, (Rodale Press) 1974.

Iyengar, D. K. S.: *Light on Yoga,* New York (Schocken Books) 1976.

Joy, Brugh, M. D.: *Joy's Way: A Map for the Transformational Journey,* Los Angeles (J. P. Tarcher) 1979.

Kloss, Jethro: *Back to Eden,* New York (Beneficial Books) 1972.

Kulvinskas, Viktoras: *Sprout for the Love of Every Body,* Wethersfield, Connecticut, (Omango Press) 1978.

Lane, Alice: *Guide to Cell Salts and Astro-Biochemistry,* New York (Zebra Books) 1975.

Leonard, Jon N., J. L. Hofer, und N. Pritikin: *Live Longer Now,* New York (Grosset and Dunlap) 1974.

Mann, Felix: *Acupuncture: The Ancient Chinese Art of Healing,* New York (Vintage Books) 1972.

Menzies, Rob: *The Herbal Dinner,* Millbrae, California, (Celestial Arts) 1977.

Muhr, Elaine: *Herbs,* Eugene, Oregon, (Muhr) 1974.

Muir, Ada: *The Healing Herbs of the Zodiac,* St. Paul, Minnesota, (Llewellyn Publications) 1974.

Muramoto, Naboru: *Healing Ourselves,* New York (Swan House) 1973.

Nutrition Research, Inc.: *Nutrition Almanac,* New York (McGraw-Hill Book Co.) 1979.

Ornstein, Robert E.: *The Nature of Human Consciousness: A Book of Readings,* New York (Viking Press) 1973.

Price, Weston: *Nutrition and Physical Degeneration: A Comparison of Primitive Diets and Their Effect,* La Mesa, California, (Price-Pottenger Nutrition Foundation) 1948.

Roberts, Toni M., Kathleen McIntosh Tinker, und Donald W. Kemper: *Health-Wise Handbook,* Garden City, New York, (Doubleday) 1979.

Rose, Jeanne: *Herbs and Things,* New York (Grosset and Dunlap) 1979.

Rosenblum, Arthur: *The Natural Birth Control Book,* Philadelphia (Aquarian Research Foundation) 1977.

Sakurazawa, Nyoti: *You Are All Sanpaku,* New York (Award Books) 1969.

Shelton, Herbert M.: *Food Combining Made Easy,* San Antonio, Texas, (Dr. Shelton's Health School) 1976.

Shook, Dr. Edward E.: *Elementary Treatise in Herbology,* Lakemont, Georgia, (CSA Press) 1974.

Stone, Dr. Randolph: *Health Building: The Conscious Art of Living Well,* Ambolu, India, (The Tribune) 1962.

Szekely, Edmont Bordeaux: *The Ecological Health Garden,* Costa Rica (International Biogenic Society) 1978.

Timms, Moira, und Zachariah Zar: *Natural Sources: B-17 and Laetrile,* Millbrae, California, (Celestial Arts) 1978.

Veith, Ilza: *Nei Ching: The Yellow Emperor's Classic of Internal Medicine,* Berkeley, California, (University of California) 1972.

Wallnofer, Heinrich, und Anna von Rottauscher: *Chinese Folk Medicine and Acupuncture,* New York (Crown Publishing) 1965.

Whittlesay, Marietta: *Killer Salt,* New York (Avon Books) 1977.

Wigmore, Ann: *Naturama: Living Textbook,* Boston (Hippocrates Health Institute).

b) Deutschsprachige Literatur zu den angesprochenen Themen

Amato-Duex, Samsara: *Bewußt fruchtbar sein,* Haldenwang (Irisiana) 1980.

Anders, Frieder: *Das chinesische Schattenboxen T'ai Chi,* München (O. W. Barth) [4]1981.

Bach, Edward: *Blumen, die durch die Seele heilen,* München (Hugendubel) 1979.

Baisette, Gaston: *Leben und Lehre des Hippokrates,* Stuttgart (Hippokrates) 1962.

Berkeley Holistic Health Center (Hrsg.): *Das Buch der ganzheitlichen Gesundheit,* Bern, München (Scherz) 1982.

Bieler, Henry G.: *Richtige Ernährung – Deine beste Medizin,* Freiburg i. Br. (Bauer) 1979.

Bing, Elisabeth: *Praktische Schwangerschaftsgymnastik,* Berlin (Ullstein Taschenbuch 4144) 1979.

Blofeld, John: *Die Macht des heiligen Lautes,* München (O. W. Barth) 1978.

–: *Selbstheilung durch die Kraft der Stille,* München (O. W. Barth) 1981.

Bohm, Werner: *Chakras. Die Wurzeln der Kraft,* München (O. W. Barth) [5]1981.

Boyes, Dennis: *Autogenes Yoga,* München (Heyne Ratgeber 4599) 1978.

Brauchle, Alfred: *Naturheilkunde,* München (Mosaik) 1974.

Braun, Hans: *Heilpflanzenlexikon,* Frankfurt/M. (Fischer Taschenbuch 6091) 1971.

Bro, Harmon: *Traumdeutungen in Trance,* Genf (Ariston) 1971.

Brunn, Sylvia, und Schmidt, Eberhard: *Die Kunst des Stillens,* Altendorf (Lector) 1979.

Buchinger, Otto: *Das Heilfasten und seine Hilfsmethoden als biologischer Weg,* Stuttgart (Hippokrates) 1975.

Buchner, Greet: *Schönheit aus der Natur,* Zürich (Bircher-Benner) 1976.

Carrington, Patricia: *Das große Buch der Meditation,* München (O. W. Barth) 1980.

Corbett, Margaret D.: *Besser sehen. Selbsthilfe gegen Sehfehler*, Genf (Ariston) 1969.

Dick-Read, Grantly: *Mutter werden ohne Schmerz*, Hamburg (Hoffmann und Campe) 1977.

Dorschner, Alfred: *Naturheilkunde – der Weg für dich*, Calw (Ullrich) 1977.

Downing, George: *Partnermassage*, München usw. (Bertelsmann) 1973.

–: *Massage und Meditation*, Berlin (viva-frauendruck) 1976.

Duke, Marc: *Akupunktur. Chinas heilende Nadeln*, Frankfurt/M. (Suhrkamp Taschenbuch 180) 1974.

Edel/Knauth: *Grundzüge der Atemtherapie*, Dresden (Theodor Steinkopf) 1977.

Ehret, Arnold: *Fastenlehre*, Fürstenfeldbruck (Kuhn) 1924–35.

Eliade, Mircea: *Yoga. Unsterblichkeit und Freiheit*, Zürich, Stuttgart (Rascher) 1960.

Faber, Stephanie: *Das Rezeptbuch für Naturkosmetik*, München (Heyne Ratgeber 4688) 1980.

–: *Natürlich schön*, München (Heyne Ratgeber 4709) 1980.

Faraday, Ann: *Die positive Kraft der Träume*, Bern, München (Scherz) 1973.

Feldenkrais, Moshe: *Der aufrechte Gang*, Frankfurt/M. (Insel) 1968.

Fisch, Guido: *Akupunktur*, München (Goldmann Taschenbuch 9046).

Flach, Grete: *Aus meinem Rezept-Schatzkästlein*, Freiburg i. Br. (Bauer) 1966.

Fleck, F. G.: *Energetisch-dynamische China-Akupunktur*, Krefeld (D. Münks) 1974.

Gordon, Richard: *Deine heilenden Hände*, Haldenwang (Irisiana) 1980.

Grossarth-Maticek, Ronald: *Krankheit als Biographie*, Köln (Kiepenheuer & Witsch) 1979.

Haferkamp, Hans: *Das heilende Fasten*, Uelzen (Medizinisch literarische Verlags GmbH) 1962.

Hahnemann, Samuel: *Organon der Heilkunst*, Heidelberg (Haug) 1974.

Hamann, Annelise (Hrsg.): *Massage in Bild und Wort*, Stuttgart (Gustav Fischer) 1974.

Hexengeflüster, Berlin (Frauenselbstverlag) 1976.

Hochstetter, Kurt: *Einführung in die Homöopathie und andere Behandlungsmöglichkeiten*, Regensburg (J. Sonntag) 1973.

Huibers, Jaap: *Kranksein – lästig, aber doch gesund*, Freiburg i. Br. (Aurum) 1980.

Irwin, Yukiko: *Mit zehn Fingern gegen tausend Krankheiten*, München (O. W. Barth) 1976.

Issels, Josef: *Mehr Heilungen von Krebs*, Bad Homburg (Helfer).

Iyengar, B. K. S.: *Licht auf Yoga*, München (O. W. Barth) 1975.

Jacobi, Jolande (Hrsg.): *Mensch und Seele*, Olten und Freiburg i. Br. (Walter) 1971.

Johari, Harish: *Das große Chakra-Buch*, Freiburg i. Br. (Bauer) 1979.

Johnson, Don: *Rolfing und die menschliche Flexibilität,* Essen (Synthesis) 1980.

Kapferer, Richard (Hrsg.): *Die Werke des Hippokrates,* Stuttgart, Leipzig (Hippokrates) 1934–36.

Kitzinger, Sheila: *Natürliche Geburt,* München (Kösel) 1980.

Kobayashi, Toyo und Petra: *T'ai Chi Ch'uan,* Haldenwang (Irisiana).

Kretschmer-Dehnhard, Liselotte: *Die Ernährung des Krebsgefährdeten und Krebskranken,* Heidelberg (Haug) 1972.

Kuhl, Johannes: *Eine erfolgreiche Arznei- und Ernährungsbehandlung gutartiger und bösartiger Geschwülste,* Bern usw. (Humata) 1979.

–: *Schach dem Krebs,* Bern usw. (Humata) 1979.

–: *Das Ideal aller Breigerichte,* Braunlage (Viadrina).

Kurtz, R., und H. Prestera: *Botschaften des Körpers,* München (Kösel) 1979.

LeBoyer, Frédéric: *Der sanfte Weg ins Leben,* München (Desch) 1974.

–: *Weg des Lichts. Yoga für Schwangere,* München (Kösel) 1980.

Leonard, George: *Der Rhythmus des Kosmos,* München (O. W. Barth) 1980.

Linden, Wilhelm zur: *Geburt und Kindheit,* Frankfurt/M. (Klostermann) 1978.

Lowen, Alexander (zahlreiche Bücher dieses Autors sind bereits auf deutsch erschienen; wir nennen hier nur zwei Titel, die der allgemeinen Orientierung auf dem Feld der Bioenergetik dienen können):

–: *Bioenergetik,* Bern, München (Scherz) 1976.

–: *Der Verrat am Körper,* Bern, München (Scherz) 1980.

Luce, Gay G.: *Körper-Rhythmen,* München (Goldmann) 1975.

Lysebeth, André van: *Die große Kraft des Atems.* Die Atemschule des Pranayama, München (O. W. Barth) 1975.

–: *Durch Yoga zum eigenen Selbst,* München (O. W. Barth) [4]1980.

Marquardt, Hanne: *Reflexzonenarbeit am Fuß,* Heidelberg (Haug) 1979.

Mességué Heilkräuterlexikon, Das, Wien usw. (Molden) 1976.

Meyer-Camberg, Ernst: *Das praktische Lexikon der Naturheilkunde,* München (Mosaik) 1977.

Montagu, Ashley: *Körperkontakt,* Stuttgart (Klett) 1974.

Nofziger, Margaret: *Natürliche Geburtenkontrolle,* Haldenwang (Irisiana) 1978.

Ohashi, Wataru: *Shiatsu,* Freiburg i. Br. (Bauer) 1977.

Ornstein, Robert: *Die Psychologie des Bewußtseins,* Frankfurt/M. (Fischer Taschenbuch 6317) 1976.

Pahlow, Mannfried: *Das große Buch der Heilpflanzen,* München (Gräfe und Unzer) 1979.

Pálos, Stephan: *Chinesische Heilkunst,* München (Delp) 1963.

–: *Atem und Meditation,* München (O. W. Barth) [4]1980.

Patañjali: *Die Wurzeln des Yoga,* München (O. W. Barth) 1977.

Rodewald, Rosemary: *Magie, Heilen und Menstruation,* München (Frauenoffensive) 1978.

Schmitt, I. L.: *Atem und Charakter,* München (Dorn) 1933.

–: *Atem, Haltung, Bewegung,* Augsburg (Dom).

–: *Atemheilkunst,* München, Berlin (H. G. Müller) 1956.

–: *Das Hohelied vom Atem,* Augsburg (Dom).

Schnorrenberger, Claus, C.: *Lehrbuch der chinesischen Medizin für westliche Ärzte,* Stuttgart (Hippokrates) 1979.

Schönfelder, Peter und Ingrid: *Der Kosmos-Heilpflanzenführer,* Stuttgart (Franckh) 1980.

Schultz, Johannes H.: *Das autogene Training,* Stuttgart (Thieme) 1976.

–: *Übungsheft für das autogene Training,* Stuttgart (Thieme) 1977.

Schultze-Friese, W., und Gada, Gaby: *Rezepte für eine krebsfeindliche Vollwertkost,* Zürich (Bircher-Benner) 1976.

Seligman, Martin E.: *Erlernte Hilflosigkeit,* München (Urban & Schwarzenberg) 1979.

Selye, Hans: *Streß beherrscht unser Leben,* Düsseldorf (Econ) 1957.

Shandler, Nina und Michael: *Mit Yoga zur sanften Geburt,* München (O. W. Barth) 1981.

Thomas, Lewis: *Das Leben überlebt. Geheimnis der Zellen,* Köln (Kiepenheuer & Witsch) 1976.

Tompkins, Peter, und Christopher Bird: *Das geheime Leben der Pflanzen,* Bern, München (Scherz) 1974.

Tulku, Tarthang: *Selbstheilung durch Entspannung,* München (O. W. Barth) 1980.

–: *Psychische Energie durch inneres Gleichgewicht,* Freiburg i. Br. (Aurum) 1979.

Vithoulkas, Georgos: *Medizin der Zukunft,* Kassel (Wenderoth) 1979.

Vogel, A.: *Der kleine Doktor,* Teufen, Schweiz, (Selbstverlag) 1974.

Völkner, Martin, und Marion Weidemann: *Au Backe! Ein Zahn-Buch,* Bremen (Selbstverlag) 1980.

Wurster, Gerda: *Auch dazu ward ihm der Verstand. Über Sinn und Unsinn unserer Ernährungsgewohnheiten,* Oldenburg (Edition Wandlungen).

Yogananda, Pramahansa: *Wissenschaftliche Heil-Meditationen,* München (O. W. Barth) 1976.

Zhen Jiu: *Akupunktur und Moxibustion,* München (Richard Pflaum) 1974.